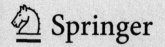
Springer

脑深部刺激
精神病领域的新前沿

Deep Brain Stimulation
A New Frontier in Psychiatry

达米亚·德尼斯

〔荷〕 马泰斯·芬斯特拉 编

里克·斯胡尔曼

陈 翔 陈一夫 张欣悦 译

张 辉 审校

Damiaan Denys Matthijs Feenstra Rick Schuurman

西安交通大学出版社

国 家 一 级 出 版 社
全国百佳图书出版单位

First published in English under the title

Deep Brain Stimulation: A New Frontier in Psychiatry

edited by Damiaan Denys, Matthijs Feenstra and Rick Schuurman, edition: 1

Copyright@ Springer-Verlag Berlin Heidelberg, 2012*

This edition has been translated and published under licence from

Springer-Verlag GmbH, DE, part of Springer Nature.

Springer-Verlag GmbH, DE, part of Springer Nature takes no responsibility and shall not be made liable for the accuracy of the translation.

陕西省版权局著作权合同登记号 图字 25-2019-299 号

图书在版编目(CIP)数据

脑深部刺激:精神病领域的新前沿/(荷)达米安·德尼斯(Damiaan Denys),(荷)马泰斯·芬斯特拉(Matthijs Feenstra),(荷)里克·斯胡尔曼(Rick Schuurman)编;陈翔,陈一夫,张欣悦译.—西安:西安交通大学出版社,2021.12
书名原文:Deep Brain Stimulation:A New Frontier in Psychiatry
ISBN 978-7-5605-8546-8

Ⅰ.①脑⋯ Ⅱ.①达⋯ ②马⋯ ③里⋯ ④陈⋯ ⑤陈⋯ ⑥张⋯ Ⅲ.①精神病-研究 Ⅳ.①R749

中国版本图书馆 CIP 数据核字(2020)第 206071 号

NAOSHENBU CIJI:JINGSHENBING LINGYU DE XINQIANYAN

书　　名	脑深部刺激:精神病领域的新前沿
编　　者	(荷)达米安·德尼斯(Damiaan Denys)
	(荷)马泰斯·芬斯特拉(Matthijs Feenstra)
	(荷)里克·斯胡尔曼(Rick Schuurman)
译　　者	陈　翔　陈一夫　张欣悦
审　　校	张　辉
责任编辑	鲍　媛
责任校对	李　文
出版发行	西安交通大学出版社
	(西安市兴庆南路 1 号　邮政编码 710048)
网　　址	http://www.xjtupress.com
电　　话	(029)82668357　82667874(市场营销中心)
	(029)82668315(总编办)
传　　真	(029)82668280
印　　刷	西安五星印刷有限公司
开　　本	720mm×1000mm　1/16　印张 17.375
印　　数	001~500　字数 322 千字
版次印次	2021 年 12 月第 1 版　2021 年 12 月第 1 次印刷
书　　号	ISBN 978-7-5605-8546-8
定　　价	165.00 元

读者购书、书店添货,如发现印装质量问题,请与本社市场营销中心联系、调换。
订购热线:(029)82665248　(029)82665249
投稿热线:(029)82665397
读者信箱:banquan1809@126.com

前　言

　　脑深部刺激(DBS)有可能使精神外科学迎来第二个春天,这足以使那些开创这项技术并将之应用于新适应证的开拓者们自豪。然而在另一方面,使精神外科学得以重生的DBS优势同样具有危险性,人们不应忘记历史上错误使用和滥用精神外科学的黑暗时代,那个曾经导致学科陷入沉沦甚至最终被唾弃的时代。精神外科学的出现曾经带来了巨大的希望。它原本可以使成千上万的由于缺乏治疗和理解而被社会限制在监狱或集中营,以及后来更人道的养育院和精神病院等处的患者摆脱精神疾病的痛苦。但不幸的是,由于草率的应用、不明智的判断、企图利用这一新医疗机会牟利的欲望,以及曾经用于改变患者甚至健康人大脑和精神的扭曲方式,使得精神外科学最终被禁止用于治疗精神障碍。

　　在很长一段时期里,几乎连提到诸如脑叶切除术、精神外科学甚至电休克治疗的字眼都是令人不齿的。而本书所宣称的精神外科新时代之所以有希望,是因为美国和欧洲的外科医生和精神病学家一直保持极为严谨和有价值的方式来积极努力地治愈患者。这一突破来自于神经科学家,他们利用新开发的功能性影像学方法,建立了一个新的模型来理解与意识、精神和行为有关的解剖结构。在我看来,最重要的是提出一种新的基底节组织体系来理解情绪障碍和焦虑,这将类似于已经为运动障碍所做的工作,是治疗精神障碍道路上未来的一个里程碑。

　　DBS是将新形成的解剖功能概念转化为面向手术治疗策略的适宜工具。在大量的适应证中获得的经验证明了功能抑制概念的有效性。

对患者队列的长期随访将确立 DBS 的优势：精确性和适应性带来的低发病率和低死亡率。最重要的是 DBS 效应的可逆性，它将行为、情绪和人格的不可逆变化的风险降到最低，而这种风险是一直困扰早期损毁手术效果的。我们现在有了正确的工具，一柄合适的"手术刀"，可以让我们再次对精神障碍施行手术治疗。必须珍惜这难得的机会，精确定位正确的靶点来实施治疗，并增加对心理生理学及其障碍的认识，而且必须只是为了患者的利益而从事这样的工作。必须抵制实现重大变革或受技术驱动的诱惑。必须非常谨慎地选择患者，分析适应证并评估结果，向医学界慎重地报告。必须意识到肩负的巨大的社会责任，并为这一责任而感到自豪。我们不能再错失 DBS 提供的第二次治疗、或许可能治愈精神疾病的机会。

Alim Louis Benabid
Clinatec Institute，CEA，Grenoble，France

序　言

　　脑深部刺激（DBS）是在20世纪80年代提出的用于难治性神经疾病的治疗方法，从2000年开始在实验的基础上治疗难治性精神障碍。DBS自问世以来，已发展成为一种公认的运动障碍疗法，但使用电刺激有意改变精神病患者的情绪、动机和认知，往往会让人们感到惊愕甚至引起对此疗法的不信任。以神经外科方式来治疗精神疾病一直饱受争议。

　　DBS和精神病学之间的关系是迷人的，因为它既具有吸引力又具有危险性。首先，DBS之所以对精神疾病的治疗很有吸引力，是因为它为一群病情严重且无法治疗的精神病患者提供了最终的治疗选择。其次，对于精神病患者来说的一个重要问题是手术的风险相对较小，并且在技术的支持下治疗可持续调整。最后，DBS还具有提高我们对精神疾病的脑病理生理学认识的潜力；它提供了一种对病态大脑的看法。DBS也是具有危险性的，因为相较于运动障碍，精神障碍更缺乏个性化和客观指标。与运动症状相比，精神症状与个人人格特征和人格完整性有着更为密切的联系，因此引发了更多更具挑战性的伦理问题。精神病学治疗与强化之间的界限是模糊的。改变认知、情绪和动机是精神病学的预期目标而不是副作用，并且可能导致超越自然自我的变化。

　　在过去的十年中，DBS已经被应用于治疗强迫障碍、重度抑郁障碍、抽动障碍综合征和成瘾性疾病。治疗结果持续地展现出有希望的成功率。然而，世界范围内接受治疗的病人数量仍然很有限，而且大多数报告仅涉及小规模的研究或个案报告。此外,对于 DBS 在精神病学中的作用还知之甚少,这也强调了开展动物转化研究的必要性。

本书首次系统全面地介绍了 DBS 在精神疾病治疗中的应用,特别强调临床前动物研究和临床患者研究之间的关系。本书从介绍脑深部刺激的基本原理开始(第 1 章),介绍了神经解剖回路(第 2 章),以及作用机制的假设(第 3 章)。随后各章回顾了不同精神疾病和动物模型中的 DBS:强迫障碍(第 4—7 章),重度抑郁障碍(第 8—11 章),抽动障碍综合征(第 12 章),成瘾性疾病(第 13、14 章)和帕金森病的精神症状(第 15、16 章)。还讨论了脑深部刺激的科学记录(第 17 章),神经递质的改变(第 18 章),胶质细胞(第 19 章),动物研究的意义(第 20 章),神经影像学(第 21 章)和光遗传学(第 22 章)。探讨了下一代电极的未来(第 23 章)和纳米技术(第 24 章)的展望,并以 DBS 在精神障碍治疗中的伦理问题(第 25 章)和对 DBS 历史的批判性评价(第 26 章)作为结尾。

感谢所有的作者,所有为这本 DBS 在精神障碍领域中的应用汇编做出卓越贡献的专家们。非常感激 Renske van Dijk 为本书所做的编辑工作。真诚地希望这一当前知识的汇编有助于跨越不同专业和研究领域的界限,增进彼此间的了解,为所有从事相关工作者提供指导,从而丰富知识,推动 DBS 在精神障碍领域的应用。

Damiaan Denys

Matthijs Feenstra

Rick Schuurman

目　录

第1章

脑深部刺激的基本原理

F. L. H. Gielen and G. C. Molnar

1.1 概述

　　所有关于神经刺激,包括脑深部刺激(DBS)原理的循证理解都是基于基本的生物物理、电化学和神经生理学概念。这些概念的科学证据虽然相对较陈旧,但为如何执行 DBS 提供了坚实的技术基础(Ranck,1975;Merrill et al.,2005;Kuncel et al.,2004;Agnew et al.,1990;Durand,2000;Rattay,1989;Tehovnik,1996;Rushton,1927;Holshemer,2003)。毫无疑问,DBS 在神经调控方面的最显著进展可归因于磁共振成像(MRI)技术在解剖、功能和网络可视化方面的巨大进展。仅仅 25 年前,所有 DBS 植入物都是用脑室造影进行的,而脑室造影只显示了三维大脑中的两个标志:前联合和后联合。20 世纪 90 年代前期,曾经经历过短短的一段基于 CT 的 DBS 靶向技术时期。目前最先进的 DBS 靶向技术是建立在越来越完善且更具有揭示性的 MRI 技术基础上的。一旦电极导线被植入病人的大脑中,该装置必须被编程以确定最佳的刺激参数,这些参数能提供最大的临床效益和产生最少的副作用,并且在理想情况下使用最低的能量。这个过程通过了解患者大脑由解剖、刺激引起的邻近结构的副作用、电极导线的轨迹和细胞外刺激的基本概念而变得更加容易。在本章中,将综述与细

F. L. H. Gielen (⊠)
Medtronic Bakken Research Center, Endepolsdomein 5,
6229 GW, Maastricht, The Netherlands
e-mail: frans. gielen@medtronic. com

G. C. Molnar
Medtronic Inc, Rice Creek East 280, Minneapolis, MN 55432-3568, USA
e-mail: gabi. c. molnar@medtronic. com

胞外刺激相关的基本生物物理、电化学和神经生理学概念。

1.2 DBS中的主要生物物理、电化学和神经生理学概念

DBS的神经调控是电流流入和流出包括细胞、轴突、树突和神经胶质细胞在内的神经基质,从而导致这些元件极化的结果。电流由脉冲发生器产生,并通过植入脑部的电极传递到组织。在恒压系统中传送到组织的电流主要由电极阻抗(E_{imp})确定,电极阻抗包括刺激电极的金属和紧邻的神经组织之间的复杂过渡(Schwan,1992)。作为DBS系统中导线工程优化的结果,可以忽略这些导线对于一阶近似中的刺激电流的电阻。影响E_{imp}的主要因素是包裹电极的组织介质和体组织介质的电学特性(Butson et al. ,2006)。E_{imp}在DBS系统的电子设计中起着重要作用,尤其是用于确定器械寿命。它在确定长期DBS安全性方面也是一个重要因素;实际上,通过刺激电极表面的刺激脉冲形状和电荷量是确定长期DBS安全性的主要参数。

1.3 刺激脉冲形状

在长期神经调控时代之初,电刺激器使用单相波形。然而,Lilly等(1955)发现组织长期暴露于直流电流会损伤组织。他们提出了使用具有两个电流流动相的刺激脉冲,以产生净电荷为零的电流。电荷平衡刺激脉冲已经成为在长期临床应用中向可兴奋组织递送刺激脉冲的标准方法。双相刺激期间反相阶段的目的是逆转刺激阶段发生的电化学过程的方向,以避免因毒性产物的积累或组织pH值的改变而导致的组织损伤(Merrill et al. ,2005)。这些脉冲可以有许多不同的形状,但是在临床应用中,双相矩形脉冲的变形是较常见的。

1.4 电荷密度

在过去的40年中,研究已经确定了对例如神经元的生物组织进行安全长期电刺激的要求。一个重要的发现是,单靠电荷平衡的刺激脉冲还不足以确保安全的长期电刺激。McCreery等(1990)发现,电荷密度(CD)与每相电荷协同地确定了刺激诱发猫皮层神经损伤的阈值。Shannon(1992)利用McCreery的数据导出了一个方程,定义了安全和不安全电荷与CD水平之间的界限:

$$\log CD = k - \log Q$$

其中,CD以$\mu C/cm^2$/相位为单位;Q是以μC/相位为单位的电荷。边界发生在

大约 $k=1.85$。从基本物理学可知,在刺激电极的整个表面区域上,特别是在电极的边缘附近,CD 不是恒定的。然而,在电极-组织界面上的损伤分布方面没有临床相关的定量信息。在 DBS 中,临床医生的程控仪发出警告的 CD 电平为 $30\ \mu C/cm^2/$相位,相当于 Shannon 描述的完全位于安全区内的 k 值,约 1.7。

尸检研究表明,长期 DBS 所致的组织损伤最小。机械插入 DBS 电极与典型排异反应有关,其特征是纤维组织囊的周围有胶质细胞增生(Grill,2005)。然而,所有这些研究使用的刺激参数远远低于 CD 限制值。到目前为止,还没有关于在不同神经系统基质中长期高 CD 的 DBS 临床相关的不可逆和潜在负面影响的报道。

已发表的具有治疗效益的长期高 CD 的 DBS 应用可能表明尚未找到合适的脑功能靶点,因此必须提供如此高的电荷才能实现临床效益,这说明实际植入的电极离最佳靶点太远。因此,正在进行的研究发现,当前高 CD 的 DBS 治疗中的"最佳点"脑靶点也可能通过较低 CD 的 DBS 治疗实现而不丧失治疗效益。最近发表的弥散张量成像(DTI)纤维束成像应用已经表明,这项技术可能有助于细化患者的特异性 DBS 靶点,可能导致较低的 CD(Coenen et al.,2009,2011a,b)。这就假设存在可以通过刺激调控的最佳点,并且不需要更大量的神经元组织募集以获得期望的效果。

1.5　电流-距离关系

电极附近的神经细胞比远离电极的神经元更容易被激活。研究表明,电流-距离关系(CDR)可以通过以下数学关系(Bagshaw et al.,1976)来估计:

$$I_{th}=a+kD^2$$

其中 I_{th} 是阈值电流,D 是与电极的距离,a 是电极与神经元直接接触时的阈值,k 是强度-距离常数。使用脉宽为 0.2 ms 的脉冲(Tehovnik,1996),激活中枢神经系统神经元的 k 值在 100 至 4000 $\mu A/mm^2$ 之间取值。这个"常数"实际上是许多参数的函数,包括电极尺寸、脉冲宽度、组织阻抗、神经纤维尺寸和神经膜性质。这种关系表明,对于小的阴极,神经元的激活阈值随着距电极的距离的平方而增加。

1.6　强度-持续时间关系

强度-持续时间关系(SDR)描述了刺激幅度和脉冲宽度之间的关系,并且可以通过 Weiss 方程(Weiss,1901)来描述:

$$I_{th} = I_{rh}(1 + \frac{T_{ch}}{PW})$$

其中 I_{th} 为阈值电流，I_{rh} 为基强度电流，PW 为脉冲宽度，T_{ch} 为时值。激发神经元的阈值电流随着脉冲宽度的减小而增大。可兴奋性弱的神经元比可兴奋性强的神经元具有更长的时值。大的有髓神经纤维的典型时值为 $30\sim200~\mu s$，而胞体的时值在 $1\sim10~ms$ 范围内（Ranck，1975）。SDR 将取决于几个因素，包括电极和靶神经元之间的距离、刺激的极性、刺激的波形和纤维直径。图 1.1 显示了 DBS 临床实践中 CDR 和 SDR 的最重要的影响。关键方面是：

- 离电极较远的轴突需要更高的幅度来激活。
- 大轴突比小轴突受到刺激的阈值更低。
- 对于特定的刺激幅度和脉冲宽度，受到刺激的大直径轴突比小直径轴突离刺激电极更远。
- 随着脉冲宽度的增加，刺激电极周围激活半径因大直径轴突和小直径轴突之间的差异变得更小。

这意味着 SDR 是可能在诸如脑的混合结构中区分不同的神经生理功能之间的重要关系。

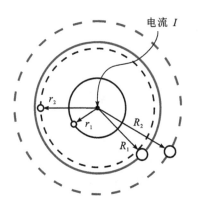

图 1.1　用窄（R_1，r_1，实线）和宽（R_2，r_2，虚线）脉冲宽度显示粗（蓝色）和细（黑色）纤维直径的激活半径。较小直径的轴突相对于较大直径的纤维需要较高的阈值来激活。对于给定的纤维直径，更宽的脉冲宽度将激活更远的轴突

1.7　刺激电流分布：单极和双极刺激

在电路中，刺激电流必须通过至少一个正极（阳极）和一个负极（阴极）刺激电极传递。负性（阴极的）刺激会导致附近神经元去极化，而正性（阳极的）刺激则导致附近神经元超极化。从生理角度来看，至少一个阴极和至少一个阳极产生的不相互影响的刺激电流分布被定义为"单极"。在临床实践中，当正负电极

的物理间隔比最小刺激电极的最大尺寸大 5～10 倍时,刺激可以被认为是"单极"。典型的 DBS 电极长度为 1.5 mm,当正负电极间隔的最小距离为 7.5～15 mm 以上时,刺激可视为"单极"。在 DBS 应用中,单极刺激时刺激器的金属外壳作为阳极。在一根电极导线上配置一个阴极和一个阳极被认为是"双极",所有其他阳极和阴极的分布都可以被认为是"多极"。对于给定的刺激幅度,单极刺激比双极刺激产生更大的电流扩散;临床上,双极刺激需要更大的幅度才能获得与单极刺激相同的效果(Deli et al.,2011)。

1.8　刺激幅度、脉冲宽度和频率的相互作用

除了电极结构(阳极和阴极的数目和位置)外,还存在可以控制影响由 DBS 激活的组织体积的各种参数,包括刺激幅度、脉冲宽度和频率。

增加刺激幅度的主要作用是增加刺激所激活或调控的神经元的数量。远离刺激电极的神经元被激活将如 CDR 所描述的产生更大体积的神经元组织被调控。在微电极和宏电极刺激(如 DBS 电极)的基础上,需要刺激一定体积的脑组织才能取得显著的临床效果。在 DBS 的临床实践中,在一阶近似下,E_{imp} 为 1000 Ω 时这个体积通常在 DBS 电极数学中心周围约 2.5 mm 的接触范围内,其典型刺激幅度为 2.8 V 或大约 2.8 mA(图 1.2)。在一阶近似下,球形激活体积的半径以二次反比关系增加(见第 1.5 节)。在目前的临床实践中,这意味着刺激幅度为 9 V(约 9 mA)时,激活半径在 4.5 至 5 mm 之间。这些刺激空间范围的近似已在两名患者中得到证实,凭借患者特异的 DTI 来确定电极与在特定刺激幅度下神经纤维通路产生副作用的距离(Mädler et al.,2012)。

在 1.6 节中描述了刺激脉冲宽度的主要影响因素。对于给定的外加电场(由幅度定义),脉冲宽度决定具体哪些以及多少神经元被激活。在 DBS 中通常使用较小的脉冲宽度,因为较大的脉冲宽度减少了治疗窗口(引起副作用所需的幅度和临床效益所需幅度的差异)(Rizzone et al.,2001)。使用较短的脉冲宽度也最小化了所发送的电荷。

在目前的临床实践中,刺激频率在一定值以上的变化引发的影响相对较小。通常,频率超过 100 Hz 即可用于治疗,且增加频率没有明显的优势(Rizzone et al.,2001)。研究认为大脑是大量功能网络的集合,每个网络都有自己的功能和时间特征。这很可能会揭示刺激频率和占空比更复杂的用途。例如,来自 DBS 电极记录的越来越多的证据表明,运动障碍中基底节回路中的有益和病理振荡活动不平衡,这些振荡发生在特定频率,并受到包括运动、药物和刺激等各种因素的调控(Brown et al.,2001;Eusebio et al.,2011;Kuhn et al.,2004)。初

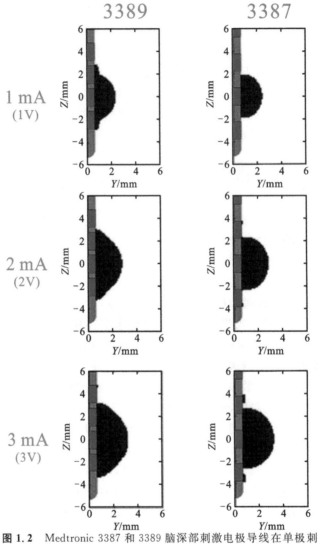

图 1.2 Medtronic 3387 和 3389 脑深部刺激电极导线在单极刺激中激活区域的计算机模拟

步证据表明,选择合适的刺激参数可以降低病理振荡的相对功率(Eusebio et al.,2011)。这些类型的记录可能为 DBS 治疗包括精神疾病在内的各种疾病状态提供位置和如何刺激的线索(McCracken et al.,2009;Lega et al.,2011)。在另一个例子中,DTI 神经纤维示踪成像有着诱人的潜力,可以提供患者特异的 DBS 靶向,这是为重建或调控大脑网络结构中的平衡而量身定做的。这种大脑网络的不平衡可能对如强迫障碍、抑郁和成瘾性疾病等精神疾病是特异的(Coenen et al. ,2012）。

1.9　不同神经成分刺激的不同激活阈值

细胞外刺激神经元的基本作用总结如下，其他学者对此也作出广泛综述（Durand,2000;Ranck,1975;Rattay,1989;Tehovnik,1996;Rushton,1927;Holsheimer,2003）。

- 阴极（负极）的刺激阈值低于阳极（正极）。在阳极附近刺激仍然是可能的，但需要比阴极刺激更高的电流。进一步地，动作电位起始点不是直接在阳极下面，而是在一段距离之外。阳极刺激的另一种激活机制是阳极断开激活，其中轴突在长时间的超极化脉冲结束时被激活。
- 远离电极的神经细胞比靠近电极的神经细胞需要更高的刺激幅度。这是由前面所述的 CDR 得出的。
- 轴突可在比胞体低的幅度下受到刺激。通常，动作电位起始部位在轴丘或郎飞节处（McIntyre et al. ,1999）。
- 大直径轴突比小直径轴突需要的刺激幅度更低。
- 具有分支的轴突比没有分支的轴突更容易激活。
- 平行于电场的神经纤维（刺激电流平行于神经纤维）刺激阈值低于垂直于电场的神经纤维（电流垂直于神经纤维）。
- 神经元周围的均匀电场对刺激是无效的。电场的一阶空间导数或等效地沿着神经纤维方向上的电势的二阶空间导数驱动神经元极化。因此，如果沿着神经纤维存在均匀场，则二阶空间导数为零，因而神经元的跨膜电势不会改变。

1.10　结论

总之，生物物理、电化学和神经生理学原理有助于解释 DBS 的某些效应，从而指导靶点和刺激参数的选择。未来利用神经生理学和成像技术的研究将提供关于健康和疾病状态中患者特异网络的新见解。这些关于大脑结构、连接性、功能和电刺激调控的信息将更好地说明在哪里以及如何为患者以特有的最佳方式提供刺激来治疗疾病。然而，这种进展需要高水平的多学科方法，必须将神经解剖学、神经生理学、神经影像学、物理学和统计技术结合起来。

参考文献

Agnew WF, McCreeery DB, Yuen TG, Bullara LA (1990) Effects of prolonged electrical stimulation of the central nervous system. In: Agnew WF, McCreery DB (eds) Neural prostheses: fundamental studies. Prentice Hall, Englewood Cliffs, pp 226–252

Bagshaw EV, Evans MH (1976) Measurement of current spread from microelectrodes when stimulating within the nervous system. Exp Brain Res 25:391–400

Brown P, Oliviero A, Mazzone P, Insola A, Tonali P, Di Lazzaro V (2001) Dopamine dependency of oscillations between subthalamic nucleus and pallidum in Parkinson's disease. J Neurosci 21(3):1033–1038

Butson CR, Maks CB, McIntyre CC (2006) Sources and effects of electrode impedance during deep brain stimulation. Clin Neurophysiol 117:447–454

Coenen VA, Honey CR, Hurwitz T, Rahman AA, McMaster J, Bürgel U, Mädler B (2009) Medial forebrain bundle stimulation as a pathophysiological mechanism for hypomania in subthalamic nucleus deep brain stimulation for Parkinson's disease. Neurosurgery 64(6):1106–1114; discussion 1114–1115

Coenen VA, Allert N, Mädler B (2011a) A role of diffusion tensor imaging fiber tracking in deep brain stimulation surgery: DBS of the dentato-rubro-thalamic tract (drt) for the treatment of therapy-refractory tremor. Acta Neurochir (Wien) 153(8):1579–1585

Coenen VA, Mädler B, Schiffbauer H, Urbach H, Allert N (2011b) Individual fiber anatomy of the subthalamic region revealed with diffusion tensor imaging: a concept to identify the deep brain stimulation target for tremor suppression. Neurosurgery 68(4):1069–1075; discussion 1075–1076. Erratum in: Neurosurgery 68(6):E1780–E1781

Coenen VA, Panksepp J, Hurwitz TA, Urbach H, Mädler B (2012) Human medial forebrain bundle (MFB) and anterior thalamic radiation (ATR): diffusion tensor imaging of two major subcortical pathways that may promote a dynamic balance of opposite affects relevant for understanding depression. J Neuropsychiatry Clin Neurosci 24:1–14

Deli G, Balas I, Nagy F, Balazs E, Janszky J, Komoly S, Kovacs N (2011) Comparison of the efficacy of unipolar and bipolar electrode configuration during subthalamic deep brain stimulation. Parkinsonism Relat Disord 17:50–54

Durand DM (2000) Electric stimulation of excitable tissue. In Bronzino JD (ed) The biomedical engineering handbook, 2nd edn. CRC Press, Boca Raton

Eusebio A, Thevathasan W, Doyle Gaynor L, Pogosyan A, Bye E, Foltynie T, Zrinzo L, Ashkan K, Aziz T, Brown P (2011) Deep brain stimulation can suppress pathological synchronisation in parkinsonian patients. J Neurol Neurosurg Psychiatry 82(5):569–573

Grill WM (2005) Safety considerations for deep brain stimulation: review and analysis. Expert Rev Med Devices 2(4):409–420

Holsheimer J (2003) Principles of neurostimulation. In: Simpson BA (ed) Pain research and clinical management. Elsevier, Amsterdam

Kuhn AA, Williams D, Kupsch A, Limousin P, Hariz M, Schneider G, Yarrow K, Brown P (2004) Event-related beta desynchronization in human subthalamic nucleus correlates with motor performance. Brain 127:735–746

Kuncel AM, Grill WM (2004) Selection of stimulus parameters for deep brain stimulation. Clin Neurophysiol 115:2431–2441

Lega BC, Kahana MJ, Jaggi J, Baltuch GH, Zaghloul K (2011) Neuronal and oscillatory activity during reward processing in the human ventral striatum. NeuroReport 22:795–800

Lilly JC, Hughes JR, Alvord EC, Galkin TW (1955) Brief, noninjurious electric waveform for stimulation of the brain. Science 121:468–469

Mädler B, Coenen VA (2012) Explaining clinical effects of deep brain stimulation through simplified target-specific modeling of the volume of activated tissue. AJNR Am J Neuroradiol 33(6):1072–1080

McCracken CB, Grace AA (2009) Nucleus accumbens deep brain stimulation produces region-specific alterations in local field potential oscillations and evoked responses in vivo. J Neurosci 29(16):5354–5363

McCreery DB, Agnew WF, Yuen TG, Bullara L (1990) Charge density and charge per phase as cofactors in neural injury induced by electrical stimulation. IEEE Trans Biomed Eng 37(10):996–1001

McIntyre CC, Grill WM (1999) Excitaiton of central nervous system neuron by nonuniform electric fields. Biophysical J 76:878–888

Merrill DR, Bikson M, Jefferys JG (2005) Electrical stimulation of excitable tissue: design of efficacious and safe protocols. J Neurosci Methods 141:171–198

Ranck JB Jr (1975) Which elements are excited in electrical stimulation of mammalian central nervous system: a review. Brain Res 98(3):417–440

Rattay F (1989) Analysis of models for extracellular fiber stimulation. IEEE Trans Biomed Eng 36(7):676–682

Rizzone M, Lanotte M, Bergamasco B, Tavella A, Torre E, Faccani G, Melcarne A, Lopiano L (2001) Deep brain stimulation of the subthalamic nucleus in Parkinson's disease: effects of variation in stimulation parameters. J Neurol Neurosurg Psychiatry 71:215–219

Rushton WA (1927) The effect upon the threshold for nervous excitation of the length of nerve exposed and the angle between current and nerve. J Physiol 63:357–377

Shannon RV (1992) A model of safe levels for electrical stimulation. IEEE Trans Biomed Eng 39(4):424–426

Schwan HP (1992) Linear and nonlinear electrode polarization and biological materials. Ann Biomed Eng 20(3):269–288

Tehovnik EJ (1996) Electrical stimulation of neural tissue to evoke behavioral responses. J Neurosci Methods 65(1):1–17

Weiss G (1901) Sur la possibilite de rendre comparables entre eux les appareils servant a l'excitation electrique. Arch Ital Biol 35:413–446

第 2 章

脑深部刺激对精神障碍治疗中
神经回路的影响

Suzanne N. Haber and Benjamin D. Greenberg

2.1 概述

尽管强迫障碍(OCD)和重度抑郁障碍(MDD)的病理生理学仍不完全清楚,但证据的收敛线指向前扣带回皮质(ACC)和眶额叶皮质(OFC)-基底神经节回路中的异常。总的来说,这些大脑区域参与了基于激励的学习和良好的决策技能的各个方面(Chase et al.,2008;Ruedbeck et al.,2008;Haber et al.,2010)。它们也与悲伤情绪和病理性冒险有关(Mayberg 2007;Chamberlain et al.,2008)。在症状的激发过程中,与 OCD 和 MDD 相关的 OFC 和 ACC 活性变化被加重,但是无论是通过药理学或认知行为疗法,还是通过外科手术治疗,在成功治疗后活性通常返回到接近正常。此外,OFC(用于 OCD)或 ACC(用于 MDD)的区域活动预测了对药物或行为疗法治疗的后续反应(McGuire et al.,1994;Rauch et al.,1994;Mayberg,2003;Yucel et al.,2007;Greenberg et al.,2010a)。综上所述,这些数据表明,在 OFC/ACC -基底神经节-丘脑皮质回路中的异常是 OCD 和 MDD 病理生理学的核心,与神经外科损毁治疗的经典靶点一致。事实上,立体定向神经外科损毁腹侧前内囊(VC)、ACC 或尾状核白质两者

S. N. Haber (✉)
Department of Pharmacology and Physiology, School of Medicine and Dentistry,
University of Rochester, 601 Elmwood Avenue, Rochester, NY 14642, USA
e-mail: suzanne_haber@urmc.rochester.edu

B. D. Greenberg
Department of Psychiatry and Human Behavior, Alpert Medical School,
Butler Hospital, Brown University, Providence, RI, USA

都中断了这些回路,是治疗顽固性强迫障碍和抑郁障碍的有效方法。

脑深部刺激(DBS)是治疗帕金森病等其他难治性运动障碍的一种标准疗法(Vitek,2002),目前正在研究用于治疗严重精神健康障碍,特别是抗药性 MDD 和 OCD(Nuttin et al. ,2003;Mayberg et al. ,2005;Greenberg et al. ,2008)。尽管采用常规治疗进行了积极的持续努力,但适用于 OCD 和 MDD 的神经外科干预的患者表现出高度的严重程度和功能损害,因此仅代表着非常小的一部分 OCD 或 MDD 患者群体。用于治疗 OCD 和 MDD 的 DBS 靶点集中在中断 ACC 或 OFC 网络亚组分的结构中,包括它们与腹侧纹状体(VS)、丘脑和紧密相连的脑干区域的连接(McFarland et al. , 2002;Mayberg et al. ,2005;Haber et al. ,2006;Cecconi et al. ,2008;Greenberg et al. ,2010a)。两个有希望的靶点位于白质束范围内。其中一个位于内囊(VC/VS)前肢的腹侧部分,在前联合(AC)的边界处延伸到 VS(伏隔核)①内。第二个位于腹内侧前额叶皮质(vmPFC)的背扣带回白质(SCGwm)中。另外两个靶点集中在灰质内,一个位于伏隔核,与 VC/VS 靶点重叠,另一个位于丘脑底核(Mallet et al. ,2008;Dennys et al. . 2010)。

DBS 的作用机制尚不清楚,这些部位受 DBS 影响的具体途径也不清楚。此外,无论治疗部位在何处或治疗的疾病是什么,DBS 的有效性都因人而异。在特定电极位置上的微小差异可能在临床结果中起着关键作用,就像 DBS 在运动障碍中的临床应用一样。这强调了更准确地理解 OFC/ACC -基底节区神经网络中哪些部分在用 DBS 治疗 OCD 和 MDD 中起中心作用的重要性(Greenberg et al. ,2010b;Mayberg,2007;Lehman et al. ,2011)。

2.2　前扣带回皮质和眶额叶皮质

ACC 和 OFC 是复杂且非均匀的区域,每个区域进一步可分为特定的皮层区域:ACC 包括区域 24、25 和 32;OFC 被划分为区域 11、12、13 和 14(Brodmann,1909;Fuster,2001)。一些同源性的发展主要是基于猴和人类前额叶皮质区域的细胞结构学(内容回顾,参见 Ongur et al. ,2000)。虽然影像学研究不能区分这些相对较小的皮质区,但功能研究已经确定了三个主要区域:vmPFC、OFC 和背侧 ACC(dACC)(Petrides et al. ,2002;O'Doherty et al. ,2003;Rushworth et al. ,2007;Rudebeck et al. ,2008)。vmPFC 包括区域 10、11/14、25 和 32。OFC 包括区域 13、12 和部分 11,dACC 则是区域 24。由于 DBS 治疗精神疾病的主要靶点集中在 vmPFC 和 OFC 的连接上,本章将专门讨论这些问题。

---

　①　原文如此,疑有误。

这里将 vmPFC 和 OFC 统称为腹侧前额叶皮质(vPFC)。

总体上,vPFC 纤维主要通过钩束和极外囊到达皮质靶点。钩束占据 vPFC 的腹侧,连接前额叶和颞叶(Schmahmann et al.,2006;Petrides et al.,2007)。极外囊位于岛叶和屏状核之间,在额叶、颞叶和顶叶皮层之间携带联系纤维。vmPFC 和 OFC 投射到皮质下区域,主要分布在内囊和外囊内。皮质下纤维通过外囊进入内囊的前肢腹侧(Beevor et al.,1890;Schmahmann et al.,2006;Petrides et al.,2007)。虽然这些主要的 PFC 通路都有明确的定义,但对 vPFC 纤维在其内部的组织结构知之甚少。特别重要的是确定来自 vmPFC 和 OFC 的纤维如何在这些束中被分割,并且这些规则可以用来确定它们的轨迹。这些信息对于预测特定的纤维应该在哪里行进,从而更精确地识别受 DBS 影响的白质束中的特定连接是非常重要的。

2.3   不同 vPFC 区域通路的组织

所有 vPFC 轴突立即进入紧邻其皮质区的钩束。在钩束内,来自每个注入点的纤维分裂成不同的束,每个束包含在不同白质束中行进的轴突的子集,这些轴突的特性取决于起源的皮质位置(图 2.1)。来自所有 vPFC 区域的轴突行进在钩束、胼胝体、扣带束、上纵束、内囊、外囊和极外囊中。此外,来自特定 vPFC 区域的纤维还分布于中纵束、腹侧杏仁核通路、纹状体和内侧前脑束中。大多数轴突最初通过外囊到达纹状体或者进入内囊分裂成单独的皮质下束。钩束和内囊分别是将 vPFC 连接到皮质和皮质下区域的主要纤维束。

虽然钩束以其 vmPFC -颞叶连接而闻名(Schmahmann et al.,2006;Petrides et al.,2007),但这些额颞叶轴突并没有在 vPFC 的腹板内形成一个单独的束。相反,每个皮质区的纤维通过钩束来连接 vPFC 的远端区域。vPFC 轴突也使用此束作为进入其他白质束的通道,包括胼胝体、扣带束和上纵束。因此,钩状束由三部分组成:vPFC 与颞叶的连接,vPFC 区域远端间的连接,以及连接到其他纤维束的管道(Dejerine,1895;Nautta,1964;Lehman et al.,2011)。这三部分在 vPFC 内缠绕在一起(图 2.1)。

来自 vPFC 的轴突位于内囊前肢喙部的最腹侧部分。内囊被经典地定义为伏隔背核和 AC(Dejerine,1895;Schmahmann et al.,2006)。然而,相当大比例的下行 vPFC 纤维在嵌入于伏隔核和 AC 内的白质束中行进(图 2.2(a))。因此,这些可以在人类组织学制剂中看到的束,构成了内囊的一个组成部分,并携带下行的 vPFC 内囊纤维(Dejerine,1895)(图 2.3(b))。内囊内的 vPFC 纤维按其目的地排列。尤其是,每个皮层区域的丘脑内囊纤维向脑干轴突的背侧行进

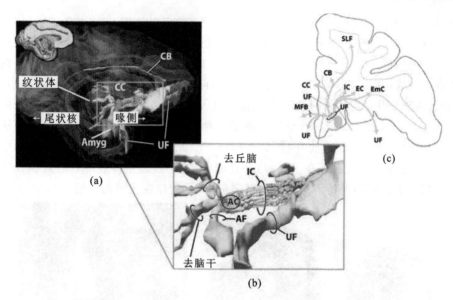

图 2.1　眶内侧纤维通路。说明不同的束在进入白质时是如何与注入点分离的。注意纤维分为内侧、背部和外侧通路。(a)为矢状面横向视图的三维绘制。(b)插图可以更好地显示纤维束的分离。为了清晰起见，已经移除了外囊和极外囊的通路。AC 表示 AC 的位置。注意通过内囊的轴突分为背侧丘脑纤维和脑干腹侧轴突。AF：杏仁腹侧核通路，Amyg：杏仁核，CB：扣带束，CC：胼胝体，EC：外囊，EmC：极外囊，IC：内囊，MFB：前脑内侧束，MLF：中纵束，SLF：上纵束，UF：钩束

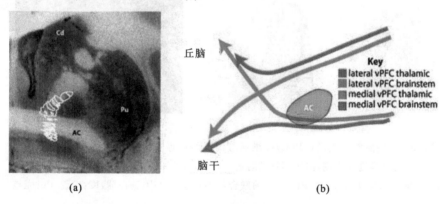

图 2.2　vmPFC 和外侧 OFC 通路通过内囊（旁矢状面）的显微照片和示意图。(a)穿过内囊的纤维向前联合背侧行进并嵌入前联合内侧和腹侧。(b)丘脑与脑干纤维在 vmPFC（红色和紫色）和外侧 OFC（深蓝色和浅蓝色）的不同位置进入和通过内囊。脑干纤维（紫色和浅蓝色）从腹侧进入到丘脑纤维（红色和深蓝色）。AC：前联合，Cd：尾状核，Pu：壳核，vPFC：腹侧前额叶皮质

（Lehman et al.，2011）（图 2.2(b)）。

　　vPFC 内的内侧/外侧位置决定了纤维进入主要白质束的途径以及它们在这些区域内的位置（Lehman et al.，2011）。内侧 vPFC 纤维直接通过尾状核白质进入内囊（和纹状体），并在行进到尾部时向内囊背侧移动（图 2.3（a）和（b））。相反，外侧 vPFC 纤维从外侧和背侧位置进入内囊，并在向后行进时向内囊腹侧移动（图 2.3（c）和（d））。这导致形成了一种组织，其中来自内侧区域的纤维从外侧 vPFC 区域传播到轴突（图 2.3（a））。因此，纤维被堆叠在内囊中，其中 vmPFC 轴突腹侧或嵌入在 AC 中，并且侧向 OFC 区域定位在 AC 的背侧。当进入丘脑下脚时仍保持了这种局部解剖形态（尽管存在大量的压缩）。

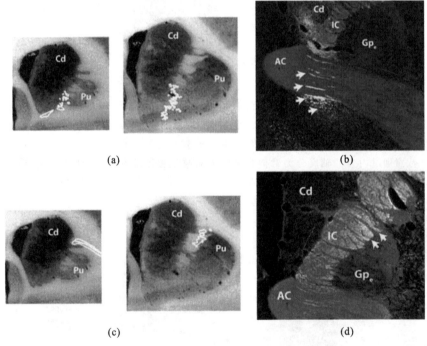

(a)

(b)

(c)

(d)

图 2.3　腹侧前额叶皮质（vPFC）纤维通过内囊的示意图和显微照片。（a）和（b）来自 vmPFC 的纤维进入腹侧，向尾部移动时进入背侧。（c）和（d）来自外侧 OFC 的纤维进入背侧，向尾部移动时进入腹侧。AC：前联合，Cd：尾状核，GP：苍白球，IC：内囊，Pu：壳核

　　叠加在这种局部解剖形态组织上的是丘脑轴突的排列，这些轴突从相同皮质区域向背侧至脑干轴突行进。这将在来自不同 vPFC 区域的丘脑和脑干纤维之间产生复杂的汇聚。例如，内侧 PFC 脑干纤维被嵌入到 VS 内，穿过 AC 的纤维会行进至丘脑。相反，从更外侧 vPFC 区域终止于脑干的轴突在 AC 内行进，而位于 AC 背侧的轴突则在丘脑内终止。因此，在内囊的 AC 区，来自 vmPFC

的丘脑纤维的轴突与来自 vPFC 更外侧部的脑干纤维一起行进(图 2.2(b))。最外侧的 vPFC 纤维都在 AC 的背侧行进。总之,起源于 vPFC 纤维内侧/外侧与丘脑至脑干组织相结合,将来自内侧 vPFC 区域的丘脑内囊纤维与那些终止于脑干的纤维定位在更多外侧 vPFC 区域。这些结果表明,不同内囊位置的 DBS 影响了来自不同 vPFC 区域的丘脑和脑干 vPFC 纤维的组合。

2.4 脑深部刺激部位:什么被刺激?

为了估计不同 DBS 接触时最有可能涉及的纤维集合,我们使用了来自非人灵长类实验的纤维轨迹,以及用于调整 DBS 目标大小(人体尺寸的 40%)的电极(Lehman et al.,2011)。最有效的 SCGwm 触点(1 和 2)位于扣带回和喙下回之间的交界处(Hamani et al.,2009)。触点 1 位于喙下回,触点 2 位于扣带回下,触点 0 和 3 分别位于腹侧和背侧。因此,在这个位置上,触点 0—2 将涉及(1)与电极接触相邻的 vmPFC 区域的所有连接(包括皮层和皮层下投射)(图 2.4(a));(2)从不相邻的 vmPFC 和内侧 OFC 的钩束纤维向其他 vPFC 区中间移动和/或进入前脑内侧束(图 2.4(a));(3)中央 OFC 纤维的一部分向内侧运动支配内侧 PFC 区(图 2.4(b));(4)前 vmPFC 和内侧 OFC 纤维的一部分通过钩束到达胼胝体;(5)由对侧 vmPFC 和内侧 OFC 行进的轴突(未图示)。触点 3 主要涉及胼胝体的纤维。此外,该部位捕捉了从内侧 OFC 和后中央 OFC 到扣带束和上纵束纤维的一部分。

VC/VS 电极以一定角度植入,将触点 0 最后定位。每个触点激活皮质丘脑和脑干纤维的不同部分(图 2.4(c)—(f))。来自 vmPFC 的轴突通过触点 0,大部分行进至脑干,很少向丘脑行进(图 2.4(c))。相反,触点 1 捕获从 vmPFC 行进到丘脑的纤维,而不是那些行进到脑干的纤维。触点 1 涉及一些中心 OFC 脑干轴突,但很少涉及丘脑 OFC 纤维(图 2.4(d))。触点 2 捕获中心 OFC 脑干纤维,而触点 3 从外侧 OFC 捕获脑干和丘脑中央 OFC 纤维以及脑干纤维(图 2.4(d)和(e))。

最后,伏隔核部位的触点 0 放置在 VS 的外壳中,触点 1 放置在核中。与背扣带回和 VC/VS 相反,两个腹侧接触的刺激主要位于灰质内,但在皮质纹状体纤维内。触点 2 和 3 在 VC 内,可能涉及与上述 VC/VS 目标类似的皮质连接。

目前还没有在针对患者选择和其他变量的随机研究中对 DBS 在 SCGwm 和 VC/VS(白质)位点治疗抑郁障碍的效果进行直接比较。尽管如此,在 50% 以上其他难治性患者的开放标签试验中,这两个位点都显示出了有希望的初步效果(Malone et al.,2009;Kennedy et al.,2011;Greenberg et al.,2010a,b)。刺激在 SCGwm 位点从每个触点的周围区域捕捉所有的皮层和皮层下的投射。

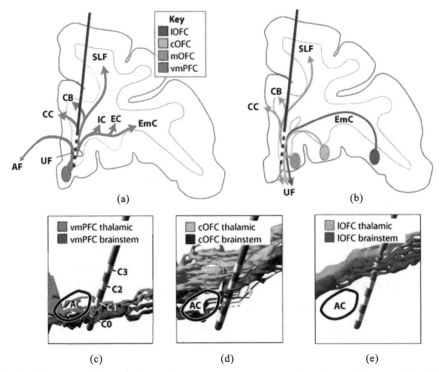

图 2.4 模拟 SCGwm 和腹侧前内囊/腹侧纹状体(VC/VS)靶区的脑深部刺激电极。(a) SCGwm 靶点涉及电极附近皮质区的所有纤维,包括下行投射。(b)SCGwm 靶点还包括通过该部位的其他 vPFC 纤维,包括来自外侧 vPFC 区的轴突,以及从内侧 OFC 区向后运动的轴突。(c)—(e)特定 vPFC 束在内囊内运动的矢状图,在 VC/VS 部位嵌入电极表示。每个触点捕捉不同的丘脑和/或脑干纤维。AF:杏仁腹侧核束,AC:前联合,C0:接触 0,C1:接触 1,C2:接触 2,C3:接触 3,CB:扣带束,CC:胼胝体,cOFC:中央眶前叶皮质,EC:外囊,EmC:极外囊,IC:内囊,lOFC:眶外侧皮质,mOFC:眶内侧皮质,SLF:上纵束,UF:钩束,vmPFC:腹内侧前额叶皮质

然而,它也捕获来自不相邻的皮质区域通过靶点的纤维,包括皮质和皮质下连接。相反,无论是 VS 还是 VC/VS 部位都不直接涉及皮质纤维。然而,VC/VS 区的每个触点都涉及丘脑和/或脑干束的不同组合。在所有三个不同的刺激靶点上,DBS 将捕获来自前额叶皮层区域的包括丘脑和脑干纤维投射在内的一部分神经纤维。因此,DBS 临床疗效的一个重要部分可能需要丘脑和脑干纤维的结合。有趣的是,在特定的手术靶点内,DBS 可能调节的纤维有明显的差异。这与积累的临床经验是一致的,就像丘脑底核 DBS 治疗帕金森病一样,即使是相邻刺激触点的激活也可能与临床效果有很大的不同。

因此,纤维与靶点之间的连接准则可以作为理解特定触点刺激和在每一个

触点之间涉及的功能连接性之间关系的重要指南，并且可以提供对 DBS 行为和治疗效果的深入了解。

　　致谢　本工作得到 NIH 基金 MH XXXXXX 和 MH 73111 的支持。

参考文献

Beevor CE, Horsley V (1890) An experimental investigation into the arrangement of the excitable fibres of the internal capsule of the Bonnet Monkey (*Macacus sinicus*). Philos Trans Royal Soc Biol Sci 181:49–88

Brodmann K (1909) Vergleichende Lokalisationslehre der Grosshirnrinde. J.A. Barth, Leipzig

Cecconi JP, Lopes AC, Duran FL, Santos LC, Hoexter MQ, Gentil AF, Canteras MM, Castro CC, Noren G, Greenberg BD, Rauch SL, Busatto GF, Miguel EC (2008) Gamma ventral capsulotomy for treatment of resistant obsessive-compulsive disorder: a structural MRI pilot prospective study. Neurosci Lett 447:138–142

Chamberlain SR, Menzies L, Hampshire A, Suckling J, Fineberg NA, del Campo N, Aitken M, Craig K, Owen AM, Bullmore ET, Robbins TW, Sahakian BJ (2008) Orbitofrontal dysfunction in patients with obsessive-compulsive disorder and their unaffected relatives. Science 321:421–422

Chase HW, Clark L, Myers CE, Gluck MA, Sahakian BJ, Bullmore ET, Robbins TW (2008) The role of the orbitofrontal cortex in human discrimination learning. Neuropsychologia 46:1326–1337

Dejerine J (1895) Anatomie des centres nerveux. Rueff, Paris

Denys D, Mantione M, Figee M, van den Munckhof P, Koerselman F, Westenberg H, Bosch A, Schuurman R (2010) Deep brain stimulation of the nucleus accumbens for treatment-refractory obsessive-compulsive disorder. Arch Gen Psychiatry 67:1061–1068

Fuster JM (2001) The prefrontal cortex—an update: time is of the essence. Neuron 30:319–333

Greenberg BD, Askland KD, Carpenter LL (2008) The evolution of deep brain stimulation for neuropsychiatric disorders. Front Biosci 13:4638–4648

Greenberg BD, Rauch SL, Haber SN (2010a) Invasive circuitry-based neurotherapeutics: stereotactic ablation and deep brain stimulation for OCD. Neuropsychopharmacology 35:317–336

Greenberg BD, Gabriels LA, Malone DA Jr, Rezai AR, Friehs GM, Okun MS, Shapira NA, Foote KD, Cosyns PR, Kubu CS, Malloy PF, Salloway SP, Giftakis JE, Rise MT, Machado AG, Baker KB, Stypulkowski PH, Goodman WK, Rasmussen SA, Nuttin BJ (2010b) Deep brain stimulation of the ventral internal capsule/ventral striatum for obsessive-compulsive disorder: worldwide experience. Mol Psychiatry 15:64–79

Haber SN, Knutson B (2010) The reward circuit: linking primate anatomy and human imaging. Neuropsychopharmacology 35:4–26

Haber SN, Kim KS, Mailly P, Calzavara R (2006) Reward-related cortical inputs define a large striatal region in primates that interface with associative cortical inputs, providing a substrate for incentive-based learning. J Neurosci 26:8368–8376

Hamani C, Mayberg H, Snyder B, Giacobbe P, Kennedy S, Lozano AM (2009) Deep brain stimulation of the subcallosal cingulate gyrus for depression: anatomical location of active contacts in clinical responders and a suggested guideline for targeting. J Neurosurg 111:1209–1215

Kennedy SH, Giacobbe P, Rizvi SJ, Placenza FM, Nishikawa Y, Mayberg HS, Lozano AM (2011) Deep brain stimulation for treatment-resistant depression: follow-up after 3 to 6 years. Am J Psychiatry

Lehman JF, Greenberg BD, McIntyre CC, Rasmussen SA, Haber SN (2011) Rules ventral prefrontal cortical axons use to reach their targets: implications for diffusion tensor imaging tractography and deep brain stimulation for psychiatric illness. J Neurosci 31:10392–10402

Mallet L et al (2008) Subthalamic nucleus stimulation in severe obsessive-compulsive disorder. N Engl J Med 359:2121–2134

Malone DA Jr, Dougherty DD, Rezai AR, Carpenter LL, Friehs GM, Eskandar EN, Rauch SL, Rasmussen SA, Machado AG, Kubu CS, Tyrka AR, Price LH, Stypulkowski PH, Giftakis JE, Rise MT, Malloy PF, Salloway SP, Greenberg BD (2009) Deep brain stimulation of the ventral capsule/ventral striatum for treatment-resistant depression. Biol Psychiatry 65:267–275

Mayberg HS (2003) Positron emission tomography imaging in depression: a neural systems perspective. Neuroimaging Clin N Am 13:805–815

Mayberg HS (2007) Defining the neural circuitry of depression: toward a new nosology with therapeutic implications. Biol Psychiatry 61:729–730

Mayberg HS, Lozano AM, Voon V, McNeely HE, Seminowicz D, Hamani C, Schwalb JM, Kennedy SH (2005) Deep brain stimulation for treatment-resistant depression. Neuron 45:651–660

McFarland NR, Haber SN (2002) Thalamic relay nuclei of the basal ganglia form both reciprocal and nonreciprocal cortical connections, linking multiple frontal cortical areas. J Neurosci 22:8117–8132

McGuire PK, Bench CJ, Frith CD, Marks IM, Frackowiak RS, Dolan RJ (1994) Functional anatomy of obsessive-compulsive phenomena. Br J Psychiatry 164:459–468

Nauta W (1964) Some efferent connections of the prefrontal cortex in the monkey. In: Waren J, Akert K (eds) The frontal granular cortex and behavior. McGraw-Hill, New York, pp 397–409

Nuttin BJ, Gabriels LA, Cosyns PR, Meyerson BA, Andreewitch S, Sunaert SG, Maes AF, Dupont PJ, Gybels JM, Gielen F, Demeulemeester HG (2003) Long-term electrical capsular stimulation in patients with obsessive-compulsive disorder. Neurosurgery 52:1263–1272; discussion 1272–1264

O'Doherty J, Critchley H, Deichmann R, Dolan RJ (2003) Dissociating valence of outcome from behavioral control in human orbital and ventral prefrontal cortices. J Neurosci 23:7931–7939

Ongur D, Price JL (2000) The organization of networks within the orbital and medial prefrontal cortex of rats, monkeys and humans. Cereb Cortex 10:206–219

Petrides M, Pandya DN (2007) Efferent association pathways from the rostral prefrontal cortex in the macaque monkey. J Neurosci 27:11573–11586

Petrides M, Alivisatos B, Frey S (2002) Differential activation of the human orbital, mid-ventrolateral, and mid-dorsolateral prefrontal cortex during the processing of visual stimuli. Proc Natl Acad Sci U S A 99:5649–5654

Rauch SL, Jenike MA, Alpert NM, Baer L, Breiter HC, Savage CR, Fischman AJ (1994) Regional cerebral blood flow measured during symptom provocation in obsessive-compulsive disorder using oxygen 15-labeled carbon dioxide and positron emission tomography. Arch Gen Psychiatry 51:62–70

Rudebeck PH, Bannerman DM, Rushworth MF (2008) The contribution of distinct subregions of the ventromedial frontal cortex to emotion, social behavior, and decision making. Cogn Affect Behav Neurosci 8:485–497

Rushworth MF, Behrens TE, Rudebeck PH, Walton ME (2007) Contrasting roles for cingulate and orbitofrontal cortex in decisions and social behaviour. Trends Cogn Sci 11:168–176

Schmahmann J, Pandya D (2006) Fiber pathways of the brain. Oxford University Press, New York

Vitek JL (2002) Mechanisms of deep brain stimulation: excitation or inhibition. Mov Disord 17:S69–S72

Yucel M, Harrison BJ, Wood SJ, Fornito A, Wellard RM, Pujol J, Clarke K, Phillips ML, Kyrios M, Velakoulis D, Pantelis C (2007) Functional and biochemical alterations of the medial frontal cortex in obsessive-compulsive disorder. Arch Gen Psychiatry 64:946–955

第3章

脑深部刺激治疗精神障碍的作用机制

J. Luis Lujan and Cameron C. McIntyre

3.1 概述

精神障碍具有将情感、行为、认知和感知特点结合,从而影响个体的思想感受和行为的典型特征(Nemeroff,2007)。近年来,越来越多的证据表明精神疾病对大脑结构和功能过程具有影响。重度抑郁障碍(MDD)和强迫障碍(OCD)是最具破坏性的脑部疾病,是大脑内遗传、化学、电、结构或创伤问题的结果。虽然大多数 MDD 和 OCD 患者可以通过药物和心理治疗的组合而有效治疗,但高达 20%的患者未能对标准治疗措施做出反应(Smith et al.,2011)。对于这些治疗耐受的患者,需要更积极的手术策略。脑深部刺激(DBS)是常规损毁手术的可逆替代方案。DBS 通过向皮层下结构输送高频电脉冲来调控脑活动(Benabid et al.,2005)。与植入脉冲发生器相连的刺激电极被永久植入特定的解剖靶点,并用于刺激脑组织。通过改变接触配置、刺激频率、刺激幅度和脉冲持续时间来调节刺激的程度以最大限度地提高刺激的治疗效果。DBS 在治疗精神障碍的临床试验中表现出令人鼓舞的结果(Lozano et al.,2008;Malone et al.,2009;Mayberg et al.,2005);然而,由于其机制尚未被完全理解,其使用仍是一个经验过程。

J. L. Lujan and C. C. McIntyre (✉)
Department of Biomedical Engineering, Cleveland Clinic Foundation,
9500 Euclid Avenue ND20, Cleveland, OH 44195, USA
e-mail: mcintyc@ccf.org

J. L. Lujan
e-mail: lujanl@ccf.org

3.2 精神障碍的神经回路

最近的科学工作集中在确定与精神疾病有关的神经回路的组织和结构连接上。代谢成像研究有助于识别与精神疾病相关的脑皮层和皮层下区域（Borairi et al.，2011）。同样，对非人灵长类动物的解剖追踪研究也有助于深入了解与这些领域有关的网络组织（Price，1999；Saleem et al.，2008）。弥散张量成像（DTI）研究测量脑组织的部分各向异性，显示了连接与 MDD 和 OCD 回路相关的脑区的异常白质通路（Cannistraro et al.，2007；Szeszko et al.，2005；Wakana et al.，2007）。近年来，通过使用 DTI 示踪成像技术，这些网络的功能定义得到了加强（Gutman et al.，2009；Johansen-Berg et al.，2008）。这些研究表明，皮质纹状体-丘脑皮质（CSTC）投射来自腹前侧内囊/腹侧纹状体（VC/VS）和胼胝体扣带（SCC）白质在多个脑区重叠与抗抑郁反应相关。

非人灵长类动物中的详细追踪表明，尽管轴突通路的一般轨迹可能重叠，但解剖隔离通常保持不变（Haber et al.，2009）。此外，在实验数据指导下的 DTI 示踪造影已被用于识别与精神疾病相关的腹侧前额叶皮质（vPFC）区域的解剖通路。Lehman 等（2011）的研究显示了出入 vPFC 不同功能区的轴突轨迹的差异。最重要的是，他们发现这些功能上不同的通路在主要的纤维束中被解剖地分割。例如，来自 vPFC 过程的轴突纤维穿过内囊的最腹部，主要连接到内侧的背侧丘脑，但不连接到运动或感觉丘脑。

MDD 的广义模型（图 3.1）提出 MDD 不是简单的任何单一区域的功能障碍，而是 CSTC 网络中脑核团之间相互作用的失效（Kopell et al.，2004；Mayberg，1997）。MDD 模型由三个不同的解剖和功能单元组成。背侧室包括运动前皮层和前额叶皮层，以及前扣带回皮质的背侧段。这个隔室介导了消极情绪的认知方面。腹隔，包括 SCC、岛叶和眶额皮质，是已知的调节抑郁障碍的节律和自主神经方面的位置。最后，喙侧室包括前扣带回皮质、杏仁核和下丘脑-垂体轴，并被认为通过促进背侧和腹侧间的相互作用来调节整个网络活动。

类似的 OCD 网络模型（图 3.1）表明，当纹状体丘脑活动异常减少或眶前丘脑活动异常增加时出现症状（Kopell et al.，2004；Haber et al.，2009）。典型的 OCD 模型由三个主要构件组成。第一个涉及兴奋性谷氨酸能正反馈回路，位于眶皮质、前额叶皮质和丘脑背内侧核之间，通过内囊前肢。第二个是位于眼眶和前额皮质之间的抑制性 C-氨基丁酸（GABA）-能环、腹侧尾状核、背内侧苍白球，以及前、背内侧和丘脑内侧核。这被认为是介导丘脑环的兴奋性的部位。第三个代表边缘系统和帕佩兹（Papez）环路之间通过穹窿和前丘脑核的回路。

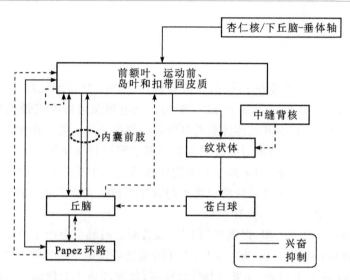

图 3.1　参与抑郁和强迫障碍（OCD）的皮质-下皮层网络。在抑郁模型中,前额叶、前扣带回和运动前皮质通过背内侧苍白球投射到背侧纹状体并继续延伸到丘脑,形成皮质丘脑环。类似地,膝下前扣带、眶额和孤立皮质投射到腹侧纹状体、内侧/喙状苍白球和前丘脑、背内侧丘脑上。杏仁核发出兴奋性投射,前扣带发出抑制性投射到这些模型的节点。OCD 模型由三条主要途径构成。第一条是和兴奋性相关联的正反馈皮质丘脑环,其中眶额和前额叶通过内囊的前肢投射到背内侧丘脑。第二条包括眶额皮质和腹侧尾状核、苍白背内侧核、丘脑前核、背内侧核和髓板内核。这个环被认为是通过 GABA 能投射从苍白背内侧到丘脑的抑制来调节眶额-丘脑环的。这个回路还包括从中脑中缝背核到腹侧纹状体的抑制性 5-羟色胺能投射。第三条通路通过穹窿从海马结构投射到乳头体,然后延伸到丘脑前核,最后延伸到扣带回

　　对 CSTC 网络的有限了解促使人们尝试不同的刺激靶点以追求治疗效益。例如,对 SCC 白质的 DBS 已被用于 MDD 患者的长期临床改善（Lozano et al.,2008;Mayberg et al.,2005）。同样,对 VC/VS 的 DBS 也被成功地用于治疗 MDD 和 OCD 患者（Malone et al.,2009;Greenberg et al.,2010）。占优的假设认为 DBS 通过调节 CSTC 网络中的异常网络活动而产生治疗效益（McIntyre et al.,2010）。遗憾的是,由于 DBS 对神经元群的作用特性有限,因此确定与治疗性临床反应相关的特定神经回路和靶点的工作仍然受到限制。因此,鉴于目前的精神科 DBS 手术靶点位于白质区域内,在精神疾病背景下对 DBS 的轴突反应进行描述至关重要。

3.3　DBS 的神经响应

研究表明，DBS 根据脑组织的各向异性性质产生复杂的三维电场（Mioci-novic et al.，2009；Chaturvedi et al.，2010）。该电场又可影响三种类型的神经成分。第一种类型代表其细胞体靠近电极的局部神经元。第二种代表来自神经元的传入输入，其轴突终末与电极附近的局部细胞进行突触连接。第三种对应于靠近电极的轴突纤维，但来源于其细胞体和轴突末梢远离电极的神经元。单个神经元对电场的特异性反应将取决于刺激参数和沿其神经过程的细胞外电位分布（McNeal，1976；Rattay，1986）。

计算和实验研究表明，以典型的 DBS 设置刺激时轴突会产生传播的动作电位（McIntyre et al.，2004 a，b）。DBS 产生的电场可以用一系列郎飞节上的细胞外电压表示（图 3.2(a)）。如果电刺激足够强，细胞外电压会使轴突去极化直到其膜电位、轴突内外的电压差达到放电阈值，并产生动作电位（图 3.2(b)）。轴突对去极化细胞外电场的这一基本响应与沿轴突电压分布的二阶空间导数有关（McNeal，1976）。动作电位起始于郎飞节，细胞外电位的二阶空间导数最大，并沿轴突向两个方向传播。反过来，这些单个神经反应的总和将对整个网络的活动产生重大影响。

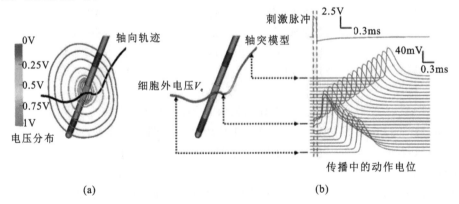

图 3.2　轴突激活模型。(a)由一组等电位线表示的脑深部刺激产生的电场。(b)刺激诱导的细胞外电压(V。)被内插到轴突模型上(红色对应于最高的细胞外电压幅度，深蓝色对应于最低的细胞外电压幅度)。细胞外电压使细胞去极化并产生动作电位。动作电位起始于郎飞结的轴突，其细胞外电压的二阶空间导数是最大的(红色轨迹)。一旦启动，动作电位沿轴突的两个方向传播(蓝色轨迹)

3.4　DBS 在治疗精神障碍中的网络效应

MDD 和 OCD 与 CSTC 回路中的异常活动相关(Mayberg et al. ,2005;Ko-pell et al. ,2004)。研究发现,OCD 与纹状体、扣带回前区和眶额区的代谢及局部脑血流量异常有关(Figee et al. ,2011;Greenberg et al. ,2010)。类似地,在抑郁障碍患者的杏仁核、丘脑、眶额和前扣带回皮质中的异常神经活动也有报道(Schulman et al. ,2011;Smith et al. ,2011)。功能影像学研究表明,MDD 和 OCD 的成功治疗与脑局部和偏远区域基础代谢异常的正常化有关。特别是在经 SCC DBS 长期治疗之后,脑的 SCC 和前额皮质区的活性已经正常化(Mayberg et al. ,2000)。类似地,在 VC/VS DBS 治疗后报告了内侧眶额叶皮质、背侧纹状体、SCC、苍白球腹侧和丘脑中的活动也已恢复正常(Rauch et al. ,2006)。这些结果表明,DBS 在整个网络中产生复杂的变化,并提示 DBS 的抗抑郁作用与基线异常的逆转有关(Abelson et al. ,2005;Mayberg et al. ,2005)。此外,通过长期刺激在神经回路中观察到的重叠和症状改善表明 DBS 可能在 MDD 和 OCD 中具有相似的治疗机制。

这种 CSTC 失调已经被假设是由于 5 -羟色胺能、去甲肾上腺素能和多巴胺能通路的突触传递效率降低所致(Scharinger et al. ,2011)。杏仁核复合体、内侧丘脑和前额叶皮层都参与了 MDD 和 OCD 的病理生理过程(Saygin et al. ,2011)。杏仁外侧核异常活动可通过杏仁腹侧核以及扩展杏仁核向基底外侧和中央杏仁核扩散,然后汇入伏隔核(Tasan et al. ,2010)。反之,伏隔核的主要突起支配着大脑皮层、纹状体、内侧丘脑、前额叶、扣带回皮质和中脑多巴胺能区。因此,通过高频刺激伏隔核破坏病理活动或脉冲门控,可以解释 VC/VS DBS 对 MDD 和 OCD 患者的治疗作用(Sturm et al. ,2003)。

然而,与精神疾病相关的大脑网络具有复杂的动力系统。因此,一个节点中的活动调制会导致多个时标在整个大脑中发生一系列非直观的变化。因此,对网络中的一个节点进行脉冲门控可能不足以获得最大的治疗效益。已经证明,临床的改善和病理代谢活动的正常化需要几个月的长期刺激(Greenberg et al. ,2006;Mayberg et al. ,2005)。例如,抑郁患者的睡眠障碍倾向于在 DBS 的第一周内恢复正常,而兴趣、精力以及其他精神运动的改善通常发生在 DBS 几周后。在此之后,患者对社会交往的兴趣和乐趣增加了,计划能力提高了,任务的开始和完成也得到了改善。治疗效果进展缓慢表明,与 DBS 治疗运动障碍不同,网络活动的即时中断并不是 DBS 治疗精神障碍的唯一甚至主要的治疗机制。

下面的一个逻辑假设是，精神 DBS 通过即时作用和长期作用机制产生治疗效果。例如，SCC 活动的立即正常化，与抑郁障碍的急性症状改善相一致，可能是 DBS 诱导的抑制性 GABA 能传入激活和刺激诱导的突触失败的结果（Mayberg et al.，2005）。这种对病理活动的直接破坏也可以通过引起膜兴奋性的变化和在兴奋和抑制性输入之间造成不平衡来实现（Hallett，2000）。此外，大脑偏远区域的即时激活变化可能是跨突触效应或投射神经元直接激活的间接结果（McCracken et al.，2007）。另一方面，与延迟治疗相关的持续代谢改变表明 DBS 可能逆转大脑的大规模重组。这种大规模的大脑重组已经被证明发生在精神疾病中（Chollet et al.，2000）。进一步的研究还表明，通过对 5-羟色胺能和去甲肾上腺素能通路的持续激发/抑制，可以通过操纵对平行、相关联和重叠脑网络的输入来诱导它（Vaidya et al.，2001；Seitz et al.，1995）。长期刺激停止后观察到的治疗效果支持以下假设：突触增强和抑郁可能导致大脑回路的长期变化（例如，突触形成和连接生长）。

下面给出了一个推测的、未经检验的关于 DBS 诱导的活动如何导致长期网络变化的假设例子。首先，阈上高频 DBS 激活大量轴突，导致纹状体谷氨酸能和 5-羟色胺能暴露增加（McCracken et al.，2007）。其次，纹状体 5-羟色胺受体的激活导致蛋白激酶磷酸化和第二信使系统的激活（Ward et al.，1999）。第二信使系统调节基因转录并诱导长时程增强和突触生长。第三，由于高频刺激而出现树突棘增大，从而增加谷氨酸受体的数量（Bennett，2000）。其净效应将是纹状体兴奋性和皮质整合的显著改变，可能会改变病理性 CSTC 网络动力学并缓解疾病症状。DBS 诱导网络变化的这种假设示例的变体也可能发生在皮层或 CSTC 网络的其他节点上。

3.5　识别刺激的靶通路

影像学和解剖学技术只能部分描述 DBS 的作用。因此，计算模型创造了独特的机会来完善我们对精神疾病所涉及的神经网络的理解。为了表征神经元对患者特异性 DBS 的反应，我们分析了双侧植入四极 DBS 电极于 VC/VS 来治疗耐受 MDD 和 OCD 患者的轴突激活（1.27 mm 直径，3 mm 触点，4 mm 间距，Medtronic，Minneapolis，MN，USA）（Lujan et al.，2012）。我们用 DBS 的计算模型对轴突激活进行了表征。这些模型包括：(1)虚拟 DBS 电极，(2)包括脑组织电特性和电极-组织界面的电场有限元模型（Chaturvedi et al.，2010），以及(3)有髓轴突多室模型（McIntyre et al.，2002；McNeal，1976）。为每个患者确定术后电极位置和相关的电场模型。利用流线描记法确定了 DBS 电极附近白质轴突纤维的轨迹(Mori et al.,1999)。我们将三维电场插植到多室轴突模型上，并确定了与多个患者的治疗和非治疗临床结果相关的激活轴突通路。

　　我们的分析表明,DBS 会激活连接眶额和膝下扣带回皮质与腹侧纹状体以及大脑间连接的轴突通路。此外,我们的结果提示 MDD 的治疗结果有五条激活通路(P1—P5),与 OCD 治疗反应相关的有四条激活通路(P6—P9)(图 3.3)(Lujan et al.,2012)。临床反应是根据 Malone 等(2009)和 Greenberg 等(2010)提出的标准来定义的。一般情况下,激活通路通过腹侧前内囊,向腹侧和内侧走行至腹侧纹状体,或向背侧延伸至伏隔核(图 3.3)。P1—P4 沿着背侧纹

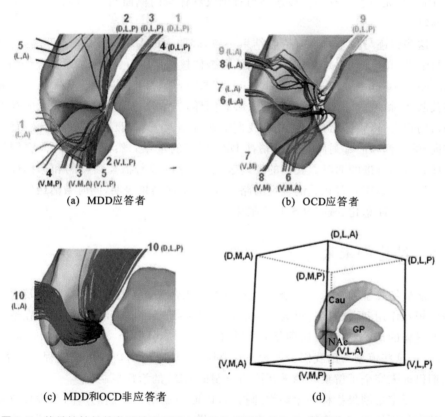

(a) MDD应答者　　　　　　　　　　　(b) OCD应答者

(c) MDD和OCD非应答者　　　　　　　　(d)

图 3.3　特异性结果的激活轴突通路。重度抑郁障碍(MDD)(分别为(a)和(c))和强迫障碍(OCD)(分别为(b)和(c))的应答者和非应答者临床组中常见的激活通路。字母的组合表示每条通道相对于区域的边界的一般位置。这些数字表示使用 Lufan 等(2012)研究中描述的算法确定的不同通路。(d)为感兴趣区域,用于分析弥散张量成像示踪造影所识别的激活通路。三维曲面代表各种感兴趣的核团。D:背侧,V:腹侧,A:前侧,P:后侧,M:内侧,L:外侧,Cau:尾状核,GP:苍白球,NAc:伏隔核

状体腹内侧表面，从我们感兴趣区域（ROI）的背外侧和后部行进。前外侧（P1）、腹后方（P2）、腹内侧-前部（P3）和腹内侧-后部（P4）都与 ROI 的边界相关。P5 沿伏隔后核腹内侧部与 P2 的腹后段重叠。这条通路沿着尾状核的外侧头向后延伸，在中央尾状核的外侧和前缘继续。P6—P8 沿尾状核外侧头向前后方向运动，在伏隔核后持续腹侧运动。在到达伏隔后核之前，P6 和 P7 在背侧 ROI 边界与前段重叠。P6 在经过伏隔后核后向内侧和腹侧运动，最后向前方突出。然而，P7 沿着伏隔后核在 ROI 内的腹侧方向继续向中间运动。P8 遵循更多的背侧轨迹，沿着伏隔后核在腹侧继续向内延伸，并与 P7 重叠。相反，一个激活通路（P10）与无应答者有关。该通路与背侧纹状体腹内侧面相邻，并遵循与 P1 相似的轨迹。

这些轨迹与概率纤维束造影结果一致，表明 VC/VS DBS 的作用可能是通过与眶额、扣带回前部、下丘脑、伏隔核和杏仁核/海马区的强联系而介导的（Johansen-Berg et al.，2008；Gutman et al.，2009）。当仅与临床反应相关的轴突通路被激活时，治疗才能获得最好的效果。同样，当治疗通路与被确认为无应答者的通路重叠时，临床结果会恶化。我们的研究结果表明，腹侧纹状体中段（背腹方向）的外侧和后部通路是未来精神 DBS 研究的重点。然而，应注意向腹侧纹状体和背侧行进的通路。我们的发现表明，治疗的改善需要独特的和选择性激活与特定的临床利益相关的轴突通路。此外，上述结果表明，同时激活最优和非最优通路可能恶化、减缓甚至阻止临床改善。

3.6　结论和未来方向

从最初关于精神障碍完全是由大脑中的化学失衡引起的假设，到涉及大脑回路相互作用和可塑性的更为复杂的理论（Krishnan et al.，2010），都旨在解开心灵奥秘的研究以使疾病网络模型得以发展（Kopell et al.，2004；Mayberg，1997）。这些模型帮助我们更好地理解 MDD 和 OCD 的病理生理过程。然而，我们仍远未完全了解疾病的潜在网络机制或 DBS 的治疗机制。

需要定量结果指标和生物物理指标，以便根据精神疾病的病因和病理方面对其进行更好的定义和更准确的分类。同样重要的是，需要记录刺激环境中的临床变化及其相应的神经行为结果。关于刺激设置的临床滴定的文献有限，因此很难确定特定设备设置所引起的直接临床效果。因此，最佳 DBS 目标位置和刺激设置仍然难以实现。

通过整合来自高分辨率 DTI、概率示踪描记图和临床结果数据的多中心患者特异性信息，我们应该能够建立一个更完整、更精确的刺激最佳治疗通路的描述。最终的通路-结果映射将允许我们在统计上定义针对不同原因和疾病的最佳刺激靶点。此外,这些结果-通路图的定义将能够对最佳刺激设置进行计算选择,以最大化患者特定基础上的治疗效果,而无需通过对 DBS 参数空间进行详尽的试验和错误搜索。为实现这一目标,上述过程的关键步骤应该是通过详细的组织学染色研究确定与非人灵长类动物相关的人类路径(Lehman et al.,2011)。这些相关分析将允许识别直接接受刺激的轴突及其相关的皮质和皮质下区域。

参考文献

Abelson JL, Curtis GC, Sagher O, Albucher RC, Harrigan M, Taylor SF, Martis B, Giordani B (2005) Deep brain stimulation for refractory obsessive-compulsive disorder. Biol Psychiatry 57(5):510–516

Benabid AL, Wallace B, Mitrofanis J, Xia R, Piallat B, Chabardes S, Berger F (2005) A putative generalized model of the effects and mechanism of action of high frequency electrical stimulation of the central nervous system. Acta Neurol Belg 105(3):149–157

Bennett MR (2000) The concept of long term potentiation of transmission at synapses. Prog Neurobiol 60(2):109–137

Borairi S, Dougherty DD (2011) The use of neuroimaging to predict treatment response for neurosurgical interventions for treatment-refractory major depression and obsessive-compulsive disorder. Harv Rev Psychiatry 19(3):155–161

Cannistraro PA, Makris N, Howard JD, Wedig MM, Hodge SM, Wilhelm S, Kennedy DN, Rauch SL (2007) A diffusion tensor imaging study of white matter in obsessive-compulsive disorder. Depress Anxiety 24(6):440–446

Chaturvedi A, Butson CR, Lempka SF, Cooper SE, McIntyre CC (2010) Patient-specific models of deep brain stimulation: Influence of field model complexity on neural activation predictions. Brain Stimulat 3(2):65–77

Chollet F, Weiller C (2000) Recovery of neurological function. In: Toga AW, Frackowiak RS, Mazziotta JC (eds) Brain mapping: the disorders. Academic Press, New York

Figee M, Vink M, de Geus F, Vulink N, Veltman DJ, Westenberg H, Denys D (2011) Dysfunctional reward circuitry in obsessive-compulsive disorder. Biol Psychiatry 69(9):867–874

Greenberg BD, Malone DA, Friehs GM, Rezai AR, Kubu CS, Malloy PF, Salloway SP, Okun MS, Goodman WK, Rasmussen SA (2006) Three-year outcomes in deep brain stimulation for highly resistant obsessive-compulsive disorder. Neuropsychopharmacology 31(11):2384–2393

Greenberg BD, Gabriels LA, Malone DA Jr, Rezai AR, Friehs GM, Okun MS, Shapira NA, Foote KD, Cosyns PR, Kubu CS, Malloy PF, Salloway SP, Giftakis JE, Rise MT, Machado AG, Baker KB, Stypulkowski PH, Goodman WK, Rasmussen SA, Nuttin BJ (2010) Deep brain stimulation of the ventral internal capsule/ventral striatum for obsessive-compulsive disorder: worldwide experience. Mol Psychiatry 15(1):64–79

Gutman DA, Holtzheimer PE, Behrens TE, Johansen-Berg H, Mayberg HS (2009) A tractography analysis of two deep brain stimulation white matter targets for depression. Biol Psychiatry 65(4):276–282

Haber SN, Brucker JL (2009) Cognitive and limbic circuits that are affected by deep brain stimulation. Front Biosci 14:1823–1834

Hallett M (2000) Plasticity. In: Mazziotta JC, Toga AW, Frackowiak RS (eds) Brain mapping: the disorders. Academic Press. New York

Johansen-Berg H, Gutman DA, Behrens TE, Matthews PM, Rushworth MF, Katz E, Lozano AM, Mayberg HS (2008) Anatomical connectivity of the subgenual cingulate region targeted with deep brain stimulation for treatment-resistant depression. Cereb Cortex 18(6):1374–1383

Kopell BH, Greenberg B, Rezai AR (2004) Deep brain stimulation for psychiatric disorders. J Clin Neurophysiol 21(1):51–67

Krishnan V, Nestler EJ (2010) Linking molecules to mood: new insight into the biology of depression. Am J Psychiatry 167(11):1305–1320

Lehman JF, Greenberg BD, McIntyre CC, Rasmussen SA, Haber SN (2011) Rules ventral prefrontal cortical axons use to reach their targets: implications for diffusion tensor imaging tractography and deep brain stimulation for psychiatric illness. J Neurosci 31(28):10392–10402

Lozano AM, Mayberg HS, Giacobbe P, Hamani C, Craddock RC, Kennedy SH (2008) Subcallosal cingulate gyrus deep brain stimulation for treatment-resistant depression. Biol Psychiatry 64(6):461–467

Lujan JL, Chaturvedi A, Malone DA, Rezai AR, Machado AG, McIntyre CC (2012) Axonal pathways linked to therapeutic and nontherapeutic outcomes during psychiatric deep brain stimulation. Hum Brain Mapp 33(4):958–968

Malone DA Jr, Dougherty DD, Rezai AR, Carpenter LL, Friehs GM, Eskandar EN, Rauch SL, Rasmussen SA, Machado AG, Kubu CS, Tyrka AR, Price LH, Stypulkowski PH, Giftakis JE, Rise MT, Malloy PF, Salloway SP, Greenberg BD (2009) Deep brain stimulation of the ventral capsule/ventral striatum for treatment-resistant depression. Biol Psychiatry 65(4):267–275

Mayberg HS (1997) Limbic-cortical dysregulation: a proposed model of depression. J Neuro-psychiatry Clin Neurosci 9(3):471–481

Mayberg HS, Brannan SK, Tekell JL, Silva JA, Mahurin RK, McGinnis S, Jerabek PA (2000) Regional metabolic effects of fluoxetine in major depression: serial changes and relationship to clinical response. Biol Psychiatry 48(8):830–843

Mayberg HS, Lozano AM, Voon V, McNeely HE, Seminowicz D, Hamani C, Schwalb JM, Kennedy SH (2005) Deep brain stimulation for treatment-resistant depression. Neuron 45(5):651–660

McCracken CB, Grace AA (2007) High-frequency deep brain stimulation of the nucleus accumbens region suppresses neuronal activity and selectively modulates afferent drive in rat

McIntyre CC, Grill WM, Sherman DL, Thakor NV (2004a) Cellular effects of deep brain stimulation: model-based analysis of activation and inhibition. J Neurophysiol 91(4):1457–1469

McIntyre CC, Hahn PJ (2010) Network perspectives on the mechanisms of deep brain stimulation. Neurobiol Dis 38(3):329–337

McIntyre CC, Mori S, Sherman DL, Thakor NV, Vitek JL (2004b) Electric field and stimulating influence generated by deep brain stimulation of the subthalamic nucleus. Clin Neurophysiol 115(3):589–595

McIntyre CC, Richardson AG, Grill WM (2002) Modeling the excitability of mammalian nerve fibers: influence of afterpotentials on the recovery cycle. J Neurophysiol 87(2):995–1006

McNeal DR (1976) Analysis of a model for excitation of myelinated nerve. IEEE Trans Biomed Eng 23(4):329–337

Miocinovic S, Lempka SF, Russo GS, Maks CB, Butson CR, Sakaie KE, Vitek JL, McIntyre CC (2009) Experimental and theoretical characterization of the voltage distribution generated by deep brain stimulation. Exp Neurol 216(1):166–176

Mori S, Crain BJ, Chacko VP, van Zijl PC (1999) Three-dimensional tracking of axonal projections in the brain by magnetic resonance imaging. Ann Neurol 45(2):265–269

Nemeroff CB (2007) The burden of severe depression: a review of diagnostic challenges and treatment alternatives. J Psychiatr Res 41:189–206

Price JL (1999) Prefrontal cortical networks related to visceral function and mood. Ann N Y Acad Sci 877:383–396

Rattay F (1986) Analysis of models for external stimulation of axons. IEEE Trans Biomed Eng 33(10):974–977

Rauch SL, Dougherty DD, Malone D, Rezai A, Friehs G, Fischman AJ, Alpert NM, Haber SN, Stypulkowski PH, Rise MT, Rasmussen SA, Greenberg BD (2006) A functional neuroimaging investigation of deep brain stimulation in patients with obsessive-compulsive disorder. J Neurosurg 104(4):558–565

Saleem KS, Kondo H, Price JL (2008) Complementary circuits connecting the orbital and medial prefrontal networks with the temporal, insular, and opercular cortex in the macaque monkey. J Comp Neurol 506(4):659–693

Saygin ZM, Osher DE, Augustinack J, Fischl B, Gabrieli JD (2011) Connectivity-based segmentation of human amygdala nuclei using probabilistic tractography. Neuroimage 56(3):1353–1361

Scharinger C, Rabl U, Pezawas L, Kasper S (2011) The genetic blueprint of major depressive disorder: contributions of imaging genetics studies. World J Biol Psychiatry 12(7):474–488

Schulman JJ, Cancro R, Lowe S, Lu F, Walton KD, Llinás RR (2011) Imaging of thalamocortical dysrhythmia in neuropsychiatry. Front Hum Neurosci 5:69

Seitz RJ, Huang Y, Knorr U, Tellmann L, Herzog H, Freund HJ (1995) Large-scale plasticity of the human motor cortex. NeuroReport 6(5):742–744

Smith R, Fadok RA, Purcell M, Liu S, Stonnington C, Spetzler RF, Baxter LC (2011) Localizing sadness activation within the subgenual cingulate in individuals: a novel functional MRI paradigm for detecting individual differences in the neural circuitry underlying depression. Brain Imaging Behavior 5:229–239

Sturm V, Lenartz D, Koulousakis A, Treuer H, Herholz K, Klein JC, Klosterkotter J (2003) The nucleus accumbens: a target for deep brain stimulation in obsessive-compulsive- and anxiety-disorders. J Chem Neuroanat 26(4):293–299

Szeszko PR, Ardekani BA, Ashtari M, Malhotra AK, Robinson DG, Bilder RM, Lim KO (2005) White matter abnormalities in obsessive-compulsive disorder: a diffusion tensor imaging study. Arch Gen Psychiatry 62(7):782–790

Tasan RO, Nguyen NK, Weger S, Sartori SB, Singewald N, Heilbronn R, Herzog H, Sperk G (2010) The central and basolateral amygdala are critical sites of neuropeptide Y/Y2 receptor-mediated regulation of anxiety and depression. J Neurosci 30(18):6282–6290

Vaidya VA, Duman RS (2001) Depresssion—emerging insights from neurobiology. Br Med Bull 57:61–79

Wakana S, Caprihan A, Panzenboeck MM, Fallon JH, Perry M, Gollub RL, Hua K, Zhang J, Jiang H, Dubey P, Blitz A, van Zijl P, Mori S (2007) Reproducibility of quantitative tractography methods applied to cerebral white matter. Neuroimage 36(3):630–644

Ward RP, Dorsa DM (1999) Molecular and behavioral effects mediated by Gs-coupled adenosine A2a, but not serotonin 5-Ht4 or 5-Ht6 receptors following antipsychotic administration. Neuroscience 89(3):927–938

第4章

腹囊/腹侧纹状体脑深部刺激治疗强迫障碍:终纹床核的作用

Loes Gabriëls and Bart Nuttin

4.1 概述

强迫障碍(OCD)是一种临床定义明确的焦虑症。其特征性症状是忧虑情绪和强迫行为,对许多患者来说,症状伴随着严重的焦虑和对广泛触发情况的回避。焦虑症,特别是强迫障碍的特征症状之一,是趋向负价状态和对不良结果预期("最坏的情况")的不平衡。

强迫障碍对患者多个生活领域(包括社会功能、教育、就业、婚姻和家庭关系、社会经济地位)的影响取决于疾病的严重程度,严重的强迫障碍会导致其生活质量和社会功能下降。

强迫障碍的主要治疗方法包括药物治疗和认知行为治疗。单独或联合使用这些治疗方法可以有效地减少大多数患者的强迫障碍症状。但是,即使认真遵守国际公认的指导原则并坚持治疗,一些强迫障碍患者仍然无法接受常规治疗。

在一小群严重的治疗耐受患者中,神经外科手术已被用作最后的治疗手段。直到 1998 年,数个立体定向神经外科损毁手术在一批经严格选择的强迫障碍患者中成功进行。它们都旨在选择性地破坏与强迫障碍的病理症状相关的功能失调的皮质-皮质下脑回路的一部分。其中一种方法是双侧前囊切开术,这是一种

L. Gabriëls (⊠)

Department of Psychiatry, University Hospitals Leuven, KU Leuven, Leuven, Belgium

e-mail: loes. gabriels@uzleuven. be

B. Nuttin

Department of Neurosurgery, University Hospitals Leuven, KU Leuven, Leuven, Belgium

能够成功地减少大约一半治疗耐受强迫障碍患者症状严重程度的技术(Jenike，1998)。

在前囊切开术中，内囊前肢(ALIC)和位于伏隔核的部分腹状核形成一个拉长的损毁，因此切断了来自眶额叶皮质(OFC)和前扣带回皮质的腹侧纤维，这些纤维经腹侧纹状体投射到内侧、背内侧和丘脑前核(Kopell et al.，2004)。前囊切开术的副作用(如冷漠)的不可逆性是研究脑深部刺激(DBS)对强迫障碍的替代治疗方法的主要驱动力。

在首次使用 DBS 治疗强迫障碍时，基于前囊切开术的经验来选择电极导线的植入部位(Nuttin et al.，1999)。所选择的靶点是 ALIC，电极植入 ALIC，腹囊-腹侧纹状体最远端接触触点，复制了前囊切开术中损毁的轨迹。这一靶点的基本原理与选择治疗震颤和帕金森病的靶点是同样的，即确定在何处的外科损毁具有治疗效果后以高频率 DBS 应用于相同的结构。

结果是有希望的，但需要较高的刺激幅度来诱导症状缓解(Nuttin et al.，2003)。随着患者数量的增加，目标位置与结果分析显示电极的后部位置越多，结果越好(Greenberg et al.，2010)。患者在基线时通常有明显的非 OCD 焦虑症状，平均而言，这些焦虑症状在基线和治疗阶段之间也下降了大约 50%。当靶点转移到更后方和更内侧的位置且恰好在前联合的后方时，DBS 在重度和治疗耐受 OCD 患者中的应答率提高。根据 Mai 等(1998)的说法，这一靶点是终纹床核(BNST)。

4.2　脑影像与强迫障碍

脑影像研究为深入了解强迫障碍的神经回路提供了经验。强迫障碍患者皮质纹状体-丘脑皮质(CSTC)回路，尤其是 OFC 和尾状核经常出现过度活跃，这种过度活跃可通过激发强迫障碍症状而扩大(Saxena et al.，2000)。一些研究指出强迫障碍患者与对照志愿者在 CSTC 的结构和体积上有差异(Jenike et al.，1996)。此外，连接假定的 CSTC 结节的白质束可能是异常的；扩散张量成像研究发现，与非强迫障碍对照组相比，强迫障碍患者的扣带束和 ALIC 有差异(Cannistraro et al.，2007)。

ALIC 是一个庞大而复杂的纤维阵列。它包含丘脑前辐射(或脚)以及前额叶皮质桥束和连接尾状核与壳核的纤维(Axer et al.，2000)。丘脑前脚与背内侧前额叶皮质、丘脑前核、扣带回形成相互联系。作为泛杏仁核结构概念的一部分，邻近内囊的其他重要解剖结构——终纹和 BNST，可能会影响最优参数的选择(Mai et al.，1998)。

4.3 杏仁核、BNST 和恐惧

BNST 的神经解剖学和神经化学原理已得到仔细的回顾(van Kuyck et al.,2009)。细胞和化学架构研究证明 BNST 具有高度复杂的结构。目前没有直接证据表明 BNST 中观察到的神经递质、神经肽和受体参与了强迫障碍的特异性基础病理机制,但大量证据表明 BNST 的活性介导了人和动物中多种形式的焦虑行为(Straube et al.,2007;Walker et al.,2003)。

一种广泛采用的恐惧神经回路模型将杏仁核置于中心阶段,并将不同的功能分配给不同的杏仁核亚区。杏仁基底外侧区筛选传入的感官信息,寻找威胁信号,并将这些信息传递给杏仁核内侧亚区的中央核,后者介导威胁反应。然而,这一模式应该扩大到将 BNST 作为焦虑回路的一个重要组成部分。

在大多数哺乳动物中,延展的杏仁核由围绕着内囊和基底节区的神经元组成。连接 BNST 和杏仁核中央核的胚胎连续结构残余物因为在内囊和丘脑的上方和后面有半圆形的绕行,从而在终纹核内形成间断的细胞柱(Martin et al.,1991)。延展的杏仁核直接与伏隔核的尾内侧壳相连,并与内侧前额叶皮质-OFC 共同建立特定的神经元回路(Heimer et al.,1997,2003)。它们明显地投射到下丘脑和脑干的许多区域,包括中脑导水管周围灰质的腹外侧部分,并作为协调情感性防御行为中躯体和自主神经反应的一个重要分期区域而受到广泛的关注。杏仁核和 BNST 在刺激特异性恐惧和焦虑的中介作用中起着关键作用,它们都从杏仁核的基底外侧核接收经过加工的感觉信息,因此能够对情绪上的重大刺激作出反应(Davis et al.,1999)。

4.4 对杏仁核与 BNST 短时和长时威胁反应的差异

杏仁核与 BNST 的中心核紧密相关,在恐惧调节中起到类似但互补的作用。杏仁核中央核介导短时而非长时的威胁反应,BNST 介导长时而非短时的威胁反应(Walker et al.,2009)。一个很好的证据可以支持这种假设,即持续的恐惧系统 BNST 对相位(短时)恐惧系统产生了抑制作用。

损毁、刺激和药理学研究表明,杏仁核的中央核是杏仁核对离散感觉信号快速产生短暂条件恐惧反应的主要输出站。尽管 BNST 似乎没有参与学习对明确刺激的恐惧(例如,只有在厌恶性刺激的情况下才呈现出的音调或光线),但它涉及到学习恐惧更普遍、更持久的暗示(Walker et al.,2003;Davis et al.,1997)。BNST 损毁不会破坏对线索的条件恐惧反应,而是破坏情景恐惧反应,

并且它们介导了对扩散性威胁的缓慢发展和长期反应（Sullivan et al.，2004）。BNST 有助于编码给定情况下的欲望结果。它有助于使一般的"意识"松散地与特定环境联系在一起，而不是通过离散的线索来预测特定的结果（Walker et al.，2009）。

4.5 强迫障碍与 BNST

BNST 是一个边缘性的前脑结构和一个延伸的杏仁核的子区域。它从基底外侧的杏仁核接收大量投射，并依次投射到下丘脑和脑干靶区，该区域介导许多自主和行为反应以响应厌恶性或威胁性刺激。因此，BNST 在调节与慢性应激暴露相关的生理变化方面发挥了互补作用。

尽管 BNST 对于响应特定威胁而发生的快速发作、短期行为可能不是必需的，但是 BNST 可以介导较慢的发作、频繁伴随持续威胁的更长持续时间的响应，并且即使在威胁终止之后也可能持续。它与焦虑样行为的持续时间较长和持续增加有关。因此，BNST 的调制可将这些更长持续时间的响应调制为在强迫障碍中感知到的持续威胁。

BNST 被认为是一个继电器，是下丘脑-垂体-肾上腺轴的一个整体调节因子。它通过从皮质边缘系统接收应激源输入并将投射（主要是 GABA 能）发送到下丘脑室旁核，在下丘脑释放促肾上腺皮质激素，诱导垂体激活，从而起到关键的中介作用。因此，它直接启动并影响周围应激反应（Dunn，1987）。

虽然学习恐惧刺激来预测危险可以促进生存，但无法抑制对不适当线索的恐惧反应导致的回避行为的恶性循环。临床焦虑通常被认为是一种无法适当抑制恐惧的行为，而促使患者抑制恐惧的干预措施为治疗焦虑和减少回避行为提供了一种有效的策略。研究揭示临床上焦虑的人普遍会表现出一种倾向，即对安全刺激或环境产生学习恐惧反应。有证据表明，这些个体间恐惧泛化的变化是由 BNST 对杏仁核和/或其靶点的影响决定的（Duvarci et al.，2009）。

不愉快事件不可预测地发生比可预测地发生会更使人衰弱。可预测的和不可预测的威胁都会引起背部杏仁核的瞬时活动，但只有不可预测的威胁才会在对应于 BNST 的前脑区域产生持续的活动（Alvarez et al.，2011）。暴露于引发强迫障碍的焦虑情绪和强迫障碍的诱因可能被认为是一种可预测的威胁，但这只是威胁的一部分。强迫障碍患者的特征是对威胁未得到充分控制的风险的关注。他们对不确定性，即（感知到的）暴露的（小但是无法预测的）机会可能导致的"非常不可能但合理"的后果是无法承受的。

在有威胁刺激的情况下引发了两类防御行为：一类与迫在眉睫的危险有关，

以逃跑或战斗(恐惧)为特征；另一类与暂时不确定的危险有关，其特征是持续的恐惧和高度警惕(焦虑)。行为学的研究证据表明，对迫在眉睫的威胁的恐惧与(持续的、长期的)对暂时不确定的危险的焦虑之间的区别可以追溯到不同的神经解剖系统——杏仁核和 BNST(Grillon，2008)。

对不熟悉的个体和/或新颖性的行为抑制是焦虑气质的标志，也是焦虑障碍随后发展的早期预测因子。猴子的 OFC 损毁可减少行为抑制。BNST 区域的代谢和 BNST 活性的个体差异可以预测行为抑制(Kalin et al.，2007)。OFC 在应对威胁时的一个重要功能是调节 BNST，从而更直接地影响行为抑制的表达(Fox et al.，2010)。

OCD 患者经历与潜在威胁发生相关的慢性焦虑和唤醒。考虑到环境因素，这种恐惧程度是不适当的，会导致紧张、行为障碍和痛苦。强迫障碍患者高度警惕，表现为强烈的觉醒状态和应对潜在威胁的准备状态，经常伴随着负面影响状态和自主神经系统的激活。通常，这种高度警惕的特点是加强对环境的监测，以寻找与个人未来受到的威胁或与安全水平有关的线索和触发因素。神经生物学上，提示的威胁处理是由杏仁核发起的，而与模糊或遥远的威胁信号相关的持续警惕则表现为 BNST 的紧张参与。最近，BNST 中的静息代谢升高被确定为在灵长类动物中介导焦虑气质的特征(Oler et al.，2009)，而且 BNST 损毁破坏啮齿动物焦虑样行为的个体变异性(Duvarci et al.，2009)。动物模型表明，高度警惕的威胁监测不同于类似线索性的恐惧反应，它是由 BNST 介导的。最近以功能性 MRI(fMRI)进行了人类 BNST 在环境威胁监测中的作用研究。BNST 和脑岛的活动与持续监测环境威胁水平的变化相关，并在对具有更高特质焦虑个体的过度警惕威胁监测过程中起到作用(Somerville et al.，2010)。

4.6　结论

作为一项治疗创新技术，DBS 治疗强迫障碍的研究始于 1998 年，并研究 DBS 作为立体定向双侧前囊切开术治疗的替代治疗方案。逐渐地，在观察到更多电极导线位于后部和内侧的患者取得较好治疗结果的基础上，靶点从 ALIC 转移到 BNST。

BNST 是与强迫障碍和杏仁核有关的 CSTC 回路交叉路口的结构。它的活性受 OFC 的调节，涉及到强迫障碍患者的焦虑、行为抑制和高度警惕的许多方面。在该靶区进行 DBS 可抑制强迫障碍症状，这一事实促使人们进一步研究 BNST 机能(障碍)在强迫障碍中的作用。

参考文献

Alvarez RP, Chen G, Bodurka J, Kaplan R, Grillon C (2011) Phasic and sustained fear in humans elicits distinct patterns of brain activity. Neuroimage 55(1):389–400

Axer H, von Keyserlingk D (2000) Mapping of fiber orientation in human internal capsule by means of polarized light and confocal scanning laser microscopy. J Neurosci Methods 94:165–175

Cannistraro PA, Makris N, Howard JD et al (2007) A diffusion tensor imaging study of white matter in obsessive–compulsive disorder. Depress Anxiety 24:440–446

Davis M, Shi S (1999) The extended amygdala: are the central nucleus of the amygdale and the bed nucleus of the stria terminalis differentially involved in fear versus anxiety? Ann N Y Acad Sci 877:281–291

Davis M, Walker DL, Lee Y (1997) Amygdala and bed nucleus of the stria terminalis: differential roles in fear and anxiety measured with the acoustic startle reflex. Philos Trans R Soc Lond B Biol Sci 352:1675–1687

Dunn JD (1987) Plasma corticosterone responses to electrical stimulation of the bed nucleus of the stria terminalis. Brain Res 407(2):327–331

Duvarci S, Bauer E, Paré D (2009) The bed nucleus of the stria terminalis mediates inter-individual variations in anxiety and fear. J Neurosci 29(33):10357–10361

Fox AS, Shelton SE, Oakes TR et al (2010) Orbitofrontal cortex lesions alter anxiety-related activity in the primate bed nucleus of stria terminalis. J Neurosci 30:7023–7027

Greenberg BD, Gabriels LA, Malone DA Jr et al (2010) Deep brain stimulation of the ventral internal capsule/ventral striatum for obsessive–compulsive disorder: worldwide experience. Mol Psychiatry 15(1):64–79

Grillon C (2008) Models and mechanisms of anxiety: evidence from startle studies. Psychopharmacology 199(3):421–437

Heimer L (2003) A new anatomical framework for neuropsychiatric disorders and drug abuse. Am J Psychiatry 160:1726–1739

Heimer L, Harlan RE, Alheid GF et al (1997) Substantia innominata: a notion which impedes clinical-anatomical correlations in neuropsychiatric disorders. Neuroscience 76(4):957–1006

Jenike MA (1998) Neurosurgical treatment of obsessive–compulsive disorder. Br J Psychiatry Suppl 35:79–90

Jenike MA, Breiter HC, Baer L et al (1996) Cerebral structural abnormalities in obsessive–compulsive disorder: a quantitative morphometric magnetic resonance imaging study. Arch Gen Psychiatry 53:625–632

Kalin NH, Shelton SE, Davidson RJ (2007) Role of the primate orbitofrontal cortex in mediating anxious temperament. Biol Psychiatry 62:1134–1139

Kopell BH, Greenberg B, Rezai AR (2004) Deep brain stimulation for psychiatric disorders. J Clin Neurophysiol 21(1):51–67

Mai J, Assheuer J, Paxinos G (1998) Atlas of the human brain. Acadamic Press, Orlando, pp 162–172

Martin LJ, Powers RE, Dellovade TL, Price DL (1991) The bed nucleus-amygdala continuum in human and monkey. J Comp Neurol 309:445–485

Nuttin B, Cosyns P, Demeulemeester H, Gybels J, Meyerson B (1999) Electrical stimulation in anterior limbs of internal capsules in patients with obsessive–compulsive disorder. Lancet 354:1526

Nuttin B, Gabriëls L, Cosyns P et al (2003) Long-term electrical capsular stimulation in patients with obsessive–compulsive disorder. Neurosurgery 52(6):1263–1274

Oler JA, Fox AS, Shelton SE et al (2009) Serotonin transporter availability in the amygdala and bed nucleus of the stria terminalis predicts anxious temperament and brain glucose metabolic activity. J Neurosci 29:9961–9966

Saxena S, Rauch SL (2000) Functional neuroimaging and the neuroanatomy of obsessive–compulsive disorder. Psychiatr Clin N Am 23:563–586

Somerville LH, Whalen PJ, Kelley WM (2010) Human bed nucleus of the stria terminalis indexes hypervigilant threat monitoring. Biol Psychiatry 68:416–424

Straube T, Mentzel HJ, Miltner WH (2007) Waiting for spiders: brain activation during anticipatory anxiety in spider phobics. Neuroimage 37:1427–1436

Sullivan GM, Apergis J, Bush DE et al (2004) Lesions in the bed nucleus of the stria terminalis disrupt corticosterone and freezing responses elicited by a contextual but not by a specific cue conditioned fear stimulus. Neuroscience 128:7–14

van Kuyck K, Gabriëls L, Nuttin B (2009) Electrical brain stimulation in treatment-resistant obsessive–compulsive disorder: parcellation, and cyto- and chemoarchitecture of the bed nucleus of the stria terminalis, a review. In: Krames ES, Peckham PH, Rezai AR (eds) Neuromodulation. Academic Press, London

Walker DL, Toufexis DJ, Davis M (2003) Role of the bed nucleus of the stria terminalis versus the amygdala in fear, stress, and anxiety. Eur J Pharmacol 463:199–216

Walker DL, Miles LA, Davis M (2009) Selective participation of the bed nucleus of the stria terminalis and CRF in sustained anxiety-like versus phasic fear-like responses. Prog Neuropsychopharmacol Biol Psychiatry 33:1291–1308

第 5 章

强迫障碍中针对伏隔核的脑深部刺激

Pelle P. de Koning，Pepijn van den Munckhof，Martijn Figee，
Rick Schuurman and Damiaan Denys

5.1 概述

强迫障碍（OCD）是一种慢性致残性焦虑障碍，其特征是患者具有反复侵入性思维和/或反复的强制行为。强迫障碍的估计终生患病率为 2％，男性和女性都有患病的可能（Ruscio et al.，2010）。尽管大多数患者可能受益于药物治疗和/或认知行为治疗，但大约 10％的患者被认为是治疗耐受的（Denys，2006）。对于这一小部分患者，脑深部刺激（DBS）可能是适当的干预/治疗方法。

DBS 是一种神经外科治疗方法，包括植入电极，将电脉冲发送到大脑中根据症状类型选择的特定位置。根据已发表的实验和案例研究估计，约有 100 例强迫障碍患者接受了 5 个不同脑靶点的 DBS 实验：（1）内囊前肢（ALIC）；（2）腹侧纹状体/腹侧囊；（3）丘脑底核（STN）；（4）丘脑下脚；（5）伏隔核（NAc）。

在这一章中，我们将重点介绍最后一项伏隔区的解剖和功能，然后阐明 NAc DBS 的原理、疗效和副作用。

5.2 伏隔核的功能解剖

NAc 是腹侧纹状体的一部分。它位于尾状核的头部和壳核的前部恰好低

P. P. deKoning (⊠)，P. van den Munckhof，M. Figee，
R. Schuurman and D. Denys
University of Amsterdam，Amsterdam，The Netherlands
e-mail：p. p. dekoning@amc. nl

于 ALIC 的位置。NAc 可分为两个主要部分。NAc 的内侧、腹部和侧部被认为是 NAc 的壳（NAc 壳），而中央和背部部分通常被称为 NAc 的核（NAc 核）（Groenewegen et al.，1999）。NAc 核优先于经典的纹状体靶点，例如苍白球和黑质复合体。此外，NAc 壳与诸如外侧下丘脑区、多巴胺能细胞群和与运动功能相关的尾侧中脑区域的输出区域相连接（Voorn et al.，2004）（图 5.1）。

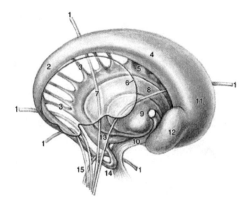

1 辐射冠的孤立纤维束
2 尾核尾部
3 连接尾状核和壳核的灰质束（脑桥）
4 尾状核体
5 壳核
6 丘脑轮廓
7 内囊，显示一个孤立的纤维束
8 外侧苍白球
9 内侧苍白球
10 前联合
11 尾状核头部
12 伏隔核
13 豆状核梗
14 尾状核尾部与豆状核梗的交界处
15 脑脚

图 5.1　基底节区（6/5x）内视图，包括内囊下伏隔核（12）和尾状核腹内侧（Nieuwenhuys et al.，2007，经许可引用）

在 NAc 中发现的主要神经元类型是中等棘神经元（MSN）。这些神经元产生的神经递质是 γ-氨基丁酸，是中枢神经系统主要的抑制性神经递质之一。MSN 负责多巴胺能和谷氨酸能信号的整合。MSN 接受来自前额叶相关皮层和基底外侧杏仁核及腹侧被盖区多巴胺能轴突的谷氨酸能输入，通过中脑边缘通路连接（Heimer et al.，1997），主要分布在苍白球、纹状体、内侧丘脑和中脑多巴胺能区。因此，NAc 位于边缘和中脑多巴胺能结构、基底节区、内侧丘脑和前额叶皮质之间。

5.3　伏隔核功能

NAc 被描述为一种边缘-运动界面，学习到的动机意义关联被转化为目标导向的行为（Mogenson et al.，1980）。神经解剖学和神经生理学研究揭示了NAc 及其多巴胺能神经支配的潜在神经机制，它可以选择和整合来自边缘结构（如海马、杏仁核和前额叶皮质）的输入。因此引发了这样的想法：NAc 通过整合海马依赖的情景信息和杏仁核依赖的情感信息以及前额叶皮质的认知功能来调节目标导向行为，以选择适当的行为反应（Goto et al.，2005；Gruber et al.，

2009）。通过这些机制，NAc 在压力相关行为、性行为、喂养行为、自给药、奖赏相关行为以及动机、学习和适应行为等方面发挥着关键作用（Haber et al.，2010）。

5.4　伏隔核脑深部刺激治疗强迫障碍的理论依据

假设 OCD 与皮质纹状体回路的解除管制有关。最初的神经外科干预使内囊和皮质纹状体回路的部分受损。由于在杏仁核复合体、基底神经节、丘脑底核和前额叶皮层之间的基底神经节中 NAc 的中心位置，它们都涉及焦虑症（Shumyatsky et al.，2002）和强迫障碍（Saxena et al.，2000）的病理生理学过程。据认为，前囊切开术的有益效果可能是通过在 NAc 水平上阻断杏仁核-基底神经节-前额叶回路，而不是通过阻断内囊中的纤维束引起的（Sturm et al.，2003）。

NAc 被认为是一个很有前途的 DBS 靶点，因为有证据显示奖赏系统在强迫障碍中存在功能障碍。OCD 的特点是反复出现引起焦虑的思想、图像或冲动（强迫障碍），然后是出现反复的仪式行为（强迫）以缓解焦虑。OCD 被认为是一种行为成瘾的障碍，忧虑和强迫与失去自愿控制和依赖重复的自我挫败的行为有关（Denys et al.，2004）。强迫障碍可以被视为上瘾，因为它们的奖赏效果减少了痴迷引起的焦虑。成瘾行为与对自然奖赏的不良处理有关。NAc 作为腹侧纹状体的一部分，被认为是一个在奖赏加工中起关键作用的大脑区域。在健康的人类个体中，当预期的奖赏与期望值成比例时，腹侧纹状体被特异性地激活（Knutson et al.，2001）。

在 Figee 等（2011）使用货币激励延迟任务和功能磁共振成像的一项研究中，OCD 患者的 NAc 中表现了与健康对照组相比较弱的奖赏预期活动。OCD 患者中污染恐惧症高危评估症状的患者，其 NAc 的脑活性降低更显著。他们的研究结果提示 NAc 在 OCD 病理生理学中的重要作用。当预期奖赏时，由于 NAc 激活有缺陷，OCD 患者可能无法做出有益的选择。此外，NAc 对于聚焦潜在的警报和奖赏环境刺激是重要的，该环境刺激可用于通过加强学习来调节行为。因此，当在募集常规奖赏加工时，由于其对滥用成瘾药物的偏向以及 OCD 中的忧虑和强迫，NAc 可能不太响应，从而导致概念化的 OCD 成为行为成瘾的障碍。

5.5 伏隔核脑深部刺激治疗强迫障碍的疗效观察

2003 年,Sturm 等(2003)发表了 4 例 OCD 患者单右侧 NAc 植入术的初步结果。在这项开放的研究中,经 24～30 个月的治疗,4 例患者中有 3 例被认为是没有提及耶鲁-布朗强迫障碍量表(Y-BOCS)评分的应答者(Sturm et al.,2003)。同一研究组发表了 10 例 OCD 患者单右侧 NAc DBS 的双盲研究(Huff et al.,2010)。然而,双盲部分(3 个月有效刺激,3 个月假刺激)的平均症状改善仅限于 10%。平均 Y-BOCS 评分由有效刺激的 27.9 分上升到假刺激的 31.1 分。在一年的随访中,只有 1 例患者出现 35% 以上的症状改善,因此被认为是一个应答者。5 例患者被认为是部分应答者(25% 以上的症状改善)。随访 1 年,所有受试者 Y-BOCS 症状平均下降 21%(6.8 分)。在 NAc/腹侧尾状核 DBS 治疗 OCD 和抑郁障碍的开放式刺激案例研究中,报道了 15 个月的随访中延迟的症状下降 52%(Aouizerate et al.,2004)。2010 年,Franzini 等(2010)报道了 2 例使用 NAc DBS 治疗 OCD。报告的平均症状改善率为 38%(12 分)。Denys 等(2010)在 2010 年发表了关于 NAc DBS 最广泛的研究报告。这项研究包括一个开放的 8 个月的治疗阶段,然后是一个双盲交叉阶段,随机分配 2 周的有效刺激或假刺激,并以一个开放的 12 个月的维护阶段为结束。该研究共纳入 16 例治疗耐受性 OCD 患者,8 个月后他们的平均症状减少 46%。16 例患者中有 9 例在随访期间有应答。9 例患者的 Y-BOCS 评分平均下降 72%(23.7 分)。16 例患者在随访 21 个月时症状平均减少 48%(17.5 分)。在双盲假控期($n=$ 14),活动刺激与假刺激的 Y-BOCS 差值平均为 25%(8.3 分)。

5.6 靶部位与刺激部位的差异

重要的是要认识到 DBS 电极的实际刺激部位可能与靶部位不同,靶部位始终是最低的电极。虽然阿姆斯特丹样例中最低电极的靶点位于 NAc 核心,但在大多数患者中,DBS 的有益效果是通过在电极上的两个触点进行主动刺激而达到的。这些有效触点实际上位于 NAc 核心与内囊腹侧之间的边界,而不是 NAc 本身。值得注意的是,正如在另一篇文章中提到的,患者没有从激活最低电极中受益,而只是从激活上部电极中受益(Denys et al.,2010)。目前尚不清楚哪些脑区与 NAc 刺激有关,但其作用可能是由于通过内囊腹侧部分的轴突纤维的激活最终调控了前额叶皮质和/或杏仁核(Cohen et al.,2012)(表 5.1)。

表 5.1　伏隔核脑深部刺激治疗强迫障碍的研究

作者	(n)	双侧、单侧	研究设计	随访/月	随访 ΔY-BOCS（所有对象）	随访应答者（≥35% Y-BOCS↓）	Y-BOCS 变化（开/关相）
Sturm 等（2003）	5	U（R-NAc）	常开	24～30	无 Y-BOCS 评分	3(60%)	NA
Aouizerate 等（2004）	1	B	常开	27	↓13 分	1(100%)	NA
Huff 等（2010）	10	U（R-NAc）	双盲 3 分钟开 3 分钟关	12	↓6.8 分	1(10%)，（5 例部分应答者：>25% Y-BOCS↓）	27.9/31.1
Denys 等（2010）	16	B	双盲 2 周开 2 周关	21	↓17.5 分	9(56%)	8.9 分差别
Franzini 等（2010）	2	B	常开	24～27	↓13 分	1(50%)	NA

注：B：双侧，U：单侧，R-NAc：右侧伏隔核，Y-BOCS：耶鲁-布朗强迫障碍量表，NA：不可用。

5.7　伏隔核脑深部刺激的副作用

5.7.1　情绪效应

NAc 刺激前几天的急性情绪变化，如短暂的悲伤、焦虑和兴奋已被报道，有时会导致类躁狂和躁狂症状（Okun et al.，2007）。在包括苍白球、STN 和 AL-IC-NAc 区域在内的几个靶点中报道了植入 DBS 电极后的短暂躁狂症或轻躁狂症。所有 DBS 相关的轻躁狂和躁狂发作可通过改变电压和/或有效触点以重新调节场密度后解决。短暂的轻躁狂症是在刺激后立即观察到的最常见的副作用。在 VC/VS-NAc 区域，短暂的轻躁狂似乎更经常发生。与 STN DBS 患者4%～8%的发生率相比，ALIC-NAc DBS 患者的发生率高达 50%～67%。长期情绪改善是 DBS 非预期但有利的副作用，因为大多数治疗耐受的 OCD 患者都合并重度抑郁障碍。Denys 等（2010）、Abelson 等（2005）和 Greenberg 等（2010）分别报告了 NAc、ALIC 和腹侧纹状体/腹囊刺激后抑郁障碍症状的改善情况。抗抑郁作用似乎尤其与腹侧纹状体的 DBS 有关，因为在 STN 刺激之后没有观察到情绪改善（Mallet et al.，2008）。

5.7.2　冲动

　　Luigjes 等（2011）的病例报告表明，在 NAc 区域内的 DBS 可能导致与 OCD 患者的施加电压有关的冲动的立即变化。他们提出在 NAc 区域增加 DBS 的电压可能会影响 OCD 患者的冲动性。在两例患者中，降低刺激的电压可以矫正增加的冲动。刺激的精确位置和振幅可能是诱导这些行为的关键。与在 DBS 刺激有效触点后的前 3～4 天内通常观察到的轻躁狂发作情况下的冲动相反，增加的冲动与情绪升高或不安无关，从而支持在 DBS 之后冲动和轻躁狂症可能是不相关的副作用的想法。刺激的精确位置和振幅可能是诱导这些行为的关键。然而，导致发生这些变化的确切机制仍有待研究。

5.7.3　认知效应

　　除了短暂的注意力下降和持续语言外，NAc DBS 与明显的认知功能下降和/或认知功能改善无关。然而，关于这一主题的文献却很少。Aouizerate 等（2004；一名受试者）研究中的神经心理测验分析显示在记忆、注意力或执行功能测试中没有表现出任何退化。Denys 等（2010）报道了 16 例患者中有 5 例出现轻度健忘，16 例 NAc DBS 患者中有 3 例具有找字问题。

5.8　结论

　　NAc 是 DBS 治疗耐受性 OCD 患者的有效靶点，尽管这种刺激可能实际应用于腹侧内囊。这种方法副作用较少，一般是轻微的，并且主要是通过调整刺激来逆转。有趣的是，其对情绪和焦虑的有益影响，以及对忧虑和强迫的改善都是惊人的，因为即使是没有应答的患者也经常会经历实质性的情绪改善。

参考文献

Abelson JL, Curtis GC, Sagher O et al (2005) Deep brain stimulation for refractory obsessive compulsive disorder. Biol Psychiatry 57(5):510–516

Aouizerate B, Cuny E, Martin-Guehl C et al (2004) Deep brain stimulation of the ventral caudate nucleus in the treatment of obsessive-compulsive disorder and major depression. Case report. Neurosurgery 101(4):682–686

Cohen MX, Bour L, Mantione M, Figee M, Vink M, Tijssen MA, van Rootselaar AF, van den Munckhof P, Schuurman PR, Denys D (2012) Top-down-directed synchrony from medial frontal cortex to nucleus accumbens during reward anticipation. Hum Brain Mapp 33(1):246–252

Denys D (2006) Pharmacotherapy of obsessive-compulsive disorder and obsessive-compulsive spectrum disorders. Psychiatr Clin N Am 29(2):553–584, xi

Denys D, Zohar J, Westenberg HG (2004) The role of dopamine in obsessive-compulsive disorder: preclinical and clinical evidence. J Clin Psychiatry 65(Suppl 14):11–17

Denys D, Mantione M, Figee M et al (2010) Deep brain stimulation of the nucleus accumbens for treatment-refractory obsessive-compulsive disorder. Arch Gen Psychiatry 67(10):1061–1068

Figee M, Vink M, de Geus F, Vulink N, Veltman DJ, Westenberg H, Denys D (2011) Dysfunctional reward circuitry in obsessive-compulsive disorder. Biol Psychiatry 69(9):867–874

Franzini A, Messina G, Gambini O et al (2010) Deep-brain stimulation of the nucleus accumbens in obsessive compulsive disorder: clinical, surgical and electrophysiological considerations in two consecutive patients. Neurol Sci 31(3):353–359

Goto Y, Grace AA (2005) Dopaminergic modulation of limbic and cortical drive of nucleus accumbens in goal-directed behavior. Nat Neurosci 8:805–812

Greenberg BD, Gabriels LA, Malone DA et al (2010) Deep brain stimulation of the ventral internal capsule/ventral striatum for obsessive-compulsive disorder: worldwide experience. Mol Psychiatry 15(1):64–79

Groenewegen HJ, Wright CI, Beijer AV et al (1999) Convergence and segregation of ventral striatal inputs and outputs. Ann N Y Acad Sci 877:49–63

Gruber AJ, Hussain RJ, O'Donnell P (2009) The nucleus accumbens: a switchboard for goal-directed behaviors. PLoS One 4:e5062

Haber SN, Knutson B (2010) The reward circuit: linking primate anatomy and human imaging. Neuropsychopharmacology 35(1):4–26

Heimer L, Alheid GF, de Olmos JS et al (1997) The accumbens: beyond the core-shell dichotomy. J Neuropsychiatry Clin Neurosci 9(3):354–381

Huff W, Lenartz D, Schormann M, Lee SH et al (2010) Unilateral deep brain stimulation of the nucleus accumbens in patients with treatment-resistant obsessive-compulsive disorder: outcomes after one year. Clin Neurol Neurosurg 112(2):137–143

Knutson B, Adams CM, Fong GW (2001) Anticipation of increasing monetary reward selectively recruits nucleus accumbens. J Neurosci 21:RC159

Luigjes J, Mantione M, van den Brink W et al (2011) Deep brain stimulation increases impulsivity in two patients with obsessive-compulsive disorder. Int Clin Psychopharmacol 26(6):338–340

Mallet L, Polosan M, Jaafari N et al (2008) Subthalamic nucleus stimulation in severe obsessive-compulsive disorder. N Engl J Med 359(20):2121–2134

Mogenson GJ, Jones DL, Yim CY (1980) From motivation to action: functional interface between the limbic system and the motor system. Prog Neurobiol 14:69–97

Nieuwenhuys R, Voogd J, van Huijzen C (2007) The human central nervous system: a synopsis and atlas, 4th edn. Springer, Berlin

Okun MS, Man G, Foote KD et al (2007) Deep brain stimulation in the internal capsule and nucleus accumbens region: responses observed during active and sham programming. J Neurol Neurosurg Psychiatry 78(3):310–314

Ruscio AM, Stein DJ, Chiu WT, Kessler RC (2010) The epidemiology of obsessive-compulsive disorder in the National Comorbidity Survey Replication. Mol Psychiatry 15(1):53–63

Saxena S, Rauch SL (2000) Functional neuroimaging and the neuroanatomy of obsessive-compulsive disorder. Psychiatr Clin N Am 23(3):563–586

Shumyatsky GP, Tsvetkov E, Malleret G, Vronskaya S, Hatton M, Hampton L, Battey JF, Dulac C, Kandel ER, Bolshakov VY (2002) Identification of a signaling network in lateral nucleus of amygdala important for inhibiting memory specifically related to learned fear. Cell 111(6):905–918

Sturm V, Lenartz D, Koulousakis A et al (2003) The nucleus accumbens: a target for deep brain stimulation in obsessive-compulsive- and anxiety-disorders. J Chem Neuroanat 26(4):293–299

Voorn P, Vanderschuren LJ, Groenewegen HJ et al (2004) Putting a spin on the dorsal-ventral divide of the striatum. Trends Neurosci 27(8):467–474

第 6 章

丘脑底核在强迫障碍中的作用是什么？脑深部刺激研究的要素和见解

William I. A. Haynes and Luc Mallet

6.1 概述

强迫障碍(OCD)由侵入性、焦虑性思维和重复行为(强迫)组成,虽然它们本质上不是病理性的,但由于具有高度的重复性和刻板性而呈现病理性。考虑到皮质-皮质下环路的功能障碍(Haynes et al.,2010),即从眶额叶和前扣带回皮质通过边缘基底节区到达内侧丘脑的环路,它现在是那些正在尝试使用 DBS 治疗的精神疾病的一部分。在所使用的三个靶点中,我们将重点关注丘脑底核(STN),另外两个在本书其他章中已有介绍(伏隔核和腹囊/腹侧纹状体;见 de Koning 等以及 Gabriëls 等的论述)。

6.2 STN 刺激治疗强迫障碍:历史与效果

首次使用高频刺激 STN 治疗强迫障碍是偶然的(Mallet et al.,2002)。在巴黎的 Pitié-Salpêtrière 医院,有着漫长强迫障碍病史(33 年和 40 年)的两名患者在还患有帕金森病(PD)的背景下接受了 STN 的 DBS 常规手术治疗,并随后被纳入对 STN 高频刺激的非运动效应的前瞻性研究(Houeto et al.,2006)。将

W. I. A. Haynes and L. Mallet (✉)
Team-Behavior, Emotion, and Basal Ganglia, Pitié-Salpêtrière Hospital,
ICM-Brain and Spine Institute, UPMC-Inserm UMR_S 975, CNRS UMR 7225,
Cedex 13, 75651 Paris, France
e-mail: luc.mallet@upmc.fr

刺激参数设置为治疗 PD 的常用参数。经过 2 周的刺激后，两位患者都报告了伴随忧虑减轻的强迫障碍症状消失。对强迫障碍症状的影响被认为相对独立于刺激的神经结果，因为两位患者的 OCD 和 PD 症状都没有消失，有一位患者的运动症状（特别是震颤）只有轻微的改善，这可能是因为这个病人的电极位置非常靠近前部。此外，由于 PD 和 OCD 被视为基底节区相反失衡的结果，理论上两者不太可能受到 STN 高频刺激的相同影响（Voon，2004）。Fontaine 等（2004）描述了一个类似的病例，PD 症状明显改善，OCD 症状消失。与第一例报告相似，对 OCD 症状的影响出现在经历 1 周的刺激后。这种对强迫和忧虑的影响被归因于一个比通常靶点更内侧和更前方的靶点。假设对 OCD 症状的治疗作用是通过抑制位于边缘基底神经节-丘脑皮质环的 STN 前尖来实现的（Bevan et al.，1997）。为了验证这一假设，我们对 PD 患者 STN 的不同电极位点上使用相同强度进行了高频刺激。在电流扩散模型（McIntyre et al.，2004；Chaturvedi et al.，2010）的基础上以及在我们临床观察中，可以证实 STN 中存在边缘区、联合区和运动区功能（Mallet et al.，2007）。

这些初步的临床结果促使研究者设计了一项更大规模的双盲交叉研究，将高频刺激 STN 作为对常规药理学和心理学治疗（如选择性 5-羟色胺再摄取抑制剂和认知行为疗法）耐受的重度强迫障碍患者的治疗工具（Mallet et al.，2008）。将 16 例患者随机分为两组。第一组接受 3 个月的有效刺激，然后是 3 个月的假刺激，中间间隔 1 个月的冲洗期。第二组则遵循先假刺激再有效刺激的相反顺序。使用的靶点比常规 PD 手术靶点向前 2 mm 向内 1 mm，在 STN 的边缘部分，由 TEAM 使用的三维变形图谱定位（Yelnik et al.，2007）。刺激参数与 PD 使用参数（脉宽 60 μs，130 Hz，平均电压 2.0±0.8 V）相似。丘脑底核刺激有两方面的效果。第一，与假刺激组相比，有效刺激组对 OCD 症状和整体功能均有快速和显著改善（耶鲁-布朗焦虑强迫量表（Y-BOCS）评分分别为 19±8 分，28±7 分，$P=0.01$；平均整体功能评分分别为 56±14 分，43±8 分，$P=0.005$）。第二，前 3 个月后，有效刺激组 70% 的患者对治疗有反应（Y-BOCS 评分降低 35% 或以上），62% 的患者获得满意的整体功能，而假刺激组为 12%（Y-BOCS 评分和整体功能评估）。冲洗期没有刺激的转移效应，Y-BOCS 评分迅速恢复到基线水平。此外，正电子发射断层扫描观察到刺激可降低左侧扣带回的代谢，Y-BOCS 评分的降低与腹内侧前额叶皮质代谢的降低有关（Le Jeune et al.，2010）。

在副作用方面，我们观察到了 7 种严重的和 7 种轻微的与刺激有关的精神/行为副作用（轻度躁狂、焦虑和冲动）。与最后的运动副作用（主要是运动障碍）一样，这些都是短暂的，并可以通过修改刺激参数来纠正（Mallet et al.，2008）。

　　这项为期 3 年随访的初步结果以及 STOC 研究后对患者的开放性观察（未发表），有利于以 STN 进行高频刺激治疗重度和治疗耐受性 OCD 的长期疗效。因此，高频刺激 STN 似乎是治疗重度和治疗耐受性 OCD 的有效工具。

6.3　如何解释 STN 刺激对 OCD 症状的影响？

　　由于大多数关于 STN 作用的文献都集中在其运动功能上，这些临床结果的一个机制可能是 STN 的高频刺激对附近的纤维通路有影响。然后，前额叶区域中活动的改变可以通过对在内囊和前额 H 和 H2 区域穿行、从/到该区域纤维的刺激，以及通过 STN 到腹侧苍白球的相互连接的回路效应来解释（Bevan et al.，1997）。尽管建模研究集中在 PD 靶点上，但鉴于所使用的强度非常低，人们可以推测，受影响的纤维需要紧邻电极位点（Chaturvedi et al.，2010）。另一种机制是刺激直接作用于 STN，并因此对 STN 产生影响和效果。实际上，越来越多的文献报道了 STN 的认知功能（Frank et al.，2007；Sauleau et al.，2009；Eagle et al.，2010）和情绪功能（Huebl et al.，2011），以及 DBS 在 PD 中的非运动效应（见本书中 Volkmann 等的论述），上述功能由 STN 与腹侧苍白球的可逆连接支持。

　　由于 DBS 技术允许在刺激建立之前记录靶点结构的神经元活动，因此我们可以证明，与 PD（Welter et al.，2011）和文献中的动物数据（PD 模型和对照组）相比，OCD 中 STN 活性的许多参数都被修改了。OCD 的放电率较低，这将更"正常"，但前腹内侧区爆发活动增加，这与先前的研究结果（Piallat et al.，2011）以及与该区域相关的联合功能和边缘功能（Mallet et al.，2007）一致。此外，一些爆发参数和振荡活动（δ 和 α 波段）与 Y-BOCS 评估的症状严重程度有关，也与强迫和忧虑评分有关；其中一些特征可以预测对 DBS 治疗的反应（Welter et al.，2011）。因此，至少部分影响可能是直接对 STN 活动的结果。此外，增加的爆发活动和振荡活动被认为可以减少信息在网络中的传输，因此相当于一种形式的功能抑制。PD 中的 DBS 被认为是破坏了病理性振荡活动以恢复信息流（Kuhn et al.，2008）。在 OCD 中，除了我们观察到 δ 波段的振荡功率增加之外，EEG 研究还显示在内侧壁同一波段的功率增加（Koprivova et al.，2011）。因此，OCD 的部分病理生理机制可能是由于扣带回和丘脑下活动的低频段同步性，这种同步是由一个超直接额下丘脑通路介导的（Afsharpour，1985）。

6.4　STN 在 OCD 网络中的作用是什么？

初步的简单假设是，由于其在 OCD 中的功能丧失，STN 不能通过直接和间接路径的不平衡来抑制不必要的运动程序。然后，OCD 将成为某种冲动障碍。如果不是不可能的话，这很难与人们所知道的 DBS 在 PD 中的潜在影响相协调（Voon，2004；Frank et al.，2007）。特别是在前尖（Hershey et al.，2010）或动物模型（Eagle et al.，2010）中的底丘脑损毁以及临床观察相一致。因此，OCD 似乎是由于过度的认知控制而致（Bradbbury et al.，2011；Meiran et al.，2011）。

最近的基底神经节中决策（动作选择）模型假设 STN 的作用是门控运动程序，以确定运动表达所需的信息量。这种"决策阈值"将是通过超直接通路（Bogacz et al.，2011）从运动区、运动前区和辅助运动前区汇聚各种信息的结果（图 6.1(a)）。此外，在人和动物中，STN 高频刺激和损毁研究都会导致注意力、执行和边缘性过程的改变（Vicente et al.，2009；Eagle et al.，2010），而电生理学研究表明，STN 活动受环境线索的行为相关性和情绪性影响（Sauleau et al.，2009；Huebl et al.，2011）。结合这些信息，人们可以认为 STN 在行为选择中的作用超出了简单的运动选择。

因此，STN 将收集关于环境/背景的不同类型的信息，以确定任何行为方案需要表达的信息量（Bogacz et al.，2011）。在冲突情况下，需要提供更多的信息，因此行为将被推迟（Frank，2006）。高频刺激 STN 的效果之一是降低这个阈值，从而诱发冲动行为和选择（Frank et al.，2007）。用这个模型，OCD 的 STN 功能障碍可以用三种非排他方式之一来解释。

首先，STN 可能存在原发性过度活动。这将导致在病理上很高的行为/决策门槛，从而引发强迫检查，试图收集更多信息以达到这一阈值。强迫的内容将由病人创造，以使他或她强迫检查的需求合理化（图 6.1(b)）。

其次，由于伏隔核功能不全，OCD 患者将难以整合其行为结果（即，处理奖赏）（Figee et al.，2011）。因此，他们将无法更新可用的上下文信息（皮层级别）。进而，下丘脑决策阈值将不会被重置并适应接下来的下一组动作。刚才已表达的行为后将继续出现更好的行为（跨越阈值）并被重复（图 6.1(c)）。

最后，OCD 病理怀疑的核心（例如：我的手真的干净吗？我的门真的关了吗？）可能是由皮质功能障碍引起的（Kepecs et al.，2008；Chua et al.，2009），因此将修改决策阈值，以便使只有缓解疑虑的行为才能被表达出来（图 6.1(d)）。

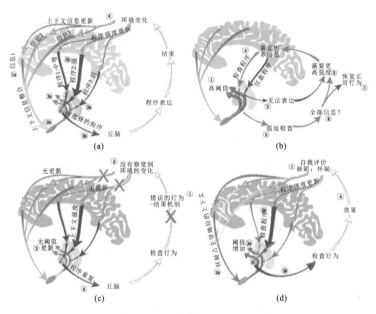

图 6.1   丘脑底核(STN)、决策和强迫障碍。(a)基底节区的行为选择。1a 各种上下文信息通过超直接途径从皮层传递到 STN。该信息被整合在 STN(2a)中，以设置传递给苍白球内部(3a)的决策阈值。1b 根据环境的不同，不同的行为程序被皮层激活。在进入苍白球内部进行处理之前，募集的每条信息在纹状体(2b)中累积，如果程序有足够的强度，它就能够通过阈值并被选择(3b)。一旦行为被表达出来，结果就会被整合，引起在皮层中可获得的上下文信息的更新(4)。程序权重和阈值随后根据新情况进行调整(Bogacz et al.，2011；Frank et al.，2007)。(b)假设 1：STN 的原发性活动过度导致异常高的阈值①。因此，大多数程序被拒绝②。这被视为收集更多信息的信号，以便选择/表达一种行为③。因此，检查程序接收'boost'并能够通过④。强迫检查被表达⑤。情况被评估⑥，要么发现再次缺乏③，要么促进正常行为⑦。(c)假设 2：第一个"正常"检查行为被执行。由于错误的行动-结果机制①，这种行为的结果不会导致现有环境信息的更新②。基底神经节水平不被修改③，并再次选择相同的行为(检查)④。(d)假设 3：病理怀疑①占主导地位的其他上下文信息(2a)，导致异常高的阈值(3a)。这种怀疑也促进了怀疑-安抚行为，包括验证(2b)，使它成为唯一能够跨越怀疑驱动的阈值(3b)和被表达的程序。由于同样的疑问，检查行为的结果不可信④，循环再次开始

6.5　结论

对于重度、治疗耐受的 OCD，丘脑底核刺激似乎是一种有前景的选择。然而，人们必须记住这是一种精妙的技术，需要高度专业的多学科小组的存在。由

于能耗较低，丘脑底核靶区所使用的低电压技术略微占优。然而，DBS 在三个靶点（STN、伏隔核、腹囊/腹侧纹状体）的影响需要直接比较才能得出最适合的方法。

除了临床考虑之外，电生理记录也可以为研究人类 STN 功能提供一个新的模型，并且有可能更好地理解 OCD 的病理生理学机制。初步结果显示，核团参与了行为门控，这在 OCD 中是缺乏的。

参考文献

Afsharpour S (1985) Topographical projections of the cerebral cortex to the subthalamic nucleus. J Comp Neurol 236:14–28

Bevan MD, Clarke NP, Bolam JP (1997) Synaptic integration of functionally diverse pallidal information in the entopeduncular nucleus and subthalamic nucleus in the rat. J Neurosci 17:308–324

Bogacz R, Larsen T (2011) Integration of reinforcement learning and optimal decision-making theories of the basal ganglia. Neural Comput 23:817–851

Bradbury C, Cassin SE, Rector NA (2011) Obsessive beliefs and neurocognitive flexibility in obsessive-compulsive disorder. Psychiatry Res 187:160–165

Chaturvedi A, Butson CR, Lempka SF, Cooper SE, McIntyre CC (2010) Patient-specific models of deep brain stimulation: influence of field model complexity on neural activation predictions. Brain Stimul 3:65–67

Chua EF, Schacter DL, Sperling RA (2009) Neural correlates of metamemory: a comparison of feeling-of-knowing and retrospective confidence judgments. J Cogn Neurosci 21:1751–1765

Eagle DM, Baunez C (2010) Is there an inhibitory-response-control system in the rat? Evidence from anatomical and pharmacological studies of behavioral inhibition. Neurosci Biobehav Rev 34:50–72

Figee M, Vink M, de Geus F, Vulink N, Veltman DJ, Westenberg H, Denys D (2011) Dysfunctional reward circuitry in obsessive-compulsive disorder. Biol Psychiatry 69:867–874

Fontaine D, Mattei V, Borg M, von Langsdorff D, Magnie MN, Chanalet S, Robert P, Paquis P (2004) Effect of subthalamic nucleus stimulation on obsessive-compulsive disorder in a patient with Parkinson disease. Case report. J Neurosurg 100:1084–1086

Frank MJ (2006) Hold your horses: a dynamic computational role for the subthalamic nucleus in decision making. Neural Netw 19:1120–1136

Frank MJ, Samanta J, Moustafa AA, Sherman SJ (2007) Hold your horses: impulsivity, deep brain stimulation, and medication in parkinsonism. Science 318:1309–1312

Haynes WIA, Mallet L (2010) High-frequency stimulation of deep brain structures in obsessive-compulsive disorder: the search for a valid circuit. Eur J Neurosci 32:1118–1127

Hershey T, Campbell MC, Videen TO, Lugar HM, Weaver PM, Hartlein J, Karimi M, Tabbal SD, Perlmutter JS (2010) Mapping Go-No-Go performance within the subthalamic nucleus region. Brain 133:3625–3634

Houeto JL, Mallet L, Mesnage V, Tezenas du Montcel S, Behar C, Gargiulo M, Torny F, Pelissolo A, Welter ML, Agid Y (2006) Subthalamic stimulation in Parkinson disease: behavior and social adaptation. Arch Neurol 63:1090–1095

Huebl J, Schoenecker T, Siegert S, Brucke C, Schneider GH, Kupsch A, Yarrow K, Kuhn AA (2011) Modulation of subthalamic alpha activity to emotional stimuli correlates with depressive symptoms in Parkinson's disease. Mov Disord 26:477–483

Kepecs A, Uchida N, Zariwala HA, Mainen ZF (2008) Neural correlates, computation and behavioural impact of decision confidence. Nature 455:227–231

Koprivova J, Congedo M, Horacek J, Prasko J, Raszka M, Brunovsky M, Kohutova B, Hoschl C (2011) EEG source analysis in obsessive-compulsive disorder. Clin Neurophysiol 122:1735–1743

Kuhn AA, Kempf F, Brucke C, Gaynor Doyle L, Martinez-Torres I, Pogosyan A, Trottenberg T, Kupsch A, Schneider GH, Hariz MI, Vandenberghe W, Nuttin B, Brown P (2008) High-frequency stimulation of the subthalamic nucleus suppresses oscillatory beta activity in patients with Parkinson's disease in parallel with improvement in motor performance. J Neurosci 28:6165–6173

Le Jeune F, Verin M, N'Diaye K, Drapier D, Leray E, Du Montcel ST, Baup N, Pelissolo A, Polosan M, Mallet L, Yelnik J, Devaux B, Fontaine D, Chereau I, Bourguignon A, Peron J, Sauleau P, Raoul S, Garin E, Krebs MO, Jaafari N, Millet B (2010) Decrease of prefrontal metabolism after subthalamic stimulation in obsessive-compulsive disorder: a positron emission tomography study. Biol Psychiatry 68:1016–1022

Mallet L, Mesnage V, Houeto JL, Pelissolo A, Yelnik J, Behar C, Gargiulo M, Welter ML, Bonnet AM, Pillon B, Cornu P, Dormont D, Pidoux B, Allilaire JF, Agid Y (2002) Compulsions, Parkinson's disease, and stimulation. Lancet 360:1302–1304

Mallet L, Schupbach M, N'Diaye K, Remy P, Bardinet E, Czernecki V, Welter ML, Pelissolo A, Ruberg M, Agid Y, Yelnik J (2007) Stimulation of subterritories of the subthalamic nucleus reveals its role in the integration of the emotional and motor aspects of behavior. Proc Natl Acad Sci U S A 104:10661–10666

Mallet L, Polosan M, Jaafari N, Baup N, Welter ML, Fontaine D, du Montcel ST, Yelnik J, Chereau I, Arbus C, Raoul S, Aouizerate B, Damier P, Chabardes S, Czernecki V, Ardouin C, Krebs MO, Bardinet E, Chaynes P, Burbaud P, Cornu P, Derost P, Bougerol T, Bataille B, Mattei V, Dormont D, Devaux B, Verin M, Houeto JL, Pollak P, Benabid AL, Agid Y, Krack P, Millet B, Pelissolo A (2008) Subthalamic nucleus stimulation in severe obsessive–compulsive disorder. N Engl J Med 359:2121–2134

McIntyre CC, Mori S, Sherman DL, Thakor NV, Vitek JL (2004) Electric field and stimulating influence generated by deep brain stimulation of the subthalamic nucleus. Clin Neurophysiol 115:589–595

Meiran N, Diamond GM, Toder D, Nemets B (2011) Cognitive rigidity in unipolar depression and obsessive compulsive disorder: examination of task switching, Stroop, working memory updating and post-conflict adaptation. Psychiatry Res 185:149–156

Piallat B, Polosan M, Fraix V, Goetz L, David O, Fenoy A, Torres N, Quesada JL, Seigneuret E, Pollak P, Krack P, Bougerol T, Benabid AL, Chabardes S (2011) Subthalamic neuronal firing in obsessive-compulsive disorder and Parkinson disease. Ann Neurol 69:793–802

Sauleau P, Eusebio A, Thevathasan W, Yarrow K, Pogosyan A, Zrinzo L, Ashkan K, Aziz T, Vandenberghe W, Nuttin B, Brown P (2009) Involvement of the subthalamic nucleus in engagement with behaviourally relevant stimuli. Eur J Neurosci 29:931–942

Vicente S, Biseul I, Peron J, Philippot P, Drapier S, Drapier D, Sauleau P, Haegelen C, Verin M (2009) Subthalamic nucleus stimulation affects subjective emotional experience in Parkin-son's disease patients. Neuropsychologia 47:1928–1937

Voon V (2004) Repetition, repetition, and repetition: compulsive and punding behaviors in Parkinson's disease. Mov Disord 19:367–370

Welter ML, Burbaud P, Fernandez-Vidal S, Bardinet E, Coste J, Piallat B, Borg M, Besnard S, Sauleau P, Devaux B, Pidoux B, Chaynes P, Tezenas du Montcel S, Bastian A, Langbour N, Teillant A, Haynes W, Yelnik J, Karachi C, Mallet L (2011) Basal ganglia dysfunction in OCD: subthalamic neuronal activity correlates with symptoms severity and predicts high-frequency stimulation efficacy. Transl Psychiatry 1:e5

Yelnik J, Bardinet E, Dormont D, Malandain G, Ourselin S, Tande D, Karachi C, Ayache N, Cornu P, Agid Y (2007) A three-dimensional, histological and deformable atlas of the human basal ganglia. I. Atlas construction based on immunohistochemical and MRI data. Neuroimage 34:618–638

第7章

动物中的强迫障碍

Christine Winter

7.1 概述

并非所有其他治疗耐受的强迫障碍（OCD）患者都能受益于脑深部刺激（DBS），其中大多数接受治疗的患者仅经历了症状的延迟出现和部分缓解。治疗效果的不一致表明，治疗 OCD 的最佳 DBS 参数和脑位点尚未找到。相反而言，这有可能是由于对病理生理过程的理解不足而导致 OCD 的神经网络功能失调。

DBS 通过脑内植入电极递送的电流使选定的脑核和相关网络的神经功能发生短暂和特异的调节。因此，DBS 不仅是其他治疗耐受性神经精神障碍的替代治疗方法和临床观点，而且也是描述健康和疾病大脑功能回路的强有力的临床前工具：动物实验和临床数据已经趋于一致，表明高频 DBS 对受刺激靶点产生了整体的净抑制，而整体净兴奋可能构成低频 DBS 的潜在机制。DBS 的这种相反作用模式允许对特定的脑区域和相关网络进行详细的研究，并在症状出现和减轻过程中对被研究区域的（病理）生理活动作出结论。

本章总结了将 DBS 应用于 OCD 动物模型的临床前研究，系统地描绘了 DBS 作用的脑区（1）具有治疗作用，（2）没有治疗作用，或（3）具有有害作用，以进一步促进已建立的 DBS 方法用于其他治疗耐受性 OCD 患者的治疗。这些研究的转化质量将在适当考虑相关动物模型的普遍有效性标准的情况下得到评估。

C. Winter (✉)
Section Experimental Psychiatry，Department of Psychiatry and Psychotherapy，
University Hospital Carl Gustav Carus，Technical University Dresden，
Fetscherstrasse 74，01307 Dresden，Germany
e-mail：christine. winter@ uniklinikum-dresden. de

7.2　动物模型

OCD 表现出自身的强迫和/或忧虑以及额外的神经心理学认知与非认知缺陷。由于这种异质性，对紧密模拟 OCD 特定行为和神经元表现的适当动物模型的鉴定面临严重的挑战，甚至会进一步恶化，因为如忧虑等基于认知的缺陷和症状可能无法直接描绘（Korff et al.，2006）。尽管存在这些困难，但在过去 30年中，人们或多或少成功且全面地描述了 OCD 的各种动物模型（Joel，2006a）。下面仅详细说明和评价用于研究 DBS 对大鼠 OCD 相关行为影响的三种大鼠模型。

7.2.1　Quinpirole 模型

在 Quinpirole（QNP）模型中，多巴胺 D2/D3 受体激动剂 QNP 的反复应用导致了强迫行为的发展，这与人类的强迫检查行为最为相似（Szechtman et al.，1998）。在一个被细分为 25 个部分装备目标子区域的开阔场地上，大鼠在很长一段时间内间歇性地使用 QNP（1）与其他分区/目标以及盐处理对照相比，过度频繁地重复访问一个或两个分区/目标（家庭基地）；（2）在接近优选的分区/目标时，执行仪式化的运动模式；（3）在返回家庭基地之前只停留在少数其他分区/目标上；（4）当首选对象被移动到那里时，将此行为引导到另一个位置。从现象学的角度（表面效度）来看，这些行为符合 OCD 特有的以下标准：（1）对目标的过度占据以及与之分离的矛盾心理；（2）仪式化的运动行为；（3）语境依赖症状（Szechtman et al.，2001；Joel，2006a）。以三环类抗抑郁药氯丙咪嗪（clomipramine）导致症状表达的部分减少给出预测效度（Szechtman，1998）。关于其结构效度，QNP 模型适应多巴胺能系统（Sesia et al.，2011）。多巴胺能系统在 OCD 症状表现中的重要性反复得到证实，例如当其他药理学选择无效时，抗多巴胺能药物可能产生有益的作用（Koo et al.，2010）。虽然 QNP 诱发的强迫检查的神经底物尚不清楚，但长期间歇性地使用 QNP 可影响参与运动和强迫行为的基底节区-丘脑皮质回路的功能（Carpenter et al.，2003；Richards et al.，2007），即这条回路的直接和间接途径中活动的平衡（Perreault et al.，2006）。

7.2.2　信号衰减模型

信号衰减（SA）模型属于特定行为操纵后出现强迫症状的动物模型组（Joel，2006a，b）。这是基于理论上的假设，即 OCD 相关行为是由自然目标导向活动成功完成后被破坏的反馈造成的。在该模型中，外部反馈的衰减表示成功执行任务的结果奖赏,在随后的测试中,面对过高的任务性能而没有跟随奖赏请求。对补偿的需求不足表明了操作的不足和毫无意义的特征,以及功能失调的奖赏系统都是 OCD 的核心特征。Joel 和同事证明,这种缺陷行为可能被损伤选择性地调节到以前已被证明与 OCD 和抗强迫性药物有关的病理生理结构(供回顾:Joel,2006b)。

7.2.3　计划诱导烦渴模型

计划诱导烦渴(SIP)模型中自然发生的行为由于特定的行为操纵而变得强迫,这一事实为其提供了很强的表面效度。在该模型中,大鼠只能在一个固定的60 秒时间内间歇地被喂食,从而导致了其在有水条件下的过度饮用,因为大鼠没有被禁止饮水,因此这种饮水并没有生理功能(Platt et al. ,2008),而是一种荒谬的活动(见上文)。该模型的预测有效性是基于以下事实:在控制条件下,选择性 5 -羟色胺再摄取抑制剂在不影响水或食物摄入量的情况下可以减少烦渴(Woods et al. ,1993)。

7.3　脑深部刺激

7.3.1　脑位点特异性效应

在这三种模型中已经测试了几个脑位点的 DBS 效应,所有这些位点都是基底节区-丘脑皮质回路的一部分或相互连接,并因与 OCD 表现相关而被讨论:(1)丘脑底核(STN),即基底节区系统的"驱动力"(Benazzouz et al. ,2000);(2)苍白球(GP),分化为外侧 GP(LGP;啮齿类动物中相当于人类的 GP 外侧)和内脚(EP;啮齿类动物中相当于人类的 GP 内侧),后者是基底节系统的输出结构之一;(3)伏隔核(NAc)是边缘系统的一种中继结构,分为功能上和解剖上不同的 NAc 核和 NAc 壳。值得注意的是,在相关的研究中,观察到的 DBS 对这些脑部位的任何抗强迫作用都是在 DBS 发生时立即出现的,而在 OCD 患者中,治疗性 DBS 的效果只是逐渐呈现。这一差异在各种药理学研究中都是众所周知的,并被解释为立即干预后观察到的症状减轻效应表明了模型的预测效度(Bourin et al. ,2001),而持续或长期治疗后观察到的症状减轻效应增加了模型的表面效度(Willner,1991;Joel,2006a)。

在 OCD 的 QNP 模型(Winter et al. ,2008a)和 SA 模型(Klavir et al. ,2009)中研究了 STN DBS 的作用。在高频(130 Hz)和 150 μA 的电流下执行 STN DBS 后,两种模型中的强迫检查都得到了明显的衰减。治疗效果是短暂的,因为在 QNP

治疗的大鼠中，停止刺激时强迫检查返回到其基线。同时高频刺激 STN 改善 OCD 症状的整体效果已在临床上得到验证(Mallet et al.，2008)。

在 QNP 模型(Djodari-Irani et al.，2011)以及 SA 模型(Klavir et al.，2011)中也研究了 GP 的 DBS 效应。在 QNP 模型中，高频刺激(130 Hz)LGP 不起作用，而高频刺激 EP 则减少了 OCD 的四种行为指标之一，提示在测试参数条件(75～150 μA)下，高频刺激 LGP 没有效果，高频刺激 EP 则有轻微的抗强迫作用。值得注意的是，在 SA 模型中，等效参数(高频刺激；LGP 75 μA 和 EP 100 μA)在两个 GP 子区域的 DBS 导致强迫杠杆按压显著减少。

最后，在 OCD 的 SIP 模型以及 QNP 模型中研究了 NAc 的 DBS 的作用，基本上显示了类似的结果，这也在临床上得到了验证(Denys et al.，2010)。在 SIP 模型中，van Kuyck 等(2008)展示了 NAc 在 130 Hz 和 200 μA 或更高(高达 500 μA)电流下的抗强迫效应。当 DBS 在丘脑背内侧核、基底神经节-丘脑皮质回路的滤波站和终纹床核进行 DBS 时，也发现了等效的治疗效果。支持观察到的高频刺激效应的特异性，NAc 的低频(10 Hz)DBS 并不影响 OCD 猫 SIP 模型的强迫行为(van Kuyck et al.，2008)，但在 8-羟基-2-(二丙氨基)四氢化萘重复症大鼠模型中增加了强迫行为(van Kuyck et al.，2003)。低频 DBS 已证明对大多数临床和动物实验模型中的 DBS 指征无效(Benabid et al.，1991；Limousin et al.，1995；Ushe et al.，2006；van Kuyck et al.，2003,2008)。在 QNP 模型中，对 NAc 子区域 DBS 的影响进行了进一步的研究，数据显示，NAc 壳的高频刺激(130 Hz)在 100 μA 有效，但在较低或较高电流下无效，NAc 核的高频刺激在 150 μA 比 100 μA 更有效(Mundt et al.，2009)。这些差异效应被认为(1)是由于一种非特异性机制，例如向子区域特异的邻近神经纤维以及支持或抵消靶特异性 DBS 效应脑区的电流扩散，或(2)反映不同子区域特异性效应的高频刺激依赖性调制(Mundt et al.，2009)。

7.3.2　症状特异性效应

QNP、SA 和 SIP 模型属于被最广泛应用和回顾的 OCD 动物模型(Albelda et al.，2012)。如前所述，所有动物模型都具有高的表面效度、结构效度和预测效度。因此，在每个模型中都可以复制 STN 和 NAc 的 DBS 的抗强迫效应，这表明 DBS 的治疗效果是真实的现象，而不是实验设置或模型的假象。另一方面，QNP、SA 和 SIP 模型的缺陷诱导和表型表达的差异表明，这些模型中的每一个都表达了 OCD 的特定方面，其在对治疗干预的反应性方面也可能不同。因此，在 QNP 模型中缺乏 GP 的 DBS 的反强迫效应很可能是由于模型本身的具体方面。鉴于以下事实：(1)经测试的刺激参数 LGP/EP 的高频刺激通常是行为有效的,(2)测试的刺激参数在应用于除 GP 以外的脑位点时足以产生抗强迫效果,最关键的是(3)GP DBS 显示在 OCD 的 SA 模型中发挥抗强迫作用,很可能是模型特异性反应依赖于被测试的操作,即 STN DBS 与 GP DBS。为了进一步阐述 DBS 的这种症状和区域特异性效应,必须对其他动物模型进行额外的系统研究。尽管 QNP、SA 和 SIP 模型有其特殊的特点,但它们都有一个主要的缺陷,即没有考虑、也没有认识到 OCD 是一种神经发育障碍。为解决这些问题,最近描述的氯丙咪嗪模型,在新生大鼠敏感期的药物暴露已被证明会导致焦虑和重复样行为、认知僵化和囤积以及仅在成年大鼠中才具有的相当大的操作后延迟（Andersen et al.,2010）。然而,由于其预测有效性尚不明确且缺乏OCD 进一步的行为和神经生物学表型特征（Sesia et al.,2011）,氯丙咪嗪模型是否最终会演变为足以阐明行为表现的渐进机制以及早期和预防性干预的OCD 模型,还有待讨论。

7.3.3　机制效应

作为一个主要缺陷,迄今为止,尚未发表对 OCD 动物模型的 DBS 整体有效性,特别是关于 OCD 病理学潜在机制的研究。

然而,使用 GABA 激动剂毒蝇蕈醇（muscimol）的脑内给药的药理学失活研究与在此提供的 DBS 研究中的一些类似,允许对 DBS 总的净效应进行一些推测。在对 QNP 和 SA 模型中 STN 进行高频刺激和药理学失活之后的等效抗强迫效应支持这样的观点:即总的净抑制在系统水平可以通过两种干预来参与。在这方面,已经讨论了在高频 DBS 抑制神经元活动的部分原因是刺激抑制性GABA 能传入和抑制了兴奋性谷氨酸能传入和/或神经元细胞体（Dostrovsky et al.,2000;Beurrier et al.,2001）。局灶性毒蝇蕈醇给药本身可增强 GABA 能直接向靶核的输入。对 STN 高频刺激和药理学失活的报道增加了纹状体多巴胺的传播的内容（Bruet et al.,2003;Meissner et al.,2003;Lee et al.,2006;Winter et al.,2008b）,这可能提供一个最终的共同途径,即通过 STN -活动调制减少强迫行为。

对比这些数据,只有药物失活而不是高频刺激两个 GP 亚核在 OCD 的QNP 模型中产生了明显的抗强迫作用。显然,靶点特异性分布和排列:(1)个体细胞有差异地接受电刺激并且其功能特征不同（Ranck,1975）;(2)GABA-A 受体负责介导毒蝇蕈醇依赖性效应,影响 DBS 和药理学失活的局部有效性,并确定两种干预的行为效果是否相似或不同。根据这一论点,提示我们 STN 的特定细胞排列使两种干预措施结合在一起,而 GP 的细胞排列不会促进药理学失活和高频刺激的等效行为效应（Djodari-Irani et al.,2011）。

7.3.4　网络效应

有趣的是，上述所有研究都描述了基底节区 STN、LGP 和 EP 核团活动调节的基本等效效应，它符合这样的观点，即由基底节区-丘脑皮质回路的一个明显故障引起的行为和神经缺陷可能会因为通过同一回路的任何其他部位的操控而失去平衡。根据目前对基底节区回路的看法，各核团应该对行为输出产生部分相反的影响（Albin et al. ,1989），提示 DBS 在基底神经节-丘脑皮质回路中的治疗效果可能至少部分是由于特异性和选择性较低的活动调控与靶点特异性效应相互作用的通过或邻近的纤维所致。在这方面，当确定治疗神经精神障碍的最佳刺激部位时，应该仔细评估有效刺激参数和副作用。

7.4　结论

我们描述了旨在系统地介绍 DBS 影响 OCD 动物模型神经精神症状的脑区的研究。所选择的动物模型是合适的，因为它们符合当前的有效性标准。因此，允许对选择的治疗性和潜在的甚至病理生理学相关的 OCD 脑位点进行转化和比较分析，DBS 与其他侵入性方法相比，DBS 对靶点和相关大脑位点活性的差异调控有研究，以进一步了解 DBS 效应的整体净效应，并有助于确定 DBS 治疗 OCD 特定脑位点的最佳刺激参数。

然而，这些研究在方法学的方式和轮廓上都受到限制，因此不允许对 OCD 表现背后的神经生物学和功能网络作出结论。为此，必须了解 DBS 发挥有效性或不能有效降低特定症状的机制。这里，两个主要假设暂时作为 DBS 疗效的基础被讨论：（1）高频刺激抑制 DBS 靶点的活性（Dostrovsky et al. ,2000；Beurrier et al. ,2001）和（2）高频刺激引发/诱导与 DBS 靶点相关的神经元网络中的新活动（Montgomery et al. ,2000；Vitek,2002；McIntyre et al. ,2004）。神经元网络的神经生物学和功能效应结合了两个假设并可在动物实验方法中研究变化的活动（使用电生理记录和成像）、变化的神经传递（使用在体微透析）以及变化的可塑性和增殖。由于对 OCD 的病理生理学、神经生物学网络的详细描述对于有效和科学地选择最有希望的 DBS 靶点至关重要，未来的研究将需要在不同水平的神经生物学中综合使用组合方法。此外，所研究的急性 DBS 的效果仅在临床有效的 DBS 机制中贡献了很少的有价值信息，因为在临床条件下 DBS 是连续进行的。为了更好地探讨 DBS 的机制和有效性，在相应疾病的适当动物模型中长期应用 DBS 是至关重要的。如果满足这些先决条件，将来的研究可能会极有益于更好地理解 DBS 技术，以使其应用有可能提高大量具有其他治疗耐受性精神障碍（如 OCD）患者的生活质量。

参考文献

Albelda N, Joel D (2012) Animal models of obsessive compulsive disorder: exploring pharmacology and neural substrates. Neurosci Biobehav Rev 36(1):47–63

Albin RL, Young AB, Penney JB (1989) The functional anatomy of basal ganglia disorders. Trends Neurosci 12(10):366–375

Andersen SL, Greene-Colozzi EA, Sonntag KC (2010) A novel, multiple symptom model of obsessive-compulsive-like behaviors in animals. Biol Psychiatry 68:741–747

Benabid AL, Pollak P, Gervason C, Hoffmann D, Gao DM, Hommel M, Perret JE, de Rougemont J (1991) Long-term suppression of tremor by chronic stimulation of the ventral intermediate thalamic nucleus. Lancet 337:403–406

Benazzouz A, Hallett M (2000) Mechanism of action of deep brain stimulation. Neurology 55(12 Suppl 6):S13–S16

Beurrier C, Bioulac B, Audin J, Hammond C (2001) High-frequency stimulation produces a transient blockade of voltage-gated currents in subthalamic neurons. J Neurophysiol 85:1351–1356

Bourin M, Fiocco AJ, Clenet F (2001) How valuable are animal models in defining antidepressant activity? Hum Psychopharmacol 16(1):9–21

Bruet N, Windels F, Carcenac C, Feuerstein C, Bertrand A, Poupard A, Savasta M (2003) Neurochemical mechanisms induced by high frequency stimulation of the subthalamic nucleus: increase of extracellular striatal glutamate and GABA in normal and hemiparkinsonian rats. J Neuropathol Exp Neurol 62:1228–1240

Carpenter TL, Pazdernik TL, Levant B (2003) Differences in quinpirole-induced local cerebral glucose utilization between naive and sensitized rats. Brain Res 964:295–301

Denys D, Mantione M, Figee M, van den Munckhof P, Koerselman F, Westenberg H, Bosch A, Schuurman R (2010) Deep brain stimulation of the nucleus accumbens for treatment-refractory obsessive-compulsive disorder. Arch Gen Psychiatry 67(10):1061–1068

Djodari-Irani A, Klein J, Banzhaf J, Joel D, Heinz A, Harnack D, Lagemann T, Juckel G, Kupsch A, Morgenstern R, Winter C (2011) Activity modulation of the globus pallidus and the nucleus entopeduncularis affects compulsive checking in rats. Behav Brain Res 219(1):149–158

Dostrovsky JO, Levy R, Wu JP, Hutchison WD, Tasker RR, Lozano AM (2000) Microstimulation-induced inhibition of neuronal firing in human globus pallidus. J Neurophysiol 84(1):570–574

Joel D (2006a) Current animal models of obsessive compulsive disorder: a critical review. Prog Neuropsychopharmacol Biol Psychiatry 30:374–388

Joel D (2006b) The signal attenuation rat model of obsessive-compulsive disorder: a review. Psychopharmacology 186:487–503

Klavir O, Flash S, Winter C, Joel D (2009) High frequency stimulation and pharmacological inactivation of the subthalamic nucleus reduces 'compulsive' lever-pressing in rats. Exp Neurol 215:101–109

Klavir O, Winter C, Joel D (2011) High but not low frequency stimulation of both the globus pallidus and the entopeduncular nucleus reduces 'compulsive' lever-pressing in rats. Behav Brain Res 216:84–93

Koo MS, Kim EJ, Roh D, Kim CH (2010) Role of dopamine in the pathophysiology and treatment of obsessive compulsive disorder. Expert Rev Neurother 10(2):275–290

Korff S, Harvey BH (2006) Animal models of obsessive compulsive disorder: rationale to understanding psychobiology and pharmacology. Psychiatr Clin N Am 29:371–390

Lee KH, Blaha CD, Harris BT, Cooper S, Hitti FL, Leiter JC, Roberts DW, Kim U (2006) Dopamine efflux in the rat striatum evoked by electrical stimulation of the subthalamic nucleus: potential mechanism of action in Parkinson's disease. Eur J Neurosci 23:1005–1014

Limousin P, Pollak P, Benazzouz A, Hoffmann D, Le Bas JF, Broussolle E, Perret JE, Benabid AL (1995) Effect of parkinsonian signs and symptoms of bilateral subthalamic nucleus stimulation. Lancet 345:91–95

Mallet L, Polosan M, Jaafari N, Baup N, Welter ML, Fonatine D, du Montcel ST, Jelnik J, Chéreau I, Arbus C, Raoul S, Aouizerate B, Damier P, Charbardès S, Czernecki V, Ardouin C, Krebs MO, Bardinet E, Chaynes P, Burbaud P, Cornu P, Derost P, Bougerol T, Bataille B, Mattei V, Dormont D, Devaux B, Vérin M, Houeto JL, Pollak P, Benabid AL, Agid Y, Krack P, Millet B, Pelisollo A. (2008) N Engl J Med; 359(29):2121–2134

McIntyre CC, Savasta M, Kerkerian-Le GL, Vitek JL (2004) Uncovering the mechanism(s) of action of deep brain stimulation: activation, inhibition, or both. Clin Neurophysiol 115:1239–1248

Meissner W, Harnack D, Reese R, Paul G, Reum T, Ansorge M, Kusserow H, Winter C, Morgenstern R, Kupsch A (2003) High-frequency stimulation of the subthalamic nucleus enhances striatal dopamine release and metabolism in rats. J Neurochem 85:601–609

Montgomery EB Jr, Baker KB (2000) Mechanisms of deep brain stimulation and future technical developments. Neurol Res 22:259–266

Mundt A, Klein J, Joel D, Heinz A, Djodari-Irani A, Harnack D, Kupsch A, Orawa H, Juckel G, Morgenstern R, Winter C (2009) High-frequency stimulation of the nucleus accumbens core and shell reduces quinpirole-induced compulsive checking in rats. Eur J Neurosci 29:2401–2412

Perreault ML, Graham D, Bisnaire L, Simms J, Hayton S, Szechtman H (2006) Kappa-opioid agonist U69593 potentiates locomotor sensitization to the D2/D3 agonist quinpirole: pre- and postsynaptic mechanisms. Neuropsychopharmacology 31(9):1967–1981

Platt B, Beyer CE, Schechter LE, Rosenzweig-Lipson S (2008) Schedule-induced polydipsia: a rat model of obsessive compulsive disorder. Curr Protoc Neurosci 9(9):27

Ranck JB Jr (1975) Which elements are excited in electrical stimulation of mammalian central nervous system: a review. Brain Res 98:417–440

Richards TL, Pazdernik TL, Levant B (2007) Clorgyline-induced modification of behavioral sensitization to quinpirole: effects on local cerebral glucose utilization. Brain Res 1160:124–133

Sesia T, Bizup B, Schreiber S, Grace AA (2011) Quinpirole and clomipramine chronic injection models for obsessive compulsive disorders: effect on ventral tegmentale activity and OCD-related behavioral paradigms. Society for Neuroscience Abstract Number 66.15

Szechtman H, Sulis W, Eilam D (1998) Quinpirole induces compulsive checking behavior in rats: a potential animal model of obsessive-compulsive disorder (OCD). Behav Neurosci 112:1475–1485

Szechtman H, Eckert MJ, Tse WS, Boersma JT, Bonura CA, McClelland JZ, Culver KE, Eilam D (2001) Compulsive checking behavior of quinpirole-sensitized rats as an animal model of obsessive-compulsive disorder (OCD): form and control. BMC Neurosci 2:4

Ushe M, Mink JW, Tabbal SD, Hong M, Schneider GP, Rich KM, Lyons KE, Pahwa R, Perlmutter JS (2006) Postural tremor suppression is dependent on thalamic stimulation frequency. Mov Disord 21:1290–1292

van Kuyck K, Demeulemeester H, Feys H, De WW, Dewil M, Tousseyn T, De SP, Gybels J, Bogaerts K, Dom R, Nuttin B (2003) Effects of electrical stimulation or lesion in nucleus accumbens on the behaviour of rats in a T-maze after administration of 8-OH-DPAT or vehicle. Behav Brain Res 140:165–173

van Kuyck K, Brak K, Das J, Rizopoulos D, Nuttin B (2008) Comparative study of the effects of electrical stimulation in the nucleus accumbens, the mediodorsal thalamic nucleus and the bed nucleus of the stria terminalis in rats with schedule-induced polydipsia. Brain Res 1201:93–99

Vitek JL (2002) Mechanisms of deep brain stimulation: excitation or inhibition. Mov Disord 17(Suppl 3):S69–S72

Willner P (1991) Behavioural models in psychopharmacology. In: Willner P (ed) Behavioural models in psychopharmacology: theoretical, industrial and clinical perspectives. Cambridge University Press, Cambridge, pp 3–18

Winter C, Mundt A, Jalali R, Joel D, Harnack D, Morgenstern R, Juckel G, Kupsch A (2008a) High frequency stimulation and temporary inactivation of the subthalamic nucleus reduce quinpirole-induced compulsive checking behavior in rats. Exp Neurol 210:217–228

Winter C, Lemke C, Sohr R, Meissner W, Harnack D, Juckel G, Morgenstern R, Kupsch A (2008b) High frequency stimulation of the subthalamic nucleus modulates neurotransmission in limbic brain regions of the rat. Exp Brain Res 185:497–507

Woods A, Smith C, Szewczak M, Dunn RW, Cornfeldt M, Corbett R (1993) Selective serotonin re-uptake inhibitors decrease schedule-induced polydipsia in rats: a potential model for obsessive compulsive disorder. Psychopharmacology 112:195–198

第8章

胼胝体下扣带皮质脑深部刺激治疗难治性情绪障碍：证据与挑战

Peter Giacobbe，Nir Lipsman and Andres M. Lozano

8.1 胼胝体下扣带皮质脑深部刺激治疗难治性抑郁障碍：初期队列患者临床结果回顾性分析

　　荟萃数据提示，胼胝体下扣带皮质（SCC）在正常和病理情绪状态的调节中起作用（Mayberg，2009；Giacobbe et al.，2009），多伦多大学于 2003 年启动了一项关于 SCC 脑深部刺激（DBS）改善难治性抑郁障碍（TRD）患者抑郁症状的原理验证试验。纳入标准要求患者达到重度抑郁障碍（MDD）的标准，当前处于严重抑郁发作，其特点是至少有 1 年的持续时间且在 17 项汉密尔顿抑郁量表（HDRS-17）中至少得到 20 分的评分。患者被要求证明至少对四种不同的治疗无效，包括剂量和持续时间足够的抗抑郁药物治疗、基于证据的心理治疗和电痉挛治疗。患者接受开放式的 SCC 刺激，一个先验的主要结果是临床应答率，定义为 HDRS-17 评分比术前基线下降 50％或更多。

P. Giacobbe (✉)
Department of Psychiatry, University Health Network-Toronto General Hospital,
University of Toronto, Toronto, Canada
e-mail: peter. giacobbe@uhn. ca

N. Lipsman and A. M. Lozano
Division of Neurosurgery, Department of Surgery, University of Toronto, Toronto, Canada
e-mail: nir. lipsman@utoronto. ca

A. M. Lozano (✉)
Division of Neurosurgery, University Health Network-Toronto Western Hospital,
University of Toronto, Toronto, ON, Canada
e-mail: lozano@uhnresearch. ca

在关于 SCC DBS 治疗 TRD 的临床效果的首份报告中，1/3 的患者（6 例中的 2 例）在 DBS 激活 1 个月后达到反应标准（Mayberg et al. , 2005）。在 6 个月的时间点，6 例患者的原始队列中的 4 例（66%）获得了抗抑郁反应，其中 3 例患者的症状得到缓解，HDRS-17 评分为 7 分或更低。作为这一原始队列的延续，多伦多大学接受 SCC DBS 治疗 TRD 的前 20 例患者的 1 年结果已发表（Lozano et al. , 2008）。类似于 SCC DBS 的先导研究，可以观察到 DBS 的早期和持续的抗抑郁反应。有效刺激 1 个月后，该组 HDRS-17 平均评分较 DBS 前基线明显降低，并在每个月时间点观察抗抑郁作用直至 12 个月研究结束。20 例患者中有 7 例（35%）在 SCC 刺激后 1 个月达到抗抑郁反应标准，6 个月后增加到 12 例（60%）。在为期 12 个月的研究结束时，11 例患者（55%）被认为是应答者。大多数患者（11 人中有 8 人）在 6 个月时达到抗抑郁反应，在 12 个月时仍然符合这一标准。结果显示，在 SCC DBS 作用下，并不是所有方面的抑郁症状都以患者认可的相同速度得到改善，而以 HDRS-17 测量的核心情绪症状在焦虑、失眠和躯体症状出现之前即得到改善。

用正电子发射断层成像（PET）技术测量 DBS 前后局部脑血流变化以评价慢性 SCC DBS 的生物学效应。SCC 刺激 3 个月后，观察到 SCC、下丘脑、岛叶、额叶内侧和眶额叶皮质活动下降（Lozano et al. , 2008）。前岛、内侧额叶和背外侧前额叶皮质代谢活动的明显降低与临床疗效显著相关。与之相反，SCC DBS 后前额叶皮质和背扣带回的活动增加。

总体情况下，手术耐受性良好，未观察到重大的围手术期并发症。两例患者电极周围的头皮处发生感染，需要静脉注射抗生素，1 例患者取出电极并重新植入 DBS 电极（Lozano et al. , 2008）。DBS 电极植入 12 个月内的神经心理学测试未显示 DBS 电极植入或 SCC 持续刺激的任何有害影响，经 12 个月的 DBS 治疗后，大多数患者神经心理功能从"低于平均值"改善至"平均"范围（McNeely et al. , 2008）。

我们对在中心接受 SCC DBS 治疗 TRD 的 20 例患者队列的长期结果进行了检查（Kennedy et al. , 2011）。在对 DBS 进行了 12 个月的初步研究后，还需对患者进行每年一次和最后的随访评估，以测量抑郁障碍的严重程度、功能结果和不良事件（Lozano et al. , 2008）。最后的随访时间为 SCC DBS 后的 3～6 年，并代表超过 70 人年的临床随访。对于失去随访的患者（20 例患者中的 7 例），最后一次可用的临床评估是继续进行的。采用意向治疗分析，我们在第二年获得了 45%（9/20）的应答率，在第三年获得了 60%（12/20）的应答率，在最后一次随访中获得了 55%（11/20）的应答率。大约 1/3 的患者（7/20）在最后一次随访时达到了缓解的标准。除了 SCC DBS 的长期抗抑郁作用外，患者还报告了

DBS 后其生活质量和工作状态的改善。在 DBS 6 个月后观察到所有领域自我报告的生活质量都有所改善，这些影响在 1 年和最后一个随访时间点后仍继续增加（Kennedy et al.，2011）。经过一年的 DBS 治疗后一半的患者能够维持工作（Lozano et al.，2008），并且在最后，65%的人能从事与工作有关的活动（Kennedy et al.，2011）。

上述研究结果为 SCC DBS 用于治疗 TRD 的初步开放式、原理验证研究提供了证据，证明 SCC DBS 与强大的早期抗抑郁反应相关，这种反应可以在慢性刺激下持续数年。此外，慢性刺激的抗抑郁作用对 TRD 患者与健康相关的生活质量和就业状况具有临床意义。

8.2　SCC DBS：来自其他研究中心的结果

随着 SCC DBS 治疗 TRD 的初步原理验证性研究的良好前景（Mayberg et al.，2005）和长期刺激抗抑郁作用获得的持续数据（Lozano et al.，2008；Kenneth et al.，2011），将这些结果转化至其他研究中心的能力是至关重要的问题。如果无法在其他研究中心由不同的精神病学家和神经外科医生复现初始多伦多队列的结果，将会使研究者对 SCC DBS 抗抑郁作用的稳健性和潜在的一般性产生质疑。在过去的一年里，积极的临床数据已经在其他研究中心出现，这与最初的发现是一致的。

关于用 SCC DBS 治疗 TRD 的加拿大多中心试验结果已经公布（Lozano et al.，2012）。该研究为三个中心（多伦多大学、不列颠哥伦比亚大学和麦吉尔大学）共同对 SCC DBS 进行前瞻性、开放式的试验。21 例 TRD 患者在 SCC 中接受双侧植入电极，结果在连续刺激 12 个月后抑郁症状严重程度降低，且 DBS 电极的三个位点在 SCC 白质靶点位置之间存在差异。早期抗抑郁作用出现在第 4 周，并持续至 12 个月的终点。2 个月时，所有三个中心的 HDRS-17 评分平均降幅为 40.3%；6 个月和 12 个月时，DBS 治疗前抑郁症状降幅分别为 43.3% 和 41.4%。使用 HDRS-17 评分降低 50%或更多来作为应答标准，1 个月时 57%的患者被视为应答者，6 个月为 48%，12 个月为 29%。尽管由 HDRS-17 的绝对评分测量 SCC DBS 的抗抑郁作用的效果稳定，但以"应答率"衡量时，从第 6 个月至第 12 个月的疗效明显下降，反映出在第 12 个月的时间点，HDRS-17 评分降低 40%～50%的范围内减少了相应数量的患者（7/21 或 33%）。使用先前公布的靶向指导原则（Hamani et al.，2009），在三个中心中没有检测到 SCC 中有活动触点位置的差异。SCC DBS 的首次多中心评价结果提示，在三个中心中电极的抗抑郁作用和手术靶点是一致且可复现的。

最近,已报告了具有伪电极介入阶段的 SCC DBS 开放式试验的结果(Holtzheimer et al.,2012)。其使用与多伦多原始队列和加拿大多中心试验(Mayberg et al.,2005;Lozano et al.,2008,2012)中相似的入选和排除标准来确定抑郁症状的严重程度和对常规治疗的耐受性,检查 SCC DBS 对混合型情绪障碍患者的作用。10 例 TRD 患者和 7 例双相抑郁患者(BD)接受单盲假刺激 4 周,随后在 SCC 白质靶点双侧植入 DBS 电极进行长期有效刺激。抑郁症状严重程度的降低和功能增加与长期刺激相关。1 年时,有效 SCC DBS 的抗抑郁应答者比例为 36%,2 年刺激后该比例增加到 92%。报道的缓解率以类似的方式随时间增加。18% 的患者在 6 个月时满足缓解标准,36% 的患者在 1 年时满足缓解标准,58% 的患者在有效刺激 2 年后满足缓解标准。据报道,SCC DBS 对改善抑郁症状的作用与 TRD 患者和 BD 患者相似。本研究中,SCC DBS 的抗抑郁作用持久,在达到缓解的患者中未报告复发。

一项欧洲 SCC DBS 治疗 TRD 的研究结果已发表(Puigdemont et al.,2011)。8 例 TRD 患者接受了 SCC 长期、开放性刺激。大约 1/3 的患者(8 例患者中的 3 例)在 1 个月的有效刺激后符合缓解的标准,1 年时该比例增加到 50%。1 个月、6 个月和 1 年的应答率分别为 37.5%、87.5% 和 62.5%。尽管 SCC DBS 的应答率以及该组患者的临床和人口统计学特征与其他 SCC DBS 队列相似(Mayberg et al.,2005;Lozano et al.,2008,2012;Holtzerr et al.,2012),但作者注意到他们研究中的一些设计差异(Puigdemont et al.,2011)。与提供单极刺激的其他 SCC DBS 队列相比,Puigdemont 等(2011)的研究使用双极刺激。另外,对抗抑郁反应和电极放置之间的关系分析显示,电极放置在 Brodmann 区(BA)24、胼胝体和尾状体头的灰质之间存在相关性,而非应答者的电极主要定位在 BA25 附近。尽管 SCC 中电极的刺激可能影响 BA24 和 BA25 中的神经元活动(Hamani et al.,2011),但既往研究未能在 TRD 患者的 SCC 电极放置位置和临床结果之间找到相关性(Lozano et al.,2012;Hamani et al.,2009)。

8.3　SCC DBS 引起的精神不良反应

到目前为止,还没有报道长期随访中哪些接受 SCC DBS 治疗 TRD 的患者出现了轻躁狂或躁狂(Kennedy et al.,2011),接受治疗的 BD 患者躁狂行为评分也没有提高(Holtzheimer et al.,2012)。关于使用 SCC DBS 治疗精神病性抑郁障碍的病例报告已发表(Puigdemont et al.,2009)。神经心理学测试一直表明 SCC DBS 对神经认知没有不良影响(McNeely et al.,2008;Holtzheimer et al.,2012;Puigdemont et al.,2011)。目前还没有关于 SCC DBS 治疗原发性焦虑症的报道。现有的 TRD 患者数据表明，抑郁症状和焦虑症状的长期改善之间存在正相关（Lozano et al.，2008；Puigdemont et al.，2011），虽然与抑郁的核心情绪症状相比，焦虑症状需要更长的时间才能得到最大的改善（Lozano et al.，2008）。但是，少数 SCC DBS 患者已表现出焦虑的短期恶化（Lozano et al.，2012；Holtzheimer et al.，2012）。

接受 SCC DBS 的患者中，所报告的最严重的精神不良事件是出现自杀意念和行为。尽管已认识到，包括完成自杀在内的全因死亡率增加可能是 TRD 的固有特征，并在 2 项研究中估计这个比率在 4～8 年期为 13%（Shergill et al.，1999），7 年期估计为 32%（O'Leary et al.，1996），在本临床人群中 SCC DBS 患者自杀意念的出现属于精神病急诊（Giacobbe et al.，2009）。在联合发表的 SCC DBS 病例系列中，小于 5% 的接受了该手术的 TRD 患者（64 例患者中的 3 例）发生了自杀事件（Kennedy et al.，2011；Lozano et al.，2012；Holtzheimer et al.，2012；Puigdemont et al.，2011）。在这些报告中，自杀行为（包括企图自杀和自杀）的时间范围为 DBS 激活后 1 周（Holtzheimer et al.，2012）至术后 6 年（Kennedy et al.，2011）。考虑到自杀行为可能发生在 DBS 治疗之后的任何时间点，临床医生应该保持警惕，并将询问是否存在自杀意念作为接受此手术的患者正在进行的精神病随访的常规元素。

在这类人群中，DBS 和自杀之间的关系很可能是复杂且多因素的。正如在 TRD 和其他临床人群中所报告的，即使在基础病情有明显改善的患者中也可能出现自杀行为（Holtzheimer et al.，2012；Abelson et al.，2005；Albanese et al.，2005）。在任何接受 DBS 治疗的患者中出现自杀行为则提示应评价 DBS 装置的功能（Giacobbe et al.，2009）。DBS 电池耗尽或失活可能预示抑郁症状的迅速重现。Holtzheimer 等（2012）报告，3 例患者在单盲方案中停止 DBS 活动后 2 周内出现抑郁症状复发并伴随自杀意念。有趣的是，他们描述了重新刺激后的几个月，抑郁症状没有改善到以前的水平。相反，Howard 等（2011）报告了 1 例接受 SCC DBS 治疗 TRD 的女患者病例，该患者在激活刺激停止后抑郁症状迅速复发并 2 次出现自杀倾向，但在引入刺激后迅速稳定。在经 DBS 治疗之后，不良的心理再适应对人际关系和就业状况的作用被认为是帕金森病患者 DBS 后自杀的潜在原因之一，因此值得在 TRD 人群中进一步调查，特别是考虑到这一接受 DBS 的群体年龄较帕金森病患者要小（Houeto et al.，2006）。

8.4 SCC DBS：如何改善患者的预后？

迄今为止，已发表了全世界 69 例接受 SCC DBS 治疗难治性情绪障碍患者的结果(表 8.1)。使用 SCC DBS 治疗 TRD 是一个新兴的研究领域,这一事实被自 2010 年以来发表的大部分研究结果所证实。我们知识和经验的增长率以及用于 TRD 治疗的过程将继续在未来几年中取得进展,以在严格、双盲、对照控制的方法学条件下探索 SCC DBS 的抗抑郁作用。

目前大多数证据都表明 SCC DBS 对 TRD 患者有抗抑郁作用。使用 SCC DBS 治疗 BD 的结果喜忧参半,最近的文献报告了积极的结果(Mayberg et al.,2005;Holtzheimer et al.,2012;McNab et al.,2009)。用于治疗 TRD 的 SCC DBS 1 年结果似乎在各中心和研究人员之间具有可比性(Lozano et al.,2008,2012;Holtzheimer et al.,2012;Puigdemton et al.,2011)(表 8.1),随着超过 1 年的长期随访,结果逐渐转好(Kennedy et al.,2011;Holtzheimer et al.,2012)。长期观察到的应答率上升的原因尚不清楚。虽然 DBS 可以在毫秒内发挥其电生理作用,但阳性的临床结果可能要在几周到几个月后才能显现。了解长期 SCC DBS 所发生的短期和长期神经生理和心理适应可能有助于阐明这种假定治疗的机制,并改善患者的预后。

将所建立的抑郁障碍生物学和心理学治疗方法与 SCC DBS 相结合的最佳方法尚不清楚。长期随访时对这些患者提供的长期 SCC DBS 治疗中同步变化的协同或加性效应是导致观察到应答率改善的可能因素(Kennedy et al.,2011;Holtzheimer et al.,2012)。已经证明,在 DBS 中加入另一种神经调控策略可以改善临床结果(Puigdemont et al.,2009),相反的关系也得到了证明(Guinjoan et al.,2010)。未来的挑战是确定是否增加特定的药理学和心理学治疗以增强或削弱 SCC DBS 患者达到最大程度的症状缓解和长期功效。

最优刺激参数尚未建立。对使用恒流和恒压的研究结果进行比较并未表明这些刺激大脑的方法中的任何一种比另一种具有明显的优势。此外,阐明术前神经影像学对阳性临床结果的预测有助于提高患者甄别。初步证据表明,从 SCC 到杏仁核白质投射的整合必须未受损伤才能对 SCC DBS 产生抗抑郁反应。McNab 等(2009)报道了 1 例右侧丘脑卒中后患 TRD 的患者,其未能对 SCC DBS 反应。在体弥散张量成像和死亡后神经病理显示仅有右半球诱导的大量从 SCC 投射到杏仁核白质纤维受到中风损害。类似地,与双侧 SCC 刺激相比,右单侧的较好效果与弥散张量成像观察到的从右 SCC 向左 SCC 的较大跨半球白质投射相关(Guinjoan et al.,2010)。鉴于使用 DBS 电极放置的总神经解剖学标志可能不足以预测 SCC 中刺激的长期抗抑郁结果,未来研究应着眼于个体差异在来自或者去往 SCC 作为反应介质的神经元投射中的潜在作用(Giacobbe et al.,2010)。

表 8.1 已发表的脑胝体下扣带回皮质深部刺激治疗难治性情绪障碍的报告

引用	诊断	患者数	刺激类型	刺激参数	随访时间/月	抗抑郁反应[a]	备注
案例系列							
Mayberg 等 (2005)	MDD	6	恒压	4.0 V, 130 Hz, 60 μs	6	4/6 应答者	1 例 BD 患者
Lozano 等 (2008)	MDD	20	恒压	3.5~5.0 V, 130 Hz, 90 μs	12	11/20 应答者	包含患者，Mayberg 等 (2005)
Kennedy 等 (2011)	MDD	20	恒流	4.3 V, 124.7 Hz, 70.6 μs	36~72	最后一次随访中有 11/20 应答者	包含患者，Lozano 等 (2008)
Lozano 等 (2012)	MDD	21	恒流	5.2 mA, 128.1 Hz, 93.9 μs	12	6/21 应答者	加拿大多中心实验
Puigdemont 等 (2011)	MDD	8	恒压	4.2 V, 135 Hz, 174.4 μs	12	5/8 应答者	使用双极刺激
Holtzheimer 等 (2012)	MDD BD	17	恒流	7.25 mA, 130 Hz, 91 μs	24	12 个月有 5/14 应答者，24 个月有 11/12 应答者	10 例 MDD 及 7 例 BD 患者
报告案例[b]							
Neimat 等 (2008)	MDD	1	恒压	4.0 V, 130 Hz, 60 μs	30	是	先前曾行扣带回切开术
McNab 等 (2009)	BD	1	恒压	5.0 V, 150 Hz, 210 μs	16	抑郁症状无变化	DBS 前右丘脑卒中
Guinjoan 等 (2010)	MDD	1	恒压	4.5 V, 120 Hz, 90 μs	20	是	双侧刺激应答，右侧单侧刺激缓解

[a] 应答定义为 17 项汉密尔顿抑郁量表在 DBS 前基线基础上下降 50% 或更多。

[b] 已公布案例系列中的患者病例报告已从本表中排除。

注：BD：双相情感障碍，DBS：脑深部刺激，MDD：重度抑郁障碍。

参考文献

Abelson JL, Curtis GC, Sagher O, Albucher RC, Harrigan M, Taylor SF, Martis B, Giordani B (2005) Deep brain stimulation for refractory obsessive-compulsive disorder. Biol Psychiatry 57:510–516

Albanese A, Piacentini S, Romito LM, Leone M, Franzini A, Broggi G, Bussone G (2005) Suicide after successful deep brain stimulation for movement disorders. Neurology 65:499–500

Giacobbe P, Kennedy SH (2009) Medical management and indications for surgery in depression. In: Lozano AM, Gildenberg PL, Tasker RR (eds) Textbook of stereotactic and functional neurosurgery, 2nd edn. Springer, New York, pp 2925–2941

Giacobbe P, Mayberg HS, Lozano AM (2009) Treatment resistant depression as a failure of brain homeostatic mechanisms: implications for deep brain stimulation. Exp Neurol 219:44–52

Giacobbe P, Lipsman N, Hamani C, Lozano AM, Kennedy SH (2010) Subgenual cingulate gyrus deep brain stimulation: current status and future directions. Psychiatr Ann 40:485–491

Guinjoan SM, Mayberg HS, Costanzo EY, Fahrer RD, Tenca E, Antico J, Cerquetti D, Smyth E, Leiguarda RC, Nemeroff CB (2010) Asymmetrical contribution of brain structures to treatment-resistant depression as illustrated by effects of right subgenual cingulum stimulation. J Neuropsychiatry Clin Neurosci 22:265–277

Hamani C, Mayberg H, Snyder B, Giacobbe P, Kennedy S, Lozano AM (2009) Deep brain stimulation of the subcallosal cingulate gyrus for depression: anatomical location of active contacts in clinical responders and a suggested guideline for targeting. J Neurosurg 111:1209–1215

Hamani C, Mayberg H, Stone S, Laxton A, Haber S, Lozano AM (2011) The subcallosal cingulate gyrus in the context of major depression. Biol Psychiatry 69:301–308

Holtzheimer PE, Kelley ME, Gross RE, Filkowski MM, Garlow SJ, Barrocas A, Wint D, Craighead MC, Kozarsky J, Chismar R, Moreines JL, Mewes K, Posse PR, Gutman DA, Mayberg HS (2012) Subcallosal cingulate deep brain stimulation for treatment-resistant unipolar and bipolar depression. Arch Gen Psychiatry 69:150–158

Houeto JL, Mallet L, Mesnage V, Tezenas du Montcel S, Béhar C, Gargiulo M, Torny F, Pelissolo A, Welter ML, Agid Y (2006) Subthalamic stimulation in Parkinson disease: behavior and social adaptation. Arch Neurol 63:1090–1095

Howard A, Honey CR, Hurwitz TA, Ilcewicz-Klimek M, Woo C, Lam RW, Berman N (2011) Letter to the editor. J Neurosurg (in press)

Kennedy SH, Giacobbe P, Rizvi SJ, Placenza FM, Nishikawa Y, Mayberg HS, Lozano AM (2011) Deep brain stimulation for treatment-resistant depression: follow-up after 3 to 6 years. Am J Psychiatry 168:502–510

Lozano AM, Mayberg HS, Giacobbe P, Hamani C, Craddock RC, Kennedy SH (2008) Subcallosal cingulate gyrus deep brain stimulation for treatment-resistant depression. Biol Psychiatry 64:461–467

Lozano AM, Giacobbe P, Hamani C, Rizvi SJ, Kennedy SH, Kolivakis TT, Debonnel G, Sadikot AF, Lam RW, Howard AK, Ilcewicz-Klimek M, Honey CR, Mayberg HS (2012) A multicenter pilot study of subcallosal cingulate area deep brain stimulation for treatment-resistant depression. J Neurosurg 116:315–322

Mayberg HS (2009) Targeted electrode-based modulation of neural circuits for depression. J Clin Investig 119:717–725

Mayberg HS, Lozano AM, Voon V, McNeely HE, Seminowicz D, Hamani C, Schwalb JM, Kennedy SH (2005) Deep brain stimulation for treatment-resistant depression. Neuron 45:651–660

McNab JA, Voets NL, Jenkinson N, Squier W, Miller KL, Goodwin GM, Aziz TZ (2009) Reduced limbic connections may contraindicate subgenual cingulate deep brain stimulation for intractable depression. J Neurosurg 111:780–784

McNeely HE, Mayberg HS, Lozano AM, Kennedy SH (2008) Neuropsychological impact of Cg25 deep brain stimulation for treatment-resistant depression: preliminary results over 12 months. J Nerv Mental Dis 196:405–410

Neimat JS, Hamani C, Giacobbe P, Merskey H, Kennedy SH, Mayberg HS, Lozano AM (2008) Neural stimulation successfully treats depression in patients with prior ablative cingulotomy. Am J Psychiatry 165:687–693

O'Leary DA, Lee AS (1996) Seven year prognosis in depression: mortality and readmission risk in the Nottingham ECT cohort. Br J Psychiatry 169:423–429

Puigdemont D, Portella MJ, Pérez-Egea R, de Diego-Adeliño J, Gironell A, Molet J, Duran-Sindreu S, Alvarez E, Pérez V (2009) Depressive relapse after initial response to subcallosal cingulate gyrus-deep brain stimulation in a patient with a treatment-resistant depression: electroconvulsive therapy as a feasible strategy. Biol Psychiatry 66:e11–e12

Puigdemont D, Pérez-Egea R, Portella MJ, Molet J, de Diego-Adeliño J, Gironell A, Radua J, Gómez-Anson B, Rodríguez R, Serra M, de Quintana C, Artigas F, Alvarez E, Pérez V (2011) Deep brain stimulation of the subcallosal cingulate gyrus: further evidence in treatment-resistant major depression. Int J Neuropsychopharmacol 22:1–13

Shergill SS, Robertson MM, Stein G, Bernadt M, Katona CLE (1999) Outcome in refractory depression. J Affect Disord 54:287–294

第9章

人类奖赏系统脑深部刺激作为难治性
重度抑郁障碍的推定治疗

T. E. Schlaepfer, V. A. Coenen and B. H. Bewernick

9.1 确定刺激靶点

几种脑结构可能在抑郁症状的发展和维持中起作用。目前关于难治性抑郁障碍（TRD）的研究针对伏隔核（NAc）（Schlaepfer et al.，2008；Bewernick et al.，2010）、前脑内侧束（MFB）（Coenen et al.，2011）、前扣带回皮质（Cg25）（Mayberg et al.，2005；Lozano et al.，2008；Puigdemont et al.，2011）和内囊前肢（ALIC）（Malone et al.，2009）。这些靶点的解剖或功能关系（神经网络）密切且影响可能重叠。

9.1.1 NAc 在快感缺乏和奖赏加工中的作用

快感缺乏是指无法从先前与奖赏效应相关的活动中体验到积极的情绪，它是抑郁障碍的核心症状之一（American Psychiatric Association，1994；Rush et al.，1994；Argyropoulos et al.，1997）。

T. E. Schlaepfer (✉) and B. H. Bewernick
Brain Stimulation Group, Department of Psychiatry and Psychotherapy,
University Hospital Bonn, Bonn, Germany
e-mail: thomas@schlaepfer.org

T. E. Schlaepfer
Departments of Psychiatry and Mental Health, The Johns Hopkins University,
Baltimore, MDD, USA

V. A. Coenen
Department of Functional Neurosurgery, University Hospital Bonn, Bonn, Germany

在抑郁障碍中，NAc 被选为脑深部刺激（DBS）的靶点，因为它是奖赏系统的关键结构。由于如下三个原因，期望通过调控 NAc（Schlaepfer et al.，2008）使奖赏系统的功能障碍（快感缺乏和动机丧失）得以恢复：(1)腹侧纹状体是处理正常和异常奖赏以及愉悦信息的最重要脑区；(2)NAc 被认为是参与情绪和运动控制的边缘系统之间的"动机通道"；(3)腹侧纹状体是调控大脑其他区域活动的唯一位置。

首先，NAc 是处理奖赏和愉悦信息的中心区域。在期望和体验奖赏期间，可在 NAc 中观察到神经活动和多巴胺释放的增加（de la Fuente-Fernandez et al.，2002；Adinoff，2004；Schultz，2004；Doyon et al.，2005）。神经影像学研究显示，与腹侧纹状体活动增加相关的欣快反应有服用右旋安非他命（Drevets et al.，2001）、可卡因诱发的欣快（Breiter et al.，1997），以及金钱奖赏（Knutson et al.，2001；O'Doherty et al.，2001；Cohen et al.，2005）和迷人的面孔（Aharon et al.，2001）。此外，在重度抑郁障碍患者服用右旋安非他命后，腹侧纹状体表现出异常活动（Tremblay et al.，2005）。进一步的动物研究表明，在遭受社会失败压力的小鼠中存在奖赏系统功能障碍（Berton et al.，2006）。总之，汇聚的证据表明，NAc 是获得奖赏和愉悦体验的关键区域，在抑郁障碍患者中，NAc 是一个功能失调的区域。

其次，作为发送、增强或衰减信息的通道，NAc 可将信息从情绪中心传递到大脑的运动控制区域。在人类中，腹侧纹状体在寻找奖赏的行为中非常活跃（Knutson，et al.，2003；Juckel et al.，2006）。在某些临床人群，例如精神分裂症患者中，这种活动会减少（Juckel et al.，2006）。消耗大鼠 NAc 中的多巴胺会削弱其寻找奖赏的行为（Ito et al.，2004）。因此，NAc 介导了与奖赏相关的动机行为。由于快感缺乏也可以被概念化为缺乏奖赏动机的行为，NAc 的功能似乎与抑郁障碍的治疗特别相关。

第三，DBS 可能不仅仅是对大脑某一区域有简单的损毁。这看似很有道理，DBS 的影响力远远超出了靶点结构（Klein et al.，2011）。因此，有必要调整与抑郁障碍相关的其他关键区域有很多联系的结构。腹侧纹状体能够调节大脑其他区域的活动。NAc 接收来自中脑腹侧被盖区、参与情绪的区域（例如杏仁核、眶额皮质、内侧前额叶皮质）、运动区域（例如背尾状核和苍白球）和参与记忆的区域（如海马）的多巴胺能投射（Nauta et al.，1984）。NAc 间接投射到皮层区域，包括 Cg25 和内侧前额叶皮质、腹侧苍白球、丘脑、杏仁核和下丘脑（Jones et al.，1980；Mogenson et al.，1983；Kelley et al.，1984）。已知其中的很多区域都与正常和异常的情绪处理有关（Mayberg，1997）。这些联系可以是 GABA 能（抑制性）或谷氨酸能（兴奋性）。因此，NAc 的 DBS 可以调节大脑其他情绪和动机中心的神经活动(图 9.1)。

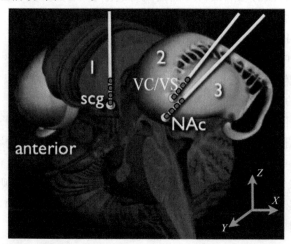

图 9.1　当前抑郁障碍脑深部刺激(DBS)靶点(黄色点)的主要轨迹,从左前方所见。scg:亚属扣带回(Broadmann 25 区),anterior:前面,VC/VS:腹囊/腹侧纹状体,NAc:伏隔核,1:胼胝体膝,2:尾状核,3:壳核

9.1.2　MFB 在抑郁障碍中的作用

基于以下几个原因,MFB 被 Coenen 等(2011)认为是一个更有效的靶点:(1)抑郁障碍 DBS 研究使用的刺激幅度高于其他神经系统疾病,因此很可能没有找到正确的靶点;(2)MFB 在神经解剖学和功能上与抑郁障碍中其他 DBS 靶点相连接;(3)现有靶点的神经纤维跟踪、电场模拟以及副作用表明 MFB 参与了抑郁障碍;(4)对 DBS 作用方式的新见解。

首先,小样本量的研究中证明,在抑郁障碍研究中所有三个主要 DBS 靶点都是有效的。然而,它所需的电压和电流比神经疾病中更高。因此,大的电场可能会刺激预期靶点附近的结构,而不是靶点本身(Coenen et al.,2011)。特别是对于 ALIC 和 NAc 靶点,需要具有更宽间距触点的较大 DBS 电极,因为它们更有效(Coenen et al.,2011)。因此,网络介导的刺激对情绪刺激的反应很可能会导致抗抑郁作用(Coenen et al.,2011)。

其次,MFB 是连接额叶区(包括 Cg25)与中脑腹侧被盖区中胚层多巴胺能"奖赏"系统起源的结构(Schoene-Bake et al.,2010)。因此,MFB 连接与抑郁有关的所有靶点:围绕胼胝体下扣带回的白质(Johansen-Berg et al.,2008;Lozano et al.,2008;Hamani et al.,2009)、NAc(Sturm et al.,2003;Schlaepfer et al.,2005;Schlaepfer et al.,2008)和 ALIC (Gutman et al.,2009)。这导致了一种假

设，即这些临床有效的靶点最有可能是因为刺激了 MFB(Coenen et al.,2011)。

再次，电场刺激和纤维跟踪(弥散张量成像和光纤跟踪)显示 MFB 的上外侧分支涉及了目前治疗重度抑郁障碍的三个 DBS 靶点(Coenen et al.,2011)。此外，帕金森病中丘脑底核 DBS 的精神副作用可被解释为 MFB 参与了积极的情感状态和欲望动机(Coenen et al.,2009)。理论上，MFB 可以对大脑的情感重组产生广泛的影响(Schoene-Bake et al.,2010)。

第四，这与目前对 DBS 的机制及对靶点脑区附近纤维通路影响的认识是一致的。激活和调节传入纤维束，而不是其他可能的效应(如抑制核结构)(Gradinaru et al.,2009；Hamani et al.,2010)，是 DBS 中合理的作用机制(Schoene-Bake et al.,2010)。在这方面，兴奋性调制和 MFB 的不失活被视为是其作用机制(Schoene-Bake et al.,2010)。第一个探索 MFB 刺激对 TRD 抗抑郁作用的研究正在进行中(图 9.2)。

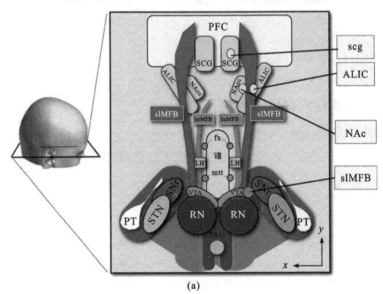

(a)

图 9.2　(a)人的前脑内侧束(MFB；绿色)。横断面通过中脑和前额叶皮质(PFC)。MFB 连接中脑腹侧被盖区(VTA)和中脑导水管周围灰质(PAG)至 PFC，其细分为两大分支：下内侧 MFB(imMFB)和上外侧 MFB(slMFB)。在通往 PFC 的路上，其穿过内囊前肢(ALIC)，从那里连接到伏隔核(NAc)。最远的投射集中在 Brodmann25 区(扣带回，scg)。红点表示 slMFB 的起源，是 DBS 治疗抑郁障碍的实验靶点。图片由德国波恩大学 Volker A. Coenen 提供

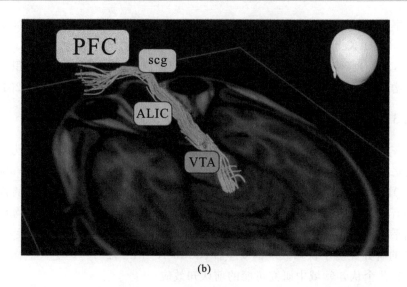

(b)

图 9.2　(b)人类的 slMFB,磁共振描记。PT:锥体束,RN:红核,SNr:黑质网状核,STN:丘脑底核,mtt:乳头体丘脑束,LH:外侧下丘脑,fx:穹窿。图片由德国波恩大学的 Volker A. Coenen 和 Burkhard Mädler 提供

9.2　NAc DBS 的疗效、副作用及神经生物学改变

对 11 例患者进行了长达 4 年的 NAc DBS 随访。NAc DBS 会导致即时和长期(数日和数月)的抗抑郁作用(Bewernick et al.,2010)。3 例 MFB 刺激患者的初步数据非常令人振奋(目前德国波恩脑刺激小组的研究)。

9.2.1　即时临床疗效

DBS 的即时临床疗效对于心理学家来说往往比对于病人本人更明显:更多自发地参与谈话,积极地改变情绪,放松,更多的想法和计划,以及探索性动机。只有少数患者体验了即时疗效,大多数患者无法判断参数是否已被调整,甚至是否停止了刺激。有趣的是,即时疗效并不能预测长期疗效(Bewernick et al.,2010)。

9.2.2　长期临床疗效

NAc DBS 抗抑郁作用的鲁棒性已在 11 例重度抑郁障碍和难治性抑郁障碍患者的研究组中得到了证实(Bewernick et al.,2012)。大约 50% 的患者在前 6 个月内有明显的反应,并在 4 年随访内保持稳定(Bewernick et al.,2012)。这一

应答率与其他靶点的研究相似，例如最后随访对 Cg25 的应答率为 45%（Lozano et al.，2008；Kennedy et al.，2011）和对腹侧纹状体的应答率为 53.3%（Malone et al.，2009）。除抗抑郁作用外，还观察到其具有抗焦虑作用。患者的积极活动显著增加，从而产生了欣快效应，并改善了生活质量（Bewernick et al.，2012）。

9.2.3　认知效应

一项研究评估了 NAc DBS 在基线和 12 个月后的认知效应（注意力、学习和记忆、语言、执行功能和视觉感知），没有显示出不良认知效应（Grubert et al.，2011）。相反，12 个月后，注意力、记忆、执行功能和视觉感知测试的认知表现都有所改善（Grubert et al.，2011）。一般来说，存在一个从低于平均水平提高到平均水平且独立于抗抑郁作用的认知增强的趋势。因此，这项关于 NAc DBS 的研究证明了认知效应的安全性（Grubert et al.，2011）。更大的样本将被用来在几个认知领域中研究可能的前认知效应。

9.2.4　副作用

与 DBS 相关的副作用，如红斑、短暂的焦虑增加、激动、头痛和出汗，可以通过小幅度调整刺激设置来抵消（Bewernick et al.，2010）。没有关于精神症状恶化、新症状复发或认知障碍的报道。但在第 1 年，有 1 例患者自杀，1 例患者企图自杀。自杀是由个人关系中的严重痛苦引起的，被认为与刺激无关（Bewernick et al.，2010），但这表明了在 DBS 研究中对患者密切随访的极度重要性（见后文）。

9.2.5　脑代谢变化

报告的临床改善与神经生物学改变有关。抑郁障碍与包括纹状体和前额叶皮质在内的脑区的病理和功能异常有关。因此，术后不久（1 周）（Schlaepfer et al.，2008）和 1 年后（Bewernick et al.，2010）即可观察到因刺激而导致的额叶纹状体网络的脑代谢恢复正常：1 周的 DBS 增加了 NAc、杏仁核和背侧前额叶皮质的代谢，降低了腹内侧前额叶皮质的代谢（Schlaepfer et al.，2008）。长期疗效显示在膝下扣带回和包括眶额皮质在内的前额叶区域代谢减少，这与接受 Cg25 DBS 患者所观察到的代谢减少一致（Lozano et al.，2008）。这符合焦虑障碍患者杏仁核对恐惧信号的高反应性理论（Nitschke et al.，2009），杏仁核代谢正常化与应答组焦虑评分下降有关（Bewernick et al.，2010）。

因此，NAc DBS 很可能通过其与其他边缘和前额叶结构的解剖和功能连接，从而恢复这些连接区域的活动。

9.3　指标和质量标准

9.3.1　患者纳入和监测

　　由于手术的显著风险（如脑出血和伤口感染）和广泛疗效的缺乏，DBS 研究需要遵守最高的伦理学标准。患者纳入和靶点选择的强制性规则是必要的。基于严重程度、慢性程度、残疾和难治性的纳入标准需要对每种精神疾病进行界定和国际标准化（Nuttin et al.，2002）。重度抑郁障碍应采用下列标准（表 9.1）：

表 9.1　患者纳入及排除标准

纳入标准

- 重度抑郁障碍，单相型
- 母语德语（在德国）

- 汉密尔顿抑郁量表（HDRS-24）总分大于 20
- 整体功能评分低于 45
- 至少 4 次重度抑郁发作或发作持续时间超过 2 年
- 重度抑郁障碍第一次大发作后 5 年
- 未能对至少三种不同类别初级抗抑郁药的充分试验作出反应（最大推荐或耐受剂量下超过 5 周）
- 使用至少两种不同的增强或组合剂（锂、三碘甲状腺原氨酸、兴奋剂、抗精神病药、抗惊厥药、丁螺环酮或第二种初级抗抑郁药）对一种初级抗抑郁药物进行充分试验（通常建议或最大耐受剂量超过 3 周）
- 使用至少一次电痉挛治疗的适当试验（超过 6 次双颞疗法）和至少一次单独心理治疗的适当试验（与有经验的心理治疗师进行 20 次以上的会话）
- 给予书面知情同意的能力
- 没有医疗共病
- 在研究开始前至少 6 周无药物使用或使用稳定药物方案

排除标准

- 目前或过去的非情感性精神障碍
- 目前任何影响脑功能的临床意义重大的神经疾病或医学疾病，除运动性抽搐症或抽动障碍综合征外
- 术前磁共振成像有任何临床意义上的异常
- 有任何接受 DBS 手术的禁忌症
- 当前或不可避免的药物滥用（尼古丁除外）
- 妊娠和未使用有效避孕措施的育龄妇女
- 有严重的人格障碍史

目前，没有症状特异性的预测可以指导选择过程，但 NAc DBS 对快感缺乏和焦虑的改善明显。此外，轻症患者可以从 DBS 中获益更多，这可能是因为可以在早期就对其进行干预。

特别是在与疾病相关的自杀风险较高的抑郁障碍中，需要对患者进行仔细的监测。在手术前，患者需要在至少几个月内定期接受观察，以控制严重程度的变化，并确保符合纳入标准。非常重要的是在手术前明确患者的期望，并在手术后密切随访患者，以防止其出现压力、灾难性思维、轻躁狂或自杀意念，尤其是在出现不太理想的即时治疗效果的情况下。术后应对患者进行每周随访，症状改善和参数调整后，应每月随访至少 1 年以评估长期疗效。在症状没有改善或即刻加重的情况下，应对患者提供住院治疗或其他治疗选择（例如心理治疗、改变药物和电休克治疗）。

9.3.2　对学习中心和质量标准的要求

在精神疾病中，诊断的过程比神经学中缺乏神经生物学标志物的诊断过程更难验证和观察。因此，必须证实病人的生活史、病程和精神病理学。每个病例必须按照高度的科学和管理期望（标准化诊断与临床量表，评估认知参数、心理测试和生活质量，报告参数变化，以及其他疗法等）进行记录。除了评估临床效果外，还应使用基础神经科学（如脑成像、颅内脑电图、遗传学和个体电场的解剖估计）来了解每个患者的情况。

这需要一个在这个患者群体中积累了长期且令人信服的经验的团队，包含了功能性神经外科医生、神经病学专家和神经生理学家。这些标准在有这种资源的三级护理学术中心可以最直接地得到满足。

此外，在精神疾病中使用 DBS 至少应有一个伦理委员会来负责审议研究程序和正在进行的项目（Nuttin et al. ,2002）。无论委员会进行任何审查，临床责任仍需由患者的临床医生来承担，而不是与审查委员会分担。靶点选择的科学质量标准需要明确的解剖和功能假设来建立。

9.3.3　NAc DBS 治疗双相性疾病

双相情感障碍背景下的抑郁症状通常与单相重度抑郁障碍不同（Belmaker，2004）。双相抑郁倾向于非典型性，表现为明显的疲劳、嗜睡和逆日情绪变异性（Berns et al. ,2003）。尽管如此，目前的数据表明，双相抑郁的神经生物学方面与单相重度抑郁非常相似，特别是在纹状体功能障碍方面（Marchand et al. ,2010；Kupferschmidt et al. ,2011）。此外，在双相 TRD 患者中，快感缺乏和动机缺失的现象也很突出。

与重度抑郁障碍类似,尽管存在许多药理物质,但对慢性双相情感障碍患者的药物治疗似乎仍不够有效(Gijsman et al.,2004;Papadimitriou et al.,2007)。因此,患有双相抑郁障碍的患者,尤其是快感缺乏的患者,可能从 NAc DBS 中获益。必须记住,DBS 可能会诱发躁狂或轻躁狂状态(Bewernick et al.,2010;Haq et al.,2010)。因此,必须仔细评估病人是否有轻躁狂症状。目前正在德国波恩进行的一项研究,探讨了 NAc DBS 对双相情感障碍患者的抗抑郁作用和诱发躁狂的风险。

9.3.4 NAc 作为治疗非情感障碍的靶点

快感缺乏还常常与其他慢性和衰弱的精神疾病有关(Loas,1996),如强迫障碍(OCD)、药物滥用障碍(Wise,1996)和精神分裂症(Wolf,2006)等。这些初步观察表明,纹状体区 DBS 确实可能恢复奖赏刺激处理的功能失调,为研究治疗这些其他疾病的类似方法奠定了基础。NAc DBS 治疗强迫障碍的疗效已经被证实(Huff et al.,2010)。

关于 NAc DBS 能戒烟和缓解酒精依赖的单一病例报告,只是使用 DBS 后的连带结果,并不能证实 NAc DBS 在药物成瘾性疾病中可以得到应用(Kuhn et al.,2007,2009)。尽管如此,针对阿片类成瘾的 NAc DBS 研究目前正在进行中。

9.4 结论与展望

由于其在奖赏系统中的重要作用,NAc 作为 DBS 治疗抑郁的靶点而被研究。第一种证据表明 NAc DBS 具有稳定的抗抑郁作用(特别是抗快感缺乏和抗焦虑)。由于所有 DBS 抑郁障碍研究的样本规模都很小,因此必须在 DBS 可作为不太严重的 TRD 的一种治疗方案之前启动更大规模的对照研究(包括双盲对照刺激期)。

目前还不能确定 DBS 治疗 TRD 的最优靶点,因为研究范围很小,而且仅能提供 5 年的长期数据。也有一些新的靶点正在讨论之中,例如缰核(Sartorius et al.,2007;Sartorius et al.,2010)和 MFB,其连接额面 DBS 靶点(Cg25)与 NAc(Coenen et al.,2009,2011)。

目前正在研究将 NAc DBS 用于治疗其他精神疾病(例如酗酒、阿片成瘾、精神分裂症)的情况。DBS 是一种独特而有前途的治疗 TRD 的方法。其在精神疾病中的使用没有根本的伦理异议(见第 25 章),但在获得大量临床数据之前需要具备强制性标准以防止伤害患者。

参考文献

Adinoff B (2004) Neurobiologic processes in drug reward and addiction. Harv Rev Psychiatry 12(6):305–320

Aharon I, Etcoff N et al (2001) Beautiful faces have variable reward value: fMRI and behavioral evidence. Neuron 32(3):537–551

American Psychiatric Association (1994) Diagnostic and statistical manual of mental disorders, 4th edn. American Psychiatric Association, Arlington

Argyropoulos SV, Nutt DJ (1997) Anhedonia and chronic mild stress model in depression. Psychopharmacology (Berl) 134(4):333–336; discussion 371–337

Belmaker RH (2004) Bipolar disorder. N Engl J Med 351(5):476–486

Berns GS, Nemeroff CB (2003) The neurobiology of bipolar disorder. Am J Med Genet C Semin Med Genet 123(1):76–84

Berton O, Nestler EJ (2006) New approaches to antidepressant drug discovery: beyond monoamines. Nat Rev Neurosci 7(2):137–151

Bewernick BH, Hurlemann R et al (2010) Nucleus accumbens deep brain stimulationdeep brain stimulation decreases ratings of depression and anxiety in treatment-resistant depression. Biol Psychiatry 67(2):110–116

Bewernick B, Kayser S et al. (2012) Long-term effects of nucleus accumbens deep brain stimulation in treatment resistant depression—evidence for sustained efficacy. Neuropsychopharmacology (in press)

Breiter HC, Gollub RL et al (1997) Acute effects of cocaine on human brain activity and emotion. Neuron 19(3):591–611

Coenen VA, Honey CR et al (2009) Medial forebrain bundle stimulation as a pathophysiological mechanism for hypomania in subthalamic nucleussubthalamic nucleus deep brain stimulationdeep brain stimulation for Parkinson's disease. Neurosurgery 64(6):1106–1114; discussion 1114–1105

Coenen VA, Schlaepfer TE et al (2011) Cross-species affective functions of the medial forebrain bundle–implications for the treatment of affective pain and depression in humans. Neurosci Biobehav Rev 35(9):1971–1981

Cohen MX, Young J et al (2005) Individual differences in extraversion and dopamine genetics predict neural reward responses. Brain Res Cogn Brain Res 25(3):851–861

de la Fuente-Fernandez R, Phillips AG et al (2002) Dopamine release in human ventral striatum and expectation of reward. Behav Brain Res 136(2):359–363

Doyon WM, Anders SK et al (2005) Effect of operant self-administration of 10 % ethanol plus 10 % sucrose on dopamine and ethanol concentrations in the nucleus accumbens. J Neurochem 93(6):1469–1481

Drevets WC, Gautier C et al (2001) Amphetamine-induced dopamine release in human ventral striatum correlates with euphoria. Biol Psychiatry 49(2):81–96

Gijsman HJ, Geddes JR et al (2004) Antidepressants for bipolar depression: a systematic review of randomized, controlled trials. Am J Psychiatry 161(9):1537–1547

Gradinaru V, Mogri M et al (2009) Optical deconstruction of parkinsonian neural circuitry. Science 324(5925):354–359

Grubert C, Hurlemann R et al (2011) Neuropsychological safety of nucleus accumbens deep brain stimulationdeep brain stimulation for major depression: effects of 12-month stimulation. World J Biol Psychiatry 12(7):516–527

Gutman DA, Holtzheimer PE et al (2009) A tractography analysis of two deep brain stimulationdeep brain stimulation white matter targets for depression. Biol Psychiatry 65(4):276–282

Hamani C, Mayberg H et al (2009) Deep brain stimulation of the subcallosal cingulate gyrus for depression: anatomical location of active contacts in clinical responders and a suggested guideline for targeting. J Neurosurg 111(6):1209–1215

Hamani C, Nobrega JN (2010) Deep brain stimulation in clinical trials and animal models of depression. Eur J Neurosci 32(7):1109–1117

Haq IU, Foote KD et al (2010) A case of mania following deep brain stimulationdeep brain stimulation for obsessive compulsive disorderobsessive compulsive disorder. Stereotact Funct Neurosurg 88(5):322–328

Huff W, Lenartz D et al (2010) Unilateral deep brain stimulationdeep brain stimulation of the nucleus accumbens in patients with treatment-resistant obsessive-compulsive disorder: outcomes after one year. Clin Neurol Neurosurg 112(2):137–143

Ito R, Robbins TW et al (2004) Differential control over cocaine-seeking behavior by nucleus accumbens core and shell. Nat Neurosci 7(4):389–397

Johansen-Berg H, Gutman DA et al (2008) Anatomical connectivity of the subgenual cingulate region targeted with deep brain stimulationdeep brain stimulation for treatment-resistant depression. Cereb Cortex 18(6):1374–1383

Jones DL, Mogenson GJ (1980) Nucleus accumbens to globus pallidus GABA projection: electrophysiological and iontophoretic investigations. Brain Res 188(1):93–105

Juckel G, Schlagenhauf F et al (2006) Dysfunction of ventral striatal reward prediction in schizophrenia. Neuroimage 29(2):409–416

Kelley AE, Stinus L (1984) The distribution of the projection from the parataenial nucleus of the thalamus to the nucleus accumbens in the rat: an autoradiographic study. Exp Brain Res 54(3):499–512

Kennedy SH, Giacobbe P et al (2011) Deep brain stimulation for treatment-resistant depression: follow-up after 3 to 6 years. Am J Psychiatry 168(5):502–510

Klein J, Soto-Montenegro ML et al (2011) A novel approach to investigate neuronal network activity patterns affected by deep brain stimulationdeep brain stimulation in rats. J Psychiatr Res 45(7):927–930

Knutson B, Adams CM et al (2001) Anticipation of increasing monetary reward selectively recruits nucleus accumbens. J Neurosci 21(16):RC159

Knutson B, Fong GW et al (2003) A region of mesial prefrontal cortexprefrontal cortex tracks monetarily rewarding outcomes: characterization with rapid event-related fMRI. Neuroimage 18(2):263–272

Kuhn J, Bauer R et al (2009) Observations on unaided smoking cessation after deep brain stimulationdeep brain stimulation of the nucleus accumbens. Eur Addict Res 15(4):196–201

Kuhn J, Lenartz D et al (2007) Remission of alcohol dependency following deep brain stimulationdeep brain stimulation of the nucleus accumbens: valuable therapeutic implications? J Neurol Neurosurg Psychiatry 78(10):1152–1153.

Kupferschmidt DA, Zakzanis KK (2011) Toward a functional neuroanatomical signature of bipolar disorder: quantitative evidence from the neuroimaging literature. Psychiatry Res 193(2):71–79

Loas G (1996) Vulnerability to depression: a model centered on anhedonia. J Affect Disord 41(1):39–53

Lozano AM, Mayberg HS et al (2008) Subcallosal cingulate gyrus deep brain stimulationdeep brain stimulation for treatment-resistant depression. Biol Psychiatry 64(6):461–467

Malone DA Jr, Dougherty DD et al (2009) Deep brain stimulation of the ventral capsule/ventral striatum for treatment-resistant depression. Biol Psychiatry 65(4):267–275

Marchand WR, Yurgelun-Todd D (2010) Striatal structure and function in mood disorders: a comprehensive review. Bipolar Disord 12(8):764–785

Mayberg H, Lozano A et al (2005) Deep brain stimulation for treatment-resistant depression. Neuron 45(5):651–660

Mayberg HS (1997) Limbic-cortical dysregulation: a proposed model of depression. J Neuropsychiatry Clin Neurosci 9(3):471–481

Mogenson GJ, Swanson LW et al (1983) Neural projections from nucleus accumbens to globus pallidus, substantia innominata, and lateral preoptic-lateral hypothalamic area: an anatomical and electrophysiological investigation in the rat. J Neurosci 3(1):189–202

Nauta WJ, Domesick VB (1984) Afferent and efferent relationships of the basal gangliabasal ganglia. Ciba Found Symp 107:3–29

Nitschke JB, Sarinopoulos I et al (2009) Anticipatory activation in the amygdala and anterior cingulate in generalized anxiety disorder and prediction of treatment response. Am J Psychiatry 166(3):302–310

Nuttin B, Gybels J et al (2002) Deep brain stimulation for psychiatric disorders. Neurosurgery 51(2):519

O'Doherty J, Kringelbach ML et al (2001) Abstract reward and punishment representations in the human orbitofrontal cortex. Nat Neurosci 4(1):95–102

Papadimitriou GN, Dikeos DG et al (2007) Non-pharmacological treatments in the management of rapid cycling bipolar disorder. J Affect Disord 98(1–2):1–10

Puigdemont D, Perez-Egea R et al (2011) Deep brain stimulation of the subcallosal cingulate gyrus: further evidence in treatment-resistant major depression. Int J Neuropsychopharmacol:1–13

Rush AJ, Weissenburger JE (1994) Melancholic symptom features and DSM-IV. Am J Psychiatry 151(4):489–498

Sartorius A, Henn FA (2007) Deep brain stimulation of the lateral habenula in treatment resistant major depression. Med Hypotheses 69(6):1305–1308

Sartorius A, Kiening KL et al (2010) Remission of major depression under deep brain stimulationdeep brain stimulation of the lateral habenula in a therapy-refractory patient. Biol Psychiatry 67(2):e9–e11

Schlaepfer TE, Lieb K (2005) Deep brain stimulation for treatment of refractory depression. Lancet 366(9495):1420–1422

Schlaepfer TE, Cohen MX et al (2008) Deep brain stimulation to reward circuitry alleviates anhedonia in refractory major depression. Neuropsychopharmacology 33(2):368–377

Schoene-Bake JC, Parpaley Y et al (2010) Tractographic analysis of historical lesion surgery for depression. Neuropsychopharmacology 35(13):2553–2563

Schultz W (2004) Neural coding of basic reward terms of animal learning theory, game theory, microeconomics and behavioural ecology. Curr Opin Neurobiol 14(2):139–147

Sturm V, Lenartz D et al (2003) The nucleus accumbens: a target for deep brain stimulationdeep brain stimulation in obsessive-compulsive- and anxiety-disorders. J Chem Neuroanat 26(4):293–299

Tremblay LK, Naranjo CA et al (2005) Functional neuroanatomical substrates of altered reward processing in major depressive disorder revealed by a dopaminergic probe. Arch Gen Psychiatry 62(11):1228–1236

Wise RA (1996) Addictive drugs and brain stimulation reward. Annu Rev Neurosci 19:319–340

Wolf DH (2006) Anhedonia in schizophrenia. Curr Psychiatry Rep 8(4):322–328

第 10 章

人类抑郁障碍:腹囊/腹侧纹状体

Mayur Pandya，Andre Machado and Donald Malone

10.1 概述

多年来,消融手术是治疗严重神经精神疾病唯一可行的神经外科方法。诸如囊膜切开术、扣带回切开术和边缘白质切开术等干预措施提高了许多患者的生活质量,并为受困患者和家庭提供了重要的缓解措施。然而,这些损毁的不可逆转性使患者面临执行功能或其他认知功能下降的潜在风险,以及可能的行为不良影响(Ruck et al. ,2003)。20 世纪 90 年代末,随着脑深部刺激(DBS)治疗运动障碍的出现和成功,精神病学领域出现了类似的机会。

腹囊/腹侧纹状体(VC/VS)DBS 用于治疗重度抑郁障碍(MDD)源于对强迫障碍(OCD)的开创性工作。人类情绪和行为神经网络的解剖学基础,即丘脑皮质连接和前额叶-腹侧纹状体-腹侧苍白球-丘脑皮质回路与 OCD 的神经网络重叠(Modell et al. ,1989;Remijnse et al. ,2006;Carballedo et al. ,2011)。

DBS 在 VC/VS 靶向治疗 OCD 方面的潜在应用是由 Nuttin 等(1999)开创的,随后由 Greenberg 等(2006)进行宣传。囊膜切开术或内囊前肢(ALIC)消融

M. Pandya
Department of Psychiatry, Cleveland Clinic, 9500 Euclid Avenue-P57,
Cleveland, OH 44195, USA

A. Machado
Cleveland Clinic, Center for Neurological Restoration, 9500
Euclid Avenue-S31, Cleveland, OH 44195, USA

D. Malone (⊠)
Department of Psychiatry, Cleveland Clinic, 9500 Euclid Avenue-P57,
Cleveland, OH 44195, USA
e-mail：maloned@ccf.org

术，几十年来一直被 Leksell、Meyerson 和 Karolinska 小组广泛研究（Mindus et al.，1995；Leksell et al.，1978）。伽马囊切术的研究在美国取得了进展，并在布朗大学进行了进一步的研究（Rasmussen et al.，2000）。前部射频热囊切开术是一种立体定向的手术方法，手术中 ALIC 纤维被损坏，已证实这样可以减轻强迫症状和焦虑。这证实了通过 ALIC，包括投射到扣带回和中丘脑的纤维在控制情绪和行为方面的重要性。6 例 OCD 患者急性 VC/VS DBS 显示此回路的功能激活支持这一感兴趣区域的异常，并证明 DBS 可以调节其功能（Ruach et al.，2006）。Greenberg 等（2006）显示在 10 例 OCD 患者中，有 6 例在慢性腹侧 ALIC 刺激后症状得到改善以及可观察到情绪有所缓解，这为 VC/VS DBS 在情绪障碍中的研究打开了大门。在运动障碍中，DBS 已被证明是一种安全、可逆和可调节的损毁替代程序（Tasker et al.，1997）。DBS 允许通过调整刺激来管理不良影响，并且可以根据需要激活或停用这些效应。此外，与以前用于这个脑区的损毁技术不同，不可逆转的不利影响目前尚未显现（Greenberg et al.，2010）。

10.2 解剖学综述

要了解选择 VC/VS 靶点来研究 MDD 的基本原理，需要了解神经解剖结构及其相对位置。对单个区域的刺激会导致相邻结构的级联变化。此外，受体类型和密度在该区域的表达可能会增加或改变情感反应。

眶额叶皮质与丘脑背内侧核共享大量相互兴奋性投射。这种兴奋性的相互通信是由一个较长的环路调控的，由从前额叶皮质投射到腹侧纹状体的纤维发起，然后通过腹侧苍白球和丘脑进行处理。这种环路——长环和短环，起源于眶额皮质——高度参与个体对情绪和情感行为的控制，以及假设的精神疾病发病机制（Modell et al.，1989）。

密集排列的纤维束通过 ALIC——连接眶额叶皮质到内侧丘脑和腹侧纹状体区域——使之成为一个良好的立体定向靶点，影响与情绪行为控制相关的通路。腹侧纹状体区也有邻近的结构，如终纹床核、前联合和伏隔核，这些结构被认为与抑郁的压力相关，也与奖赏动机成分有关（Forray et al.，2004），可能是通过来自边缘叶的传入而输入的。鉴于电流可能扩散到这些区域，这些结构和相关途径可能参与了 DBS 反应的机制。

当前的 DBS 电极导线为四极。每个电极触点的高度和触点之间的间距因不同的引线模型而不同。有些电极导线模型的接触范围很长，从腹侧纹状体的腹侧延伸到背侧 ALIC。刺激可以调整，以使每个电极触点都可以被独立激活。

因此,VC/VS 区域的组织局部解剖在不同刺激环境下产生的响应中起着至关重要的作用。此外,程控仪还可以调节刺激的幅度以及每个电脉冲的频率和宽度。根据我们的经验,最远端的触点,大概是在腹侧纹状体和腹侧 ALIC 部位的触点,会产生最强烈的情绪变化——包括情绪升高、发出笑声和言语增加——以及精力和警觉性增加,还会有其他常见但不利的反应,可能包括头晕和焦虑(Machado et al.,2009)。在侧向的基础上也能注意到差异。除了直接刺激这些靶点外,还推测急性情绪变化是由于扩散到邻近的白质束,如穹窿、前联合、内囊或扩展杏仁核。孤立的反应也可能包括温暖和潮红的感觉,这可以通过对下丘脑的投射来解释。更背侧的电极触点位于 ALIC 的主轴,它作为阴极激活时将导致有限的情绪变化与不一致和相对最小的任何类型反应。

VC/VS 除了具有丰富的解剖联系外,还具有较高表达的可促进情绪反应的5-羟色胺受体。ALIC 有连接膝下扣带和眶额皮质的通道纤维,这些纤维的刺激可能导致 5-羟色胺的调控(Lujan et al.,2008)。其他研究也支持腹侧纹状体对情绪的调节,证实了如 MDD 的情绪障碍中腹侧纹状体 5-羟色胺受体功能的异常降低(Murrough et al.,2011),在患有产后抑郁障碍的母亲中,表现出对奖赏刺激的不良持续腹侧纹状体反应(Moses-Kolko et al.,2011)。正如下一节所讨论的那样,VC/VS 靶点的响应范围和变化可能进一步取决于 DBS 所使用的刺激模式、所选择的活动触点和设置。

10.3　VC/VS 治疗抑郁障碍的程控

目前,对于抑郁状态下 DBS 程控尚无一致的指导原则或算法。根据我们诊所过去 10 年中在 VC/VS 接受 DBS 电极植入治疗抑郁障碍的 16 例患者的经验,我们能够勾勒出可能有助于这一人群程控的趋势和共同反应。

程控的第一步是在植入前进行适当的病人选择。受另一种主要共患精神疾病(如双相情感障碍、精神分裂症、活性物质依赖)的 MDD 患者没有在这个靶点上进行评估。此外,虽然人格障碍在我们的队列中并不是一个排除性的标准,但那些患有严重人格障碍的人应该受到严格的评价,特别是在冲动风险很高的情况下。

在进行任何治疗程控之前最好先进行初步的阴极测量,无论是在术中,还是随后在办公室正式测量(Malone et al.,2009a,b)。术中测量可能是短暂的,但其目的是确保在刺激靶点内没有明显的副作用。术后恢复后,应对具有不同脉宽的各种触点组合进行大量测量,目的是建立和记录最有效的治疗反应以及副作用阈值。测量应从单侧单极开始,逐步发展为包括双极配置的双侧测量。理想情况下,应将远端阴极与近端阳极触点组合配对在一起,包括内部脉冲发生器。系统和全面地评估刺激反应,无论是病人报告的还是临床观察的,对于指导未来的程控决策都是必不可少的。根据我们的经验,这项测量最好在 3～5 天内进行,每天最多 2 小时,以避免病人疲劳,并尽量减少其对程控效果准确反馈的影响。保存日志是很有帮助的,这样以后每个触点和刺激设置都可以与行为效果相关联,以便为长期程控选择最佳的设置。

一旦评估了刺激参数并仔细记录了响应,则应对最有效的设置进行程控。尽管最稳健的反应似乎出现在双侧刺激时,但必须记住,在某些情况下刺激可能涉及单侧刺激和/或单极配置,这些配置通常用于最大限度地减少不良影响。此外,在一次随访期间过度向上滴定刺激(通常增加超过 3 V)应特别谨慎,因为在程控时响应可能会延迟且不会立即表现出来。建议在程控会话后采用更保守的"等待时间"(即 30～45 分钟)滴定,以尽量减少负面反应并捕获任何延迟的影响。虽然其目的是改善情绪以治疗抑郁障碍,但也有可能引发轻躁狂症。情绪改善的增加也应谨慎,因为目的是恢复正常,而不是达到异常的平台期。程控医师一次随访期间表现出情绪显著改善的患者,如果维持相同的设置,随后仍有进入轻躁狂症的风险。这就是作者更倾向于采取更谨慎的方法的原因之一。

在某些情况下,长期的情绪改善可能是不够的或短暂的。各种策略,如激活多个阴极触点,以及操纵脉冲宽度和/或采用间歇("循环")刺激以实现一个更持续的反应可能是值得的。在其他时候,较高电压下的刺激可能会产生期望的重叠体感效应或自主神经过度活跃。在这些情况下,调整刺激频率、反转触点极性和/或使用小增量(即 0.1 V)的刺激滴定,可通过相对保留情感改善来减弱这些反应。最后,虽然在许多个体中电压滴定与情绪反应之间似乎存在线性关系,但有些患者可能会表现出平台效应。在某些情况下,超过阈值电压的进一步增加可能会产生自相矛盾的效果。在最初的测试中确定这些阈值可以最大限度地减少任何意外的反应。

程控随访的频率是可变的,并且取决于许多因素,包括症状或疾病的严重程度、对程控更改的响应率,以及病人的方便情况。在任何程控变化之后,密切监测变化(通过电话或面对面的随访)有助于发现副作用。此外,应进行平行药物调整,以优化反应并尽量减少进一步的情绪恶化。在这个时候,完全依赖 DBS来获得一段较长时间的情绪响应是不可取的。对大多数病人来说,药物和/或心理治疗有助于增强他们正在接受的治疗。

定期的硬件维护包括经常评估治疗阻抗,监测电池更换,并确保有安全措施来限制治疗的中断。应评估阻抗以确保提供充分和安全的治疗。每次程控随访时,应记录所有触点的阻抗检查。电池的更换取决于所递送的电流量和所涉及的阻抗。使用多个触点的高幅度刺激可能比在较低电压下的刺激更快地耗尽电池。在我们的队列中,大多数患者的平均电池寿命为 10～18 个月,因此电池更换的频率相对较高。电池技术的进步,如充电功能的改进,可能允许延长电池更换之间的使用期。最后,应对每个患者进行有关植入 DBS 装置的安全措施的教育,包括从磁共振成像扫描到可能导致治疗中断或对患者造成伤害风险的其他环境电磁源的损伤和对身体的伤害。

10.4　最新结果

Malone 等(2009 a,b)在一项多中心、开放性研究中展示了 VC/VS 刺激治疗 MDD 的长期临床效果。15 例长期难治性 MDD 患者(男 4 例,女 11 例,年龄 18～55 岁),在 VC/VS 区三个位点进行 DBS 电极植入。这些电极引线按 ALIC 背侧轨迹植入,最远端触点(0)位于前联合水平以下的腹侧纹状体。在积极的情绪获益和无不良影响的基础上进行长期参数选择,而患者并不知晓刺激设置。研究中大多数患者以最远电极(0,1,或两者兼具)作为阴极,神经刺激器或电极 3 被程控配置为阳极。刺激频率为 100 Hz 或 130 Hz,脉冲宽度一般为 90 μs 或 210 μs。最后随访时的平均刺激参数为:幅度 6.7($\pm$1.8) V,脉宽 113.0 ($\pm$45.0) μs,频率 127.0($\pm$11.1) Hz。

直至本文发表时,最长的随访期为 51 个月,平均随访时间为 23.5($\pm$14.9) 个月。在研究过程中,这一高度治疗耐受人群的抑郁症状明显减少。同时,对整个群体的平均整体功能评分显著增加。6 例患者共报告了 25 次严重不良事件,相当于 353 个人月。6 例中有 4 例与 DBS 有关,包括 3 次情绪变化(轻躁狂和/或抑郁)是对刺激参数调整的反应。所有患者至少有 6 个月的有效刺激,超过 2/3 的患者有一年的随访。根据最后观察的主要测量结果,5 例患者符合缓解标准,8 例患者符合应答标准。

补充数据——包括另外两例患者(n=17)和平均随访 37.4 个月——表明 Montgomery-Asberg 抑郁评分量表评分在 3 个月时平均下降 52.7%,6 个月时平均下降 48.8%,12 个月时平均下降 54.8%,最后一次随访时为 59.2%(Malone et al.,2009a,2009b)。此外,在植入后的第一年,自杀率(73.3%)显著下降,其中最显著的下降发生在刺激的第 1 个月(Malone et al.,2008)。这些都是开放性研究的结果。表明 VC/VS DBS 在治疗难治性抑郁障碍患者中是安全的。其他对照研究,包括一项正在进行的研究,将进一步评估该疗法的疗效。

10.5　结论

　　这种新兴疗法的发展取决于神经外科技术和病人选择方面的进步,以及我们对靶点区域所涉及的回路的进一步了解。到目前为止,使用 VC/VS DBS 治疗精神疾病的安全性比损毁过程更好;然而,对长期 DBS 患者的认知功能进行持续的前瞻性评估是非常必要的。进一步的经验可能使研究人员能够通过靶向和/或操纵刺激参数来改善治疗的实施和结果。

参考文献

Carballedo A, Scheuerecker J, Meisenzahl E, Schoepf V, Bokde A, Möller HJ, Doyle M, Wiesmann M, Frodl T (2011) Functional connectivity of emotional processing in depression. J Affect Disord 134(1–3):272–9

Forray MI, Gysling K (2004) Role of noradrenergic projections to the bed nucleus of the stria terminalis in the regulation of the hypothalamic-pituitary-adrenal axis. Brain Res Rev 47(1–3):145–160

Greenberg BD, Malone DA, Friehs GM, Rezai AR, Kubu CS, Malloy PF, Salloway SP, Okun MS, Goodman WK, Rasmussen SA (2006) Three-year outcomes in deep brain stimulation for highly resistant obsessive-compulsive disorder. Neuropsychopharmacology 31(11):2384–2393

Greenberg BD, Gabriels LA, Malone DA Jr, Rezai AR, Friehs GM, Okun MS, Shapira NA, Foote KD, Cosyns PR, Kubu CS et al (2010) Deep brain stimulation of the ventral internal capsule/ventral striatum for obsessive-compulsive disorder: worldwide experience. Mol Psychiatry 15(1):64–79

Leksell L, Backlund EO (1978) [Radiosurgical capsulotomy—a closed surgical method for psychiatric surgery]. Lakartidningen 75(7):546–547

Lujan JL, Chaturvedi A, McIntyre C (2008) Tracking the mechanisms of deep brain stimulation for neuropsychiatric disorders. Front Biosci 13:5892–5904

Machado A, Haber S, Sears N, Greenberg B, Malone D, Rezai A (2009) Functional topography of the ventral striatum and anterior limb of the internal capsule determined by electrical stimulation of awake patients. Clin Neurophysiol 120(11):1941–1948

Malone DA, Dougherty DD, Rezai AR, Carpenter LL, Friehs GM, Eskandar EN, Rauch SL, Rasmussen SA, Machado AG, Kubu CS et al (2009a) Deep brain stimulation of the ventral capsule/ventral striatum for treatment-resistant depression. Biol Psychiatry 65(4):267–275

Malone DA, Dougherty DD, Rezai AR, Carpenter LL, Friehs GM, Eskandar EN, Rauch SL, Rasmussen SA, Machado AG, Kubu CS et al (2009b) Deep brain stimulation of the ventral capsule/ventral striatum for treatment-resistant depression. American Psychiatric Association Annual Meeting, San Francisco, CA, May 2009

Mathews M, Greenberg B, Dougherty D, Rezai A, Carpenter L, Kubu C, Malone D (2008) Change in suicidal ideation in patients undergoing DBS for depression. American Society for Stereotactic and Functional Neurosurgery Biannual Meeting, Vancouver, Canada, June 2008

Mindus P, Meyerson BA (1995) Anterior capsulotomy for intractable anxiety disorders. In: Schmidek H, Sweet W (eds) Operative neurosurgical techniques, 3rd edn. W.B. Saunders Company, Philadelphia, pp 1443–1455

Modell JG, Mountz JM, Curtis GC, Greden JF (1989) Neurophysiologic dysfunction in basal ganglia/limbic striatal and thalamocortical circuits as a pathogenetic mechanism of obsessive-compulsive disorder. J Neuropsychiatry Clin Neurosci 1(1):27–36

Moses-Kolko EL, Fraser D, Wisner KL, James JA, Saul AT, Fiez JA, Phillips ML (2011) Rapid habituation of ventral striatal response to reward receipt in postpartum depression. Biol Psychiatry 70(4):395–399

Murrough JW, Henry S, Hu J, Gallezot JD, Planeta-Wilson B, Neumaier JF, Neumeister A (2011) Reduced ventral striatal/ventral pallidal serotonin1B receptor binding potential in major depressive disorder. Psychopharmacology 213(2–3):547–553

Nuttin B, Cosyns P, Demeulemeester H, Gybels J, Meyerson B (1999) Electrical stimulation in anterior limbs of internal capsules in patients with obsessive-compulsive disorder. Lancet 354(9189):1526

Rasmussen S, Greenberg B, Mindus P, Friehs G, Noren G (2000) Neurosurgical approaches to intractable obsessive-compulsive disorder. CNS Spectr 5(11):23–34

Rauch SL, Dougherty DD, Malone D, Rezai A, Friehs G, Fischman AJ, Alpert NM, Haber SN, Stypulkowski PH, Rise MT et al (2006) A functional neuroimaging investigation of deep brain stimulation in patients with obsessive-compulsive disorder. J Neurosurg 104(4):558–565

Remijnse PL, Nielen MM, van Balkom AJ, Cath DC, van Oppen P, Uylings HB, Veltman DJ (2006) Reduced orbitofrontal-striatal activity on a reversal learning task in obsessive-compulsive disorder. Arch Gen Psychiatry 63(11):1225–1236

Ruck C, Andreewitch S, Flyckt K, Edman G, Nyman H, Meyerson BA, Lippitz BE, Hindmarsh T, Syanborg P, Mindus P et al (2003) Capsulotomy for refractory anxiety disorders: long-term follow-up of 26 patients. Am J Psychiatry 160(3):513–521

Tasker RR, Munz M, Junn FS, Kiss ZH, Davis K, Dostrovsky JO, Lozano AM (1997) Deep brain stimulation and thalamotomy for tremor compared. Acta Neurochir Suppl 68:49–53

第 11 章

抑郁障碍动物模型中的脑深部刺激

Brian W. Scott，José N. Nobrega and Clement Hamani

11.1 概述

抑郁障碍是一种严重的致残性疾病，其 6 个月的患病率约为 5%，给社会带来巨大的经济和社会代价(Depression Guideline Panel，1993a)。一线治疗方案包括药物治疗和心理治疗，60%~70%的患者对这些治疗方式反应良好。然而，这意味着 30%~40%的患者无法接受治疗，因此需要采取替代策略，例如其他类型的药物、电休克治疗和/或旨在增强常规抗抑郁药物治疗效果的增强方案(Depression Guideline Panel，1993b；Guze et al.，1970)。对上述治疗方案仍无效的患者在使用脑深部刺激(DBS)后显示出了有希望的结果(Bewernick et al.，2010；Lozano et al.，2008；Malone et al.，2009)。治疗方式是通过长期植入电极将电流传送到特定的大脑部位。与立体定向病变相比，DBS 的一个主要优点是刺激的潜在副作用通常可以通过改变刺激参数(如电流幅度)或停止治疗来管理。与非侵入性刺激程序相比，DBS 的一个优点是能够针对小的、解剖学定义的脑区来治疗。迄今为止，研究的刺激靶点包括胼胝体扣带回(Lozano et al.，2008；Mayberg et al.，2005)、丘脑下脚(Jimenez F et al.，2005)、伏隔核(NAc)(Bewernick et al.，2010；Schlaepfer et al.，2008)、内囊前肢(Malone et al.，

B. W. Scott, J. N. Nobrega and C. Hamani (✉)
Neuroimaging Research Section，Centre for Addiction and Mental Health，
250 College Street，Toronto，ON M5T 1R8，Canada
e-mail：clement. hamani@uhn. on. ca

C. Hamani
Division of Neurosurgery，Toronto Western Hospital，399 Bathurst Street，
Toronto，ON M5T 2S8，Canada

2009)和外侧缰核(Sartorius et al. ,2010)。

大多数检验 DBS 的研究都是在抑郁障碍患者的临床研究中进行的。很少有试图对 DBS 在动物模型中的抗抑郁作用机制进行研究。在本章中,我们将回顾动物数据,检验 DBS 在抑郁障碍实验模型中的应用。

11.2 DBS 在动物模型中的应用

在使用动物模型设计 DBS 研究时,重要的考虑因素包括靶点的选择、刺激参数和动物模型。啮齿类动物(大鼠和小鼠)经常被使用,因为研究者们已对它们的大脑解剖学、生理过程和行为方面积累了丰富的知识。

11.2.1 DBS 靶点

眶内和内侧前额叶网络内的结构或连接这些结构的纤维通路是抑郁障碍 DBS 治疗的典型靶点(Ongur et al. ,2000;Price et al. ,2010)。针对这些结构的理论依据是从脑成像和脑损伤的临床报告中获得的知识,以及目前对特定神经递质系统参与抑郁障碍的理解(Malone et al. ,2009;Mayberg et al. ,2005;Jimenez F et al. ,2005;Schlaepfer et al. ,2008;Sartorius et al. ,2010;Hamani et al. ,2010)。

虽然 DBS 靶点的选择部分是基于现有的人类抑郁机制理论,但将这些理论转化为动物模型以选择靶点结构可能并不简单。这主要是由于不同物种在大脑解剖上的差异。例如,前额叶皮质的解剖在不同物种之间有很大的不同,人类和啮齿类动物之间的结构对应也有一定的争议(Heidbreder et al. ,2003;Uylings et al. ,2003)。然而,根据解剖学联系和细胞结构特征,腹内侧前额叶皮质(vmPFC;包括边缘下皮质 ILC 和腹侧前叶皮质 vPLC)的腹侧被普遍认为与人类膝下扣带的解剖学相关(Gabbott et al. ,2003;Takagishi et al. ,1991)。

NAc 由两个主要区域组成,即核区和壳区。这些在形态学、神经化学和解剖投射的基础上是明显不同的。虽然 NAc 核与背侧纹状体相似,但壳层与延伸的杏仁核关系更为密切。与核相比,壳层的钙结合蛋白染色较弱,但 μ 阿片受体和多巴胺受体更丰富(Basar et al. ,2010;Heimer et al. ,1997)。人类 DBS 研究主要针对 NAc 核心。

在啮齿类动物中,额叶区的主要纤维通路包括小钳和前联合。在啮齿类动物中,内囊前肢和丘脑下脚未发育。

外侧缰核是奖赏和强化回路中的重要结构。它向杏仁核和腹侧被盖区(VTA)发送广泛的投射。

11.2.2　刺激设置

将 DBS 用于抑郁障碍动物模型的临床前研究已被用于研究这种治疗的抗抑郁作用机制，以及描述诱导行为反应的最佳设置。与临床情景类似，我们更详细地研究了改变三个主要参数——频率、脉宽和电流幅值——的影响。

通过改变刺激频率，可能会影响刺激所募集的神经成分以及结果。总之，在阴极短脉冲低频刺激中，所有的神经成分都能以一种时间锁定的方式跟随刺激模式。然而，在高频（例如，100 Hz 以上），DBS 产生了一系列复杂的效应，可以在电极附近从功能上抑制神经元种群到刺激轴突通路（Vitek，2002）。研究已经证明，DBS 可以通过后一种机制或通过长期的代偿性改变来调节远离刺激部位的脑区活动。

为了确定合适的电流幅值这里提出了几种方法。其中一种方法是确定每只大鼠出现副作用的阈值，然后在治疗期间使用稍微低一点的强度。当没有注意到副作用时，可能会考虑在近似于人类使用的电荷密度的水平上传递电流。电荷密度反映了通过电极暴露表面在每个脉冲中传递的电流幅度和脉冲持续时间的乘积（1 A×1 s＝1 C）。动物研究中常用的脉冲宽度类似于临床实践中使用的脉冲宽度（即 60～210 μs）。虽然通过计算电荷密度来选择电流并不理想，但它有助于避免产生高电荷密度的幅度和可能显著高于人类使用的剂量。

在物种间的转化研究中，同样重要的是靶点的细胞结构、刺激部位的灰质和白质的比例，以及神经成分与电极的距离。神经成分相对于电极的定位也会影响这些成分的激活方式（Ranck，1975）。

11.2.3　行为测试

慎重地讲，选择行为测试来评估 DBS 的抗抑郁作用没有使用动物模型能更充分地模拟人类抑郁状态的各个方面。通常用于研究 DBS 对啮齿动物作用的测试被认为适用于测量抗抑郁作用和/或抗快感缺乏行为。

强迫游泳实验（FST）已经在药理学上得到了相当程度的验证，并被广泛用于筛选各种干预措施的抗抑郁活性（Cryan et al.，2005；Detke et al.，1995；Krahl et al.，2004；Li et al.，2007；Porsolt et al.，1977；Temel et al.，2007）。FST 在大鼠中的应用通常包括连续两天或隔几天进行两次实验。在第一次实验中，将大鼠置于装满水的透明圆柱体中 15 min（后肢和尾巴不能接触容器底部）。第二天，再将大鼠置于水中进行 5 min 的游泳实验，期间进行以下行为的评分：①不动——极小的前爪动作，后肢和尾巴偶尔运动，以保持身体的漂浮；②游泳——主要是水平平面上的运动；③攀爬——主要是大鼠沿圆柱体壁向上爬时的运动(Detke et al. ,1995)。

通常在两次实验之间对大鼠进行治疗,当观察到不动评分下降时可以推断出抗抑郁作用。与抗抑郁药物在患者中可能需要数周才能出现的临床效果不同,FST 中的抗抑郁反应可在 1 天内出现。这使得本实验不适合长期抗抑郁治疗机制的研究。然而,FST 已经被证明具有很强的预测效度,因为大多数临床上有效的抑郁治疗方法都是通过这个测试来检测的。因此,由于其相对简单,FST 已成为最常用的抗抑郁活性筛选法。

另一个常用的模型是获得性依赖(LH)。通常情况下,进行 LH 实验的动物首先暴露在单一的不可避免的压力下(例如脚部冲击)。在此之后的实验,动物可以从压力中逃脱或避免压力。与非压力对照组相比,暴露于不可避免的压力下的啮齿动物在学习逃避反应方面有明显的缺陷。

DBS 效应也被用做范式来研究欣快状态。其中之一就是所谓的慢性轻度压力,也被称为慢性不可预测压力(CUS)。在 CUS 期间,啮齿类动物会在数周内承受一系列不可预测的压力。随着时间的推移,它们对蔗糖或其他甜味溶液的天然偏好下降,这被认为是一种类似于快感缺乏的行为(Banasr et al. ,2007;Willner,2005;Willner et al. ,1987)。在临床情况下,抗抑郁药物只有在长期使用时才能有效地治疗接受 CUS 的动物。随着 CUS 持续数周,可以探索与行为反应相关的慢性机制。

11.2.4　脑深部刺激:实验准备的结果

在实验室里,我们主要研究 vmPFC 刺激的效果。总的来说,我们发现与对照组相比,该区域的 DBS 导致 FST 的不动评分下降了 45%(图 11.1)(Hamani et al. ,2010a)。这种反应程度上与抗抑郁药氯丙咪嗪的反应相似。如前所述,高频刺激作用的可能机制可能与局部神经元的功能失活和通过刺激电极附近的纤维通路调节靶点末梢的结构有关(Vitek,2002),用化学或射频损毁方法研究了 vmPFC 在 FST 中的失活作用。局灶注射 $GABA_A$ 激动剂毒蝇蕈醇可短暂抑制局部细胞,而射频损毁则完全破坏细胞并破坏局部细胞结构。虽然这两种治疗都在一定程度上诱导了抗抑郁作用(Hamani et al. ,2010a;Slattery et al. ,2010),但这些影响的程度不像 vmPFC DBS 之后所观察到的那样明显。因此,在 vmPFC 中,除局部靶点失活外,其他机制可能对 DBS 的抗抑郁作用也很重要。

鹅膏蕈氨酸(ibotenic acid, IBO)是一种众所周知的毒素,主要损伤神经细胞体,同时使通过的纤维保持完整。以 IBO 损毁 vmPFC 的动物在 FST 中似乎没有抗抑郁反应(Hamani et al. ,2010a;Banasr et al. ,2010)。相比之下,IBO 损毁 vmPFC 并在同一靶点接受 DBS 的大鼠则表现出与单纯 DBS 类似的抗抑郁

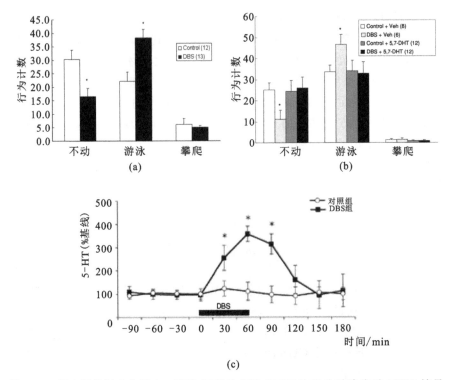

图 11.1 腹内侧前额叶皮质(vmPFC)深部脑刺激(DBS)的强迫游泳实验(FST)结果。(a)在行为实验中,给予大鼠 130 Hz、90 μs 和 100 μA 的 vmPFC DBS。评分时,每 5 s 记录一次(最大得分为 60 分),记录 FST 5 min 内的主要行为(不动、游泳或攀爬)。与对照组相比,接受 vmPFC DBS 的动物的不动性显著减少,这是抗抑郁反应的标志($p=0.006$)。(b)用 5 -羟色胺能神经元的毒素 5,7 -二羟色胺(5,7 - DHT)对动物进行中缝显微注射,未观察到 vmPFC DBS 的抗抑郁作用。仅 DBS 和中缝空白注射组动物的不动评分下降($p=0.02$,与对照组比较)。(c)vmPFC DBS 持续 1h(水平条)与用微透析法检测海马 5 -羟色胺(5-HT)含量增加 4 倍相关。只有在停止刺激后 150 min,才观察到恢复到基线水平的情况。在(a)和(b)中,括号中的数字代表每组动物的数量。Veh:抗坏血酸空白注射。(转载自 Hamani et al.,2010,经 Elsevier 许可使用)

反应(Hamani et al.,2010a)。这些数据提示,在刺激位点附近的纤维通路的调控可能对 vmPFC DBS 在 FST 中起主要作用。然而,值得注意的是,IBO 损毁也避免了局部胶质细胞的损伤,这些细胞也参与了抑郁障碍和抗抑郁治疗的机制(Banasr et al.,2010;Banasr et al.,2008)。

根据我们的初步发现,我们决定探索以前额叶内侧皮质为刺激靶点的 DBS 在 FST 中引起的抗抑郁样反应。电极植入不同组动物,无论是在前肢皮质或在

ILC。虽然对前一区域的刺激与积极的结果有关,但接受 ILC DBS 治疗的动物只具有不动评分下降的趋势(Hamani et al.,2010b)。除了刺激部位外,我们还发现 DBS 的有效性可能是刺激电流和频率的函数。在 FST 中,目前大鼠抗抑郁效应的范围近似于人类使用的范围(例如,等效电荷密度)。此外,超过某一阈值的电流幅度增加与抗抑郁反应减少有关。提高目前的幅度是一个常用的策略,试图在临床设置改善患者的结果。我们的结果表明,这种策略未必是最好的方法。当我们改变给予大鼠的刺激频率时,我们发现 130 Hz 刺激在改善 FST不动评分方面比 20 Hz 更有效(Hamani et al.,2010b)。这一结果与关于 DBS在治疗运动障碍、疼痛和癫痫等应用中的报道结果一致,这些应用中的高频刺激也被发现比低频刺激更有效(Hamani et al.,2010)。在临床实践中,DBS 是典型的双侧应用。然而,我们发现单侧刺激左 vmPFC 和双侧刺激一样有效,而单侧刺激右侧 vmPFC 则无效(Hamani et al.,2010b)。如果患者的单侧刺激是有效的,那么单电极的植入就足够了,且可能会减少手术相关并发症的发生。

DBS 的抗抑郁和抗快感缺乏效应也在其他靶点中得到了探索。在一项初步研究中,Friedman 等(2009)在 naïve 大鼠和 Flinders 大鼠(容易出现抑郁样行为)中刺激 VTA。在模仿细胞核神经元放电模式的设置下(Friedman et al.,2009),DBS 在行为测试前执行 20 min,以几种不同的范式诱发抗抑郁反应,特别是在 Flinders 大鼠中,包括 FST、新奇探索、社会互动测试和蔗糖消耗(Friedman et al.,2009)。最近,电极被植入 vPLC 或背侧前肢皮层以及接受 CUS 大鼠的 NAc(Gersner et al.,2010)。以 20 Hz 的 5 s 脉冲每天 10 min 在序列间停顿 10 天的方式刺激 vPLC 或 NAc 而不刺激背侧前肢皮层,以诱导抗抑郁/抗快感缺乏效应(Gersner et al.,2010)。最近,Friedman 等(2010,2011)研究了 LH刺激在药物成瘾和蔗糖自给药模型中的作用。在这些研究中,LH 刺激确实导致了 FST 的抗抑郁作用,并导致蔗糖自给药减少(Friedman et al.,2010,2011)。

11.2.5　DBS 效应的神经化学底物

选择性 5-羟色胺(5-HT)和去甲肾上腺素再摄取抑制剂在临床实践和抑郁动物模型中是有效的抗抑郁药物(Cryan et al.,2005;Porsolt et al.,1978)。从vmPFC 到中缝核的投射和蓝斑调控这些结构的活动(Takagishi et al.,1991;Gabbott et al.,2005;Vertes,1991;Jodo et al.,1998)影响 5-羟色胺在多个脑区的释放(Segal et al.,2007;Juckel et al.,1999)。

我们实验室的研究发现,vmPFC DBS 在 FST 中的抗抑郁作用可以被5-HT而不是去甲肾上腺素完全消除(图 11.1)(Hamani et al.,2010a)。此外,我们和其他人发现,电刺激 vmPFC 诱导使不同脑区 5-HT 的释放显著增加(图 11.1)

(Hamani et al.,2010a;Juckel et al.,1999)。确切地说,目前尚不清楚 vmPFC 刺激对 5-HT 释放的影响。然而,它可能涉及对从前额叶皮质到中缝核投射的调控,而中缝核参与了 5-HT 的合成和释放。这一假设得到了以下事实的支持:FST 中的强抗抑郁反应是通过刺激前额叶区域获得的,该区域具有高密度的神经元投射到中缝核(Hamani et al.,2010b,2011;Gabbott et al.,2005)。vmPFC 调控中缝核 5-HT 释放的直接证据尚未获得。

脑源性神经营养因子(BDNF)也被认为在抑郁障碍和抗抑郁治疗中起着重要作用(Friedman et al.,2009;Gersner et al.,2010)。抑郁障碍患者显示 BDNF 水平下降,而遭受长期压力的啮齿类动物也同样如此(Shimizu et al.,2003;Smith et al.,1995;Nibuya et al.,1995)。抗抑郁药物治疗已显示在几个脑区有 BDNF 水平上升(Nibuya et al.,1995;Altar et al.,2003)。vPLC、NAc 和 VTA 中的 DBS 可增加遭受长期轻度压力的啮齿类动物和 Flinders 大鼠的 BDNF 水平(Friedman et al.,2009;Gersner et al.,2010)。此外,vPLC DBS 还表明 BDNF 水平与啮齿类动物的蔗糖消耗呈正相关(Friedman et al.,2009;Gersner et al.,2010)。

11.3　总结

在多个脑靶点上使用 DBS 的临床试验表明,DBS 对治疗耐受性抑郁障碍患者有很好的结果。这些作用的机制尚不清楚,最有效的治疗结果的最佳结构和刺激参数也是如此。动物模型 DBS 允许对其机制和临床相关的治疗范式进行一些快速而详细的研究,然后可以用来帮助设计治疗策略。

致谢和利益冲突:实验工作得到了来自大脑和行为研究基金会(NARSAD)、安大略精神健康基金会和加拿大健康研究所的部分资金的支持。C. H. 是 St. Jude Medical 的顾问。

参考文献

Altar CA, Whitehead RE, Chen R, Wortwein G, Madsen TM (2003) Effects of electroconvulsive seizures and antidepressant drugs on brain-derived neurotrophic factor protein in rat brain. Biol Psychiatry 54:703–709

Banasr M, Duman RS (2008) Glial loss in the prefrontal cortex is sufficient to induce depressive-like behaviors. Biol Psychiatry 64:863–870

Banasr M, Valentine GW, Li XY, Gourley SL, Taylor JR, Duman RS (2007) Chronic unpredictable stress decreases cell proliferation in the cerebral cortex of the adult rat. Biol Psychiatry 62:496–504

Banasr M, Chowdhury GM, Terwilliger R, Newton SS, Duman RS, Behar KL et al (2010) Glial pathology in an animal model of depression: reversal of stress-induced cellular, metabolic and behavioral deficits by the glutamate-modulating drug riluzole. Mol Psychiatry 15:501–511

Basar K, Sesia T, Groenewegen H, Steinbusch HW, Visser-Vandewalle V, Temel Y (2010) Nucleus accumbens and impulsivity. Prog Neurobiol 92:533–557

Bewernick BH, Hurlemann R, Matusch A, Kayser S, Grubert C, Hadrysiewicz B et al (2010) Nucleus accumbens deep brain stimulation decreases ratings of depression and anxiety in treatment-resistant depression. Biol Psychiatry 67:110–116

Cryan JF, Valentino RJ, Lucki I (2005) Assessing substrates underlying the behavioral effects of antidepressants using the modified rat forced swimming test. Neurosci Biobehav Rev 29:547–569

Depression Guideline Panel (1993a) Depression in primary care: vol 1 detection and diagnosis (Clinical Guideline No 5, AHCPR Publication No 93-0550). US: Department of Health and Human Services, Public Health Service, Agency for Health Care Policy and Research, Rockville

Depression Guideline Panel (1993b) Depression in primary care: vol 2 treatment of major depression (Clinical Guideline No 5, AHCPR Publication No 93-0551). US: Department of Health and Human Services, Public Health Service, Agency for Health Care Policy and Research, Rockville

Detke MJ, Rickels M, Lucki I (1995) Active behaviors in the rat forced swimming test differentially produced by serotonergic and noradrenergic antidepressants. Psychopharmacology (Berl) 121:66–72

Friedman A, Frankel M, Flaumenhaft Y, Merenlender A, Pinhasov A, Feder Y et al (2009) Programmed acute electrical stimulation of ventral tegmental area alleviates depressive-like behavior. Neuropsychopharmacology 34:1057–1066

Friedman A, Lax E, Dikshtein Y, Abraham L, Flaumenhaft Y, Sudai E et al (2010) Electrical stimulation of the lateral habenula produces enduring inhibitory effect on cocaine seeking behavior. Neuropharmacology 59:452–459

Friedman A, Lax E, Dikshtein Y, Abraham L, Flaumenhaft Y, Sudai E et al (2011) Electrical stimulation of the lateral habenula produces an inhibitory effect on sucrose self-administration. Neuropharmacology 60:381–387

Gabbott PL, Warner TA, Jays PR, Bacon SJ (2003) Areal and synaptic interconnectivity of prelimbic (area 32), infralimbic (area 25) and insular cortices in the rat. Brain Res 993:59–71

Gabbott PL, Warner TA, Jays PR, Salway P, Busby SJ (2005) Prefrontal cortex in the rat: projections to subcortical autonomic, motor, and limbic centers. J Comp Neurol 492:145–177

Gersner R, Toth E, Isserles M, Zangen A (2010) Site-specific antidepressant effects of repeated subconvulsive electrical stimulation: potential role of brain-derived neurotrophic factor. Biol Psychiatry 67:125–132

Guze SB, Robins E (1970) Suicide and primary affective disorders. Br J Psychiatry 117:437–438

Hamani C, Nobrega JN (2010) Deep brain stimulation in clinical trials and animal models of depression. Eur J Neurosci 32:1109–1117

Hamani C, Diwan M, Macedo CE, Brandao ML, Shumake J, Gonzalez-Lima F et al (2010a) Antidepressant-like effects of medial prefrontal cortex deep brain stimulation in rats. Biol Psychiatry 67:117–124

Hamani C, Diwan M, Isabella S, Lozano AM, Nobrega JN (2010b) Effects of different stimulation parameters on the antidepressant-like response of medial prefrontal cortex deep brain stimulation in rats. J Psychiatr Res 44:683–687

Hamani C, Diwan M, Raymond R, Nobrega JN, Macedo CE, Brandao ML et al (2011) Electrical brain stimulation in depression: which target(s)? Biol Psychiatry 69:e7–e8

Heidbreder CA, Groenewegen HJ (2003) The medial prefrontal cortex in the rat: evidence for a dorso-ventral distinction based upon functional and anatomical characteristics. Neurosci Biobehav Rev 27:555–579

Heimer L, Alheid GF, de Olmos JS, Groenewegen HJ, Haber SN, Harlan RE et al (1997) The accumbens: beyond the core-shell dichotomy. J Neuropsychiatry Clin Neurosci 9:354–381

Jimenez F, Velasco F, Salin-Pascual R, Hernandez JA, Velasco M, Criales JL et al (2005) A patient with a resistant major depression disorder treated with deep brain stimulation in the inferior thalamic peduncle. Neurosurgery 57:585–593; discussion 585–593

Jodo E, Chiang C, Aston-Jones G (1998) Potent excitatory influence of prefrontal cortex activity on noradrenergic locus coeruleus neurons. Neuroscience 83:63–79

Juckel G, Mendlin A, Jacobs BL (1999) Electrical stimulation of rat medial prefrontal cortex enhances forebrain serotonin output: implications for electroconvulsive therapy and transcranial magnetic stimulation in depression. Neuropsychopharmacology 21:391–398

Krahl SE, Senanayake SS, Pekary AE, Sattin A (2004) Vagus nerve stimulation (VNS) is effective in a rat model of antidepressant action. J Psychiatr Res 38:237–240

Li B, Suemaru K, Cui R, Araki H (2007) Repeated electroconvulsive stimuli have long-lasting effects on hippocampal BDNF and decrease immobility time in the rat forced swim test. Life Sci 80:1539–1543

Lozano AM, Mayberg HS, Giacobbe P, Hamani C, Craddock RC, Kennedy SH (2008) Subcallosal cingulate gyrus deep brain stimulation for treatment-resistant depression. Biol Psychiatry 64:461–467

Malone DA Jr, Dougherty DD, Rezai AR, Carpenter LL, Friehs GM, Eskandar EN et al (2009) Deep brain stimulation of the ventral capsule/ventral striatum for treatment-resistant depression. Biol Psychiatry 65:267–275

Mayberg HS, Lozano AM, Voon V, McNeely HE, Seminowicz D, Hamani C et al (2005) Deep brain stimulation for treatment-resistant depression. Neuron 45:651–660

Nibuya M, Morinobu S, Duman RS (1995) Regulation of BDNF and trkB mRNA in rat brain by chronic electroconvulsive seizure and antidepressant drug treatments. J Neurosci 15:7539–7547

Ongur D, Price JL (2000) The organization of networks within the orbital and medial prefrontal cortex of rats, monkeys and humans. Cereb Cortex 10:206–219

Porsolt RD, Le Pichon M, Jalfre M (1977) Depression: a new animal model sensitive to antidepressant treatments. Nature 266:730–732

Porsolt RD, Anton G, Blavet N, Jalfre M (1978) Behavioural despair in rats: a new model sensitive to antidepressant treatments. Eur J Pharmacol 47:379–391

Price JL, Drevets WC (2010) Neurocircuitry of mood disorders. Neuropsychopharmacology 35:192–216

Ranck JB Jr (1975) Which elements are excited in electrical stimulation of mammalian central nervous system: a review. Brain Res 98:417–440

Sartorius A, Kiening KL, Kirsch P, von Gall CC, Haberkorn U, Unterberg AW et al (2010) Remission of major depression under deep brain stimulation of the lateral habenula in a therapy-refractory patient. Biol Psychiatry 67:e9–e11

Schlaepfer TE, Cohen MX, Frick C, Kosel M, Brodesser D, Axmacher N et al (2008) Deep brain stimulation to reward circuitry alleviates anhedonia in refractory major depression. Neuropsychopharmacology 33:368–377

Segal S, Tetens J, Kegeles L, Castrillon J, Steinfeld S, Krueger K et al (2007) The effects of local high frequency electrical stimulation on monoamine efflux in the subgenual cingulate cortex (Brodmann Area 25) and its striatal and thalamic projection regions. Program No 26722/W1, Society for Neuroscience, San Diego

Shimizu E, Hashimoto K, Okamura N, Koike K, Komatsu N, Kumakiri C et al (2003) Alterations of serum levels of brain-derived neurotrophic factor (BDNF) in depressed patients with or without antidepressants. Biol Psychiatry 54:70–75

Slattery DA, Neumann I, Cryan JF (2010) Transient inactivation of the infralimbic cortex induces antidepressant-like effects in the rat. J Psychopharmacol 25:1295–1303

Smith MA, Makino S, Kvetnansky R, Post RM (1995) Stress and glucocorticoids affect the expression of brain-derived neurotrophic factor and neurotrophin-3 mRNAs in the hippocampus. J Neurosci 15:1768–1777

Takagishi M, Chiba T (1991) Efferent projections of the infralimbic (area 25) region of the medial prefrontal cortex in the rat: an anterograde tracer PHA-L study. Brain Res 566:26–39

Temel Y, Boothman LJ, Blokland A, Magill PJ, Steinbusch HW, Visser-Vandewalle V et al (2007) Inhibition of 5-HT neuron activity and induction of depressive-like behavior by high-frequency stimulation of the subthalamic nucleus. Proc Natl Acad Sci U S A 104:17087–17092

Uylings HB, Groenewegen HJ, Kolb B (2003) Do rats have a prefrontal cortex? Behav Brain Res 146:3–17

Vertes RP (1991) A PHA-L analysis of ascending projections of the dorsal raphe nucleus in the rat. J Comp Neurol 313:643–668

Vitek JL (2002) Mechanisms of deep brain stimulation: excitation or inhibition. Mov Disord 17(Suppl 3):S69–S72

Willner P (2005) Chronic mild stress (CMS) revisited: consistency and behavioural-neurobiological concordance in the effects of CMS. Neuropsychobiology 52:90–110

Willner P, Towell A, Sampson D, Sophokleous S, Muscat R (1987) Reduction of sucrose preference by chronic unpredictable mild stress, and its restoration by a tricyclic antidepressant. Psychopharmacology (Berl) 93:358–364

第 12 章

抽动障碍综合征的脑深部刺激

L. Ackermans, I. Neuner, J. Kuhn and V. Visser-Vandewalle

12.1 概述

抽动障碍综合征(tourette syndrome, TS)是一种以运动和发声抽搐为特征的复杂的慢性神经精神障碍。运动抽搐是突然的、重复的、刻板的动作,如眨眼、面部抽搐、头或肩运动,而发声或发音抽搐则是通过空气经由鼻子、嘴或喉咙(例如咳嗽和清喉)以及重复音节、单词或短语而产生的声音(Mink,2001)。TS 通常发生在幼儿期,男孩比女孩更容易受到影响。症状通常始于短暂的简单运动抽搐。抽搐可以变得更"复杂",似乎是有目的的。一个或一系列抽搐后常常伴随着短暂的解脱感(Leckman et al.,1993;Woods et al.,2005)。抽搐通常遵循严重程度、强度和频率的起伏规律(Leckman,2002)。抽搐的严重程度通常在 8～12 岁之间达到高峰,许多患者在青春期结束时表现出严重程度的明显下降(Leckman et al.,1998;Coffey et al.,2004;Bloch et al.,2006),大约 20%的 TS

L. Ackermans and V. Visser-Vandewalle (✉)
Department of Stereotactic and Functional Neurosurgery,
University of Cologne, Cologne, Germany
e-mail: veerle.visser-vandewalle@uk-koeln.de

L. Ackermans
Maastricht Institute for Neuromodulative Development (MIND), Maastricht,
The Netherlands

I. Neuner
Department of Psychiatry and Psychotherapy, RWTH Aachen University, Aachen, Germany

J. Kuhn
Department of Psychiatry and Psychotherapy, University of Cologne, Cologne, Germany

儿童在 20 岁前仍有中度的整体功能障碍(Bloch et al.,2006)。单独发生的 TS 是例外,而不是规则。注意力缺陷——多动障碍和强迫性行为,是最常见的共患疾病。这些共患病的存在可能会增加另一层复杂性,即可能会使制订一项治疗计划变得更加困难,因为不仅要解决抽搐,而且要解决共患疾病。

TS 可能被解释为感觉运动和边缘回路的过度活跃的异常神经活动,涉及基底神经节多个输出(Babel et al.,2001)。

12.2　TS 的治疗

通常,TS 被发现是一种自我限制的疾病,而在一小部分患者中,抽搐会继续带入成年生活并需要长期的行为或药物治疗。行为和药物治疗可以暂时控制症状,但是某些患者在医学上是不可治疗的,或者在药物治疗中经历了无法承受的副作用。对于这些患者,手术可能是一个选择。

已经尝试通过神经外科消融术来治疗 TS 患者(Temel et al.,2004)。选择的靶点多种多样,包括额叶(前额叶切除术和双内侧额叶切除术)、边缘系统(边缘白膜切开术与前扣带回切开术)、丘脑和小脑。结果往往并不令人满意,或者出现了重大的副作用,例如偏瘫和肌张力障碍。Hassler 和 Dieckmann 报告了在 TS 患者中损毁椎板内和中线丘脑核的有益作用,以及在面部抽搐患者中损毁腹内核(VOI)的有益作用(Hassler,1970)。

神经精神病学领域已经引入了脑深部刺激(DBS),以可逆的方式在与过去靶点损毁的相同区域调节神经活动。

1999 年,DBS 作为治疗难治性 TS 的一种新的手术方法被提出(Vandewalle et al.,1999)。Vandewalle 等(1999)在中央中核(CM)、脑室周围实质(SPV)和腹内核(VOI)交叉处对丘脑内侧进行长期双侧刺激。这一靶点是根据 Hassler 和 Dieckmann 所描述的丘脑切除的良好结果而选择的(Hassler,1970)。自首次报告以来,约有 70 名以 DBS 治疗 TS 的患者被报告。报告中共描述了 9 个不同的靶点,可划分为以下几个脑区:(1)丘脑内侧部分,(2)内侧苍白球(GPi),(3)外侧苍白球(GPe),(4)内囊(IC)/伏隔核(NAc),(5)丘脑底核。1999 年至 2011 年期间的解剖位置和相应研究见表 12.1(Vandewalle et al.,1999;Visser-Vandewalle et al.,2003;Ackermans et al.,2010,2011;Maciunas et al.,2007;Bajwa et al.,2007;Shields et al.,2008;Idris et al.,2010;Servello et al.,2008;Vernaleken et al.,2009;Van der Linden et al.,2002;Diederich et al.,2004;Gallagher et al.,2006;Shahed et al.,2007;Dehning et al.,2008;Dueck et al.,2009;Foltynie et al.,2009;Houeto et al.,2005;

表 12.1　1999 年至 2011 年的解剖位置和相应研究

靶点	作者	数目	对抽搐发作的影响	对相关行为的影响	副作用	随访/月
Thal Cm/Voi/Spv	Vandewalle（Vandewalle et al.，1999；Visser-Vandewalle et al.，2003，2008）	3	72%~90%	较好	嗜睡和性功能的改变	8~72
	Maciunas（Maciunas et al.，2007）	5	减少 40% 的运动抽搐增加 21% 的发声抽搐	趋于改善情绪，减少焦虑感，更少的困扰和强迫	精神病性事件	3
	Bajwa（Bajwa et al.，2007）	1	66%	OCD 的 76%	未提及	24
	Shields（Shields et al.，2008）	1	41%	未提及	更频繁（1~2 年）更换脉冲发生器	3
	Idris（Idris et al.，2010）	1	复杂的运动和发声抽搐得到改善	未提及	双侧脑内血肿	2
	Ackermans（Ackermans et al.，2011）	6	37%	无明显改变	能量减少和主观动眼障碍	12
Thal Cm/Voi/Spv+2	Servello（Servello et al.，2009）[a]	18	24%~79%	较好	有提及暂时性眼球运动障碍	3~18
Thal dorsomed nuc	Vernaleken（Vernaleken et al.，2009）	1	36%	强迫思维和情感症状的改善	之前 GPi 刺激无临床改善	6
GPi vpl	Van der Linden（Van der Linden et al.，2002）[b]	1	95%	未提及	无	12
	Diederich（Diederich et al.，2004）	1	73%	无效	左下肢旋前/旋后运动迟缓	14

续表

靶点	作者	数目	对抽搐发作的影响	对相关行为的影响	副作用	随访/月
	Gallagher(Gallagher et al., 2006)	1	声音抽搐消失，颈部活动明显改善	未提及	由于感染移除左脉冲发生器，导致右面部和手臂持续运动抽搐	未知
	Shahed(Shahed et al., 2007)	1	84%	69%	未提及	6
	Dehning(Dehning et al., 2008)	1	88%	未提及	由于难以适应新形势而导致的抑郁情绪	12
	Dueck(Dueck et al., 2009)	1	无效	未提及	精神发育迟滞患者的结果不理想	—
	Martinez-Fernandez（Martinez-Fernández et al., 2011)	3	37%	摘要中未提及	摘要中未提及	18
GPi: am	Houeto(Houeto et al., 2005)	1	70%	废除 SIB	丘脑和苍白球刺激对抽搐有相似的作用，但丘脑刺激对相关行为障碍有更有利的影响	24
	Welter(Welter et al., 2008)	3	65%~96%	丘脑刺激可改善抑郁情绪，焦虑和冲动，而苍白球刺激则无改善	焦虑	20~60
	Foltynie(Foltynie et al., 2009)	1	88% 为运动，90% 为声音	未提及	昏昏欲睡，内心紧张，主观上感觉生活质量没有提高	6
	Martinez-Fernandez（Martinez-Fernández et al., 2011)	3	54%	摘要中未提及	摘要中未提及	18

续表

靶点	作者	数目	对抽搐发作的影响	对相关行为的影响	副作用	随访/月
GPe	Vilela Filho(Vilela Filho et al., 2010)	7	61%~96%	未提及	一名患者出现无症状性电极周围水肿，另一名患者出现短暂抑郁	3~71
IC/NAc	Flaherty(Flaherty et al.,2005)	1	25%	自伤停止	在所选择的刺激电极功能上可诱发轻躁狂或抑郁	18
	Kuhn(Kuhn et al.,2007)	1	41%	64%	自主行为停止	30
	Zabek(Zabek et al.,2008)	1	缓解抽搐	缓解强迫症状	未提及	28
	Neuner(Neuner et al., 2009,2010)	1	43%	50%	SIB消失	18~38
	Servello(Servello et al.,2009)	4	49%~82%	8%~60%	3/4的病人预先接受丘脑刺激	10~26
STN	Burdick(Burdick et al.,2010)	1	恶化17%	无变化	未提及	30
	Martinez-Torres(Martinez-Torres et al.,2009)	1	97%	帕金森症状减轻	未提及	12

a Porta 等(2009a)也报道了 18 例患者中的 15 例随访 24 个月的情况。

b 同一患者被 Ackermans 等(2006)报道，并进行长期随访。

注：Thal：丘脑，Cm/Voi/Spv：中央正中核/腹内核/脑室周围质，Gpi：内侧苍白球，vpl：腹后外侧核，Gpe：外侧苍白球，am：前内侧，IC/NAc：内囊/伏隔核，STN：丘脑底核。

Welter et al. , 2008；Martínez-Fernández et al. , 2011；Vilela Filho et al. , 2010；
Flaherty et al. , 2005；Kuhn et al. , 2007；Zabek et al. , 2008；Neuner et al. ，
2009，2010；Servello et al. , 2009；Burdick et al. , 2010；Martinez-Torres et
al. , 2009；Porta et al. , 2009）。

12.3 靶点

12.3.1 丘脑内侧部分

在 Vandewalle 等（1999）描述的第一个 TS 患者使用 DBS 治疗有希望的结
果后，2003 年同一组报告了同一靶点的 DBS 对 3 例患者的有益影响（Visser-
Vandewalle et al. , 2003）。他们声明，对 VOI 的刺激通过抑制对运动前（和运动
时）皮层的面部部分的投射，导致运动和声带抽搐减少。刺激丘脑板内核降低纹
状体背侧感觉运动部分的活动，而刺激中线丘脑核则可以降低腹侧、边缘纹状体
的活动。共 32 例患者接受丘脑 DBS 治疗顽固性 TS，尽管在丘脑靶点内有一些
变化：

1. Cm/Voi/Spv 交叉点是最常见的靶点（Vandewalle et al. , 1999；Vis-
   ser-Vandewalle et al. , 2003；Ackermans et al. , 2010, 2011；Maciun-
   as et al. , 2007；Bajwa et al. , 2007；Shields et al. , 2008；Idris et al. ,
   2010），术后抽搐下降幅度在 24%～90%之间。1999 年（Vandewalle
   et al. , 1999）和 2003 年（Visser-Vandewalle et al. , 2003），Visser-
   Vandewalle 等报告了前 3 例 TS 患者的结果。这种治疗方法不仅对
   抽搐有很好的效果，而且对相关的行为障碍，如强迫行为（OCB）和自
   残行为（SIB）也有很好的效果。在 2008 年对同一组患者进行随访的
   报告称，2 例患者的抽搐频率分别下降了 78%和 92.6%（Ackerman
   et al. , 2010）。Maciunas 等描述了 5 例患者中有 3 例抽搐平均减少
   50%（Maciunas et al. , 2007）。次要结果指标如焦虑、抑郁和 OCB
   都表现出改善的趋势。另外，Bajwa 等（2007）报道的 1 例患者经丘
   脑刺激后有 66%的抽搐和 76%的 OCB 改善。Idris 等（2010）报告
   了 1 例丘脑 DBS 后双侧皮质血肿的患者，并简要说明复杂运动和发
   声抽搐得到改善。最近，Ackermans 等（2011）报告了 6 例 TS 患者
   的双盲随机临床试验，抽搐下降了 49%，相关行为无显著性差异。

2. Servello 等（2008）报告，靶点在上述交叉点前面 2 mm 的 18 例患者
   的抽搐下降幅度介于 24%和 79%之间。Porta 等（2009）描述了这

18 例患者随访 2 年后其中 15 例的抽搐下降 52%。

3. 丘脑背内侧核作为 TS 的 DBS 靶点，已由 Vernaleken 等（2009）描述。在这一单例报告中，抽搐的改善率为 36%。

12.3.2　内侧苍白球

12.3.2.1　内侧苍白球（后腹外侧）

2002 年，Van der Linden 等（2002）第一次描述腹后外侧核（vpl）（运动）部分 GPi DBS 的效果。随访 6 个月后，患者的抽搐减少 95%。苍白球靶点的选择是基于同一脑区 DBS 对帕金森病患者药物治疗所致的运动亢奋的有益效果。9 例患者接受了 vpl GPi 刺激，抽搐减少 34%～88%（Van der Linden et al.，2002；Diederich et al.，2004；Gallagher et al.，2006；Shahid et al.，2007；Dehning et al.，2008；Dueck et al.，2009；Foltynie et al.，2009）。2005 年，Diederich 等（2004）描述了随访时间为 14 个月的同一靶点长期刺激的有益效果。然而，"非常温和的强迫倾向"并没有改变。作为一种并发症，他们描述了右侧电极尖端的小血肿，导致左手交替旋前/旋后运动的缺陷。2006 年，Gallagher 等（2006）报道了一名右撇子男性，他由于感染而移除左脉冲发生器后，右侧面部和右臂有持续运动抽搐。一名 16 岁的青少年有 84% 的抽搐和 69% 的 OCB 减少，如 Shahed 等（2007）所描述的。然而，病人必须戴上防护罩，以保护自己免受对脉冲发生器的强迫性伤害。Dehning 等（2008）还报告了 vpl GPi DBS 的有益效果，耶鲁整体抽搐严重程度量表（YGTSS）的评分下降了 88%（Leckman et al.，1989）。术后前几个月，患者由于难以适应新的情况而出现了抑郁情绪。

Dueck 等（2009）描述了 vpl GPi DBS 对一名 16 岁患有 TS 和精神发育迟滞男孩的不成功结果。

12.3.2.2　内侧苍白球（前内侧）

由于认为 TS 中基底节回路联合边缘成分有功能障碍，GPi 的前内侧部分被认为是另一个潜在的靶点。这一目标的 DBS 结果已在几份报告中作了说明（Foltynie et al.，2009；Houeto et al.，2005；Welter et al.，2008；Martínez-Fernández et al.，2011）。它可以使抽搐减少 54%～90%。

Houeto 等（2005）和 Welter 等（2008）都分别描述了双侧前内侧 GPi 和丘脑（CM）刺激对 1 例和 3 例患者的影响。在所有 4 例患者中，丘脑刺激后的相关行为障碍的效果要好于苍白球刺激。Houeto 等报道，丘脑和苍白球的刺激对抽搐有相似的作用。Welter 等指出单独使用 GPi DBS 可使抽搐减少 65%～96%，单独使用丘脑 DBS 则可抽搐减少 30%～64%。

12.3.3　外侧苍白球

在假设 TS 中 GPe 是活动过度的基础上，Vilela Filho 等对 7 例 TS 患者进行高频 GPe 刺激，并对其结果进行双盲前瞻性对照研究，发现抽搐平均减少 74%（Vilela Filho et al.，2010）。

12.3.4　内囊/伏隔核

内囊（IC）的腹侧部分和腹侧纹状体伏隔核（NAc）是 TS DBS 的第四个靶区。其基本原理在于 TS 和强迫障碍（OCD）在临床上有许多相似之处，并且表现出很强的共病性。一项事件相关脑电位研究表明，TS 和 OCD 中额叶抑制机制发生了类似的改变（Muller-Vahl et al.，2003）。NAc DBS 已成功地应用于 OCD 患者（Sturm et al.，2003）。

在几个单一案例中描述了 TS 中的 IC/NAc DBS（Flaherty et al.，2005；Kuhn et al.，2007；Zabek et al.，2008；Neuner et al.，2009，2010；Servello et al.，2009；Burdick et al.，2010）。

2005 年，Flaherty 等（2005）描述了一例患者双侧刺激 IC 后 YGTSS 的抽搐减少了 25%。根据为刺激选择的活动极点，该患者可能会诱发轻度躁狂或抑郁。2008 年，在出现硬件故障后，相同患者接受丘脑 DBS 治疗，YGTSS 减少 46%，如 Shields 等（2008）的报道。

Kuhn 等（2007）报告了一例 26 岁患者接受腹侧 IC/NAc DBS 治疗 TS，其中 SIB 和 OCD 为共患疾病。随访 30 个月后，YGTSS 下降 41%，耶鲁布朗强迫量表（Y-BOCS）下降 64%。Zabek 等（2008）描述了单侧（右）NAc 刺激的效果。

Neuner 等（2009）在一例 38 岁 TS 合并 OCD 和 SIB 的男性患者中证实了这些结果，随访期长达 36 个月。YGTSS 评分降低了 43%，Y-BOCS 评分降低了 50%。SIB（嘴唇、额头和手指的自残，再加上打破玻璃的冲动）完全停止了。但同样值得注意的是，在对该患者进行有效刺激时，NAc DBS 并没有阻止导致自杀的抑郁障碍发作（Neuner et al.，2010）。

最后，Servello 等（2009）报告了 4 例接受丘脑 DBS 但因持续性共患 OCD 而另外接受 IC/NAc DBS 的 TS 患者。第四例患者仅接受 IC/NAc DBS。报告结果令人相当不满意。

Burdick 等（2010）描述了 IC/NAc DBS 之后的负面作用。患有 TS 和 OCD 的患者 YGTSS 评分下降了 17%，Y-BOCS 评分无变化。

12.3.5   丘脑底核

Martinez-Torres 等(2009)报告了一名患有帕金森病和儿童时期共患抽搐症的患者。他因患帕金森病接受丘脑底核刺激。刺激 1 年后抽搐减少 97%(视频计数)。

12.4   临床和外科评估

12.4.1   患者选择

仔细筛选患者对 DBS 治疗 TS 来说是绝对强制性的要求(Rabins et al. ,2009)。考虑接受 DBS 治疗的 TS 患者应仅包括那些已经接受标准治疗但无效的非常严重的患者。已发布的指南包括以下选择标准。

12.4.1.1   患者纳入

1. 病人有明确的 TS,诊断由两名独立的临床医生建立。诊断依据 *Diagnostic and Statistical Manual of Mental Disorders*,*fourth edition* 中的文本修订标准(American Paydiatoc Association,2000)和诊断置信指数(Robertson et al. ,1999)。
2. 患者的主要问题是严重的和丧失工作能力的抽搐。
3. 患者是治疗耐受性的。这意味着患者或者在至少 12 周的时间内对三种不同的药物治疗方案的充分剂量没有或只有部分响应,或者因为副作用而不耐受药物。应该尝试如下四种不同的药物组：

   (1)"经典"多巴胺 2 拮抗剂(氟哌啶醇或哌迷清)。

   (2)第二代抗精神病药,多少被证实有效(例如,利培酮)。

   (3)第二代抗精神病药,未经证实功效和实验性质(例如,喹硫平、阿立哌唑)。最后,一项针对抽搐的至少十次行为疗法的试验,如习惯逆转或体内暴露,已经被尝试,但没有成功。

   (4)中枢作用 α2 肾上腺素能激动剂(可乐定、鸟苷)。

年龄在很大程度上是一个具有争论的话题。所有专家一致认为,DBS 只应在成人患者中进行。建议的最低年龄为 18 至 25 岁(Visser-Vandewalle et al. ,2006;Mink et al. ,2006;Müller-Vahl et al. ,2011)。然而,两例 18 岁以下 TS 患者的有益结果已被 Servello 等(2008)和 Shahed 等(2007)报道,一例患者的不成功结果由 Dueck 等(2009)报道。目前尚不清楚 18 岁的患者是否会在 25 岁之前得到显著改善(Müller-Vahl et al. ,2011)。建议考虑更广泛的经济和环境问题,包括向病人提供的社会支持(Kuhn et al. ,2009;Cavanna et al. ,2011)。

12.4.1.2　患者排除

　　如果患者患有不同于 TS 的抽搐疾病、严重的精神共病(除相关行为障碍)或可能妨碍手术和术后恢复、护理和评估的精神缺陷,则应将患者排除在神经外科治疗之外。DBS 对 TS 治疗的其他禁忌症包括严重的心血管、肺部或血液学疾病和结构 MRI 异常。

12.4.1.3　手术操作

　　外科医生应该有丰富的 DBS 治疗经验,以提高疗效和减少并发症。应用于TS 的 DBS 技术与用于更经典适应证的技术大致相似。TS 的靶点,如丘脑内侧核,以目前的成像技术大多是看不见的,因此只能采用间接靶向。另一个注意事项是,由于头部区域运动抽搐的发生率很高,TS 患者可能会从立体定向框架中脱出。一种解决办法是在全麻下对病人进行手术。由于理想靶点的不确定性和术中发现的重要性,患者在手术中应保持合作。最好是镇静病人以获得抽搐抑制,同时保持与病人沟通的可能性。病人可以使用氯甲西泮和可乐定进行镇静治疗(Visser-Vandewalle et al.,2003),或使用丙泊酚靶控输注(Ackerman et al.,2006)以充分减少抽搐及其对立体定向手术的影响。同时,可以询问患者,以便立即发现不良刺激所致的副作用并调整电极的位置。

12.4.2　围手术期评价

　　对于所有以 DBS 治疗 TS 的患者来说,最重要的是精确地确定电极的确切位置,并且仔细地描述所有的影响。关于 DBS 在 TS 中的影响的围手术期评估指南的更全面研究可在其他地方找到(Mink et al.,2006)。

12.4.3　术后评价

　　DBS 的执行应仅限于在 DBS 治疗中有经验的神经外科,并要与专门诊断和治疗 TS 的神经科和精神病学科建立合作关系。临床疗效评估中对抽搐效应、相关行为障碍、刺激诱发的副作用和并发症的描述是强制性的。最常用的抽搐评分量表是 YGTSS(Leckman et al.,1989)。为了更客观地评价,应对患者进行有刺激和无刺激的视频记录,并应由两名独立研究人员对这些记录进行评级。理想情况下,患者和研究者对刺激状态设盲。应定期进行仔细的精神和神经心理评估。临床效果应与电极的确切位置相关。最谨慎的方法是在术后执行 CT扫描,并将图像与术前 MRI 图像融合。

　　只有满足这些先决条件,并且在中心之间交换最大量的数据时,才能确定最佳靶点。

12.4.4 难题

已报道了三种主要的并发症,包含了都导致短暂神经功能缺陷的电极尖端的两个血肿,与此同时快速交替的手部运动的改变(Diederich et al.,2004),以及垂直凝视性麻痹(Ackermans et al.,2007)。1例患者脑内血肿位于双电极周围(Idris et al.,2010)。

12.5 结论

在过去10年中,约有70例患者接受了DBS治疗TS,使用了10个不同的脑靶点,以丘脑的Cm/Voi/Spv交叉点为首(Vandewalle et al.,1999;Visser-Vandewalle et al.,2003;Ackermans et al.,2010,2011;Maciunas et al.,2007;Bajwa et al.,2007;Shields et al.,2008;Idris et al.,2010)。Servello等(2008)和Porta等(2009)以同一区域前方2 mm处为靶点。Houeto等(2005)以Cm中心为靶点,其中1例为背内侧丘脑DBS(Vernaleken et al.,2009)。除了丘脑,GPe(Vilela Filho et al.,2010)以及腹后外侧运动(Van der Linden et al.,2002;Diederich et al.,2004;Gallagher et al.,2006;Shahed et al.,2007;Dehning et al.,2008;Dueck et al.,2009;Foltynie et al.,2009)和GPi的前内侧缘部分都已在难治性TS中作为DBS靶点(Houeto et al.,2005;Welter et al.,2008;Martínez-Fernández et al.,2011)。同样地,伏隔核(Kuhn et al.,2007;Burdick et al.,2010)和IC(Flaherty et al.,2005;Servello et al.,2009;Burdick et al.,2010)也成为靶点,主要针对患有OCD的TS患者。最后,有共患帕金森病和抽动症患者在接受了丘脑底核DBS后抽搐有了改善(Martinez-Torres et al.,2009)。

由于在TS中使用了许多不同的DBS靶点,而且患有难治性综合征的患者数量很少,因此不断交流临床经验和进行评估是非常重要的。有必要采取一种统一的方法,包括标准的纳入标准和结果衡量标准,以确定哪一个是最佳靶点,或者是否需要"量身定做"的靶点,并为某一特定亚型的患者确定一个具体的靶点,如Porta等(2009)所建议的那样。

考虑到TS对社会、家庭和职业生活的影响,患者不得不在手术后应对许多挑战。在手术前预测这些术后变化将有助于帮助患者及其家属从抽搐减少中获益,并最大化手术的总体效果和成功率。

确定最佳手术靶点和刺激参数需要密切的多中心协作和标准化的评估方法。另一个有待解决的问题是耐受是否应发挥作用。因此,一项前瞻性的、多中心的双盲研究将是评估DBS在选定的TS患者中效果的理想方法。

参考文献

Ackermans L, Temel Y, Cath D, van der Linden C, Bruggeman R, Kleijer M, Nederveen P, Schruers K, Colle H, Tijssen MA, Visser-Vandewalle V (2006) Dutch-Flemish Tourette Surgery Study Group. Deep brain stimulation in Tourette's syndrome: two targets? Mov Disord 21(5):709–13

Ackermans L, Temel Y, Bauer NJC, Visser-Vandewalle V (2007) Vertical gaze palsy after thalamic stimulation for Tourette syndrome: case report. Neurosurgery 61(5):E1100

Ackermans L, Duits A, Temel Y (2010) Long-term outcome of thalamic deep brain stimulation in two patients with Tourette syndrome. J Neurol Neurosur Psychiatry 81:1068–1072

Ackermans L, Duits A, van der Linden C, Tijssen M, Schruers K, Temel Y, Kleijer M, Nederveen P, Bruggeman R, Tromp S, van Kranen-Mastenbroek V, Kingma H, Cath D, Visser-Vandewalle V (2011) Double-blind clinical trial of thalamic stimulation in patients with Tourette syndrome. Brain 134:832–844

American Psychiatric Association (2000) Diagnostic and statistical manual of mental disorders, 4th ed (Text revision). American Psychiatric Association, Washington

Babel TB, Warnke PC, Ostertag CB (2001) Immediate and long term outcome after infrathalamic and thalamic lesioning for intractable Tourette's syndrome. J Neurol Neurosurg Psychiatry 70:666–671

Bajwa RJ, de Lotbiniere AJ, King RA, Jabbari B, Quatrano S, Kunze K, Scahill L, Leckman JF (2007) Deep brain stimulation in Tourette's syndrome. Mov Disord 22:1346–1350

Bloch MH, Peterson BS, Scahill L, Otka J, Katsovich L, Zhang H, Leckman JF (2006) Adulthood outcome of tic and obsessive-compulsive symptom severity in children with Tourette syndrome. Arch Pediatr Adolesc Med 160:65–69

Burdick A, Foote KD, Goodman W, Ward HE, Ricciuti N, Murphy T, Haq I, Okun MS (2010) Lack of benefit of accumbens/capsular deep brain stimulation in a patient with both tics and obsessive-compulsive disorder. Neurocase 2010(16):321–330

Cavanna AE, Eddy CM, Mitchell R, Pall H, Mitchell I, Zrinzo L, Foltynie T, Jahanshahi M, Limousin P, Hariz MI, Rickards H (2011) An approach to deep brain stimulation for severe treatment-refractory Tourette syndrome: the UK perspective. Br J Neurosurg 25:38–44

Coffey BJ, Biederman J, Geller D, Frazier J, Spencer T, Doyle R, Gianini L, Small A, Frisone DF, Magovcevic M, Stein N, Faraone SV (2004) Reexamining tic persistence and tic-associated impairment in Tourette's disorder: findings from a naturalistic follow-up study. J Nervous Mental Dis 192:776–780

Dehning S, Mehrkens JH, Mueller N, Botzel K (2008) Therapy-refractory Tourette syndrome: beneficial outcome with globus pallidus internus deep brain stimulation. Mov Disord 23:1300–1302

Diederich NJ, Bumb A, Mertens E, Kalteis K, Stamenkovic M, Alesch F (2004) Efficient internal segment pallidal stimulation in Gilles de la Tourette syndrome: a case report. Mov Disord 19:S440

Dueck A, Wolters A, Wunsch K, Bohne-Suraj S, Mueller J, Haessler F, Benecke R, Buchmann J (2009) Deep brain stimulation of globus pallidus internus in a 16-year-old boy with severe Tourette syndrome and mental retardation. Neuropediatrics 40:239–242

Flaherty AW, Williams ZM, Amimovin R, Kasper E, Rauch SL, Cosgrove SL, Eskander EN (2005) Deep brain stimulation of the internal capsule for the treatment of Tourette syndrome: technical case report. Neurosurgery 57:E40

Foltynie T, Martinez-Torres I, Zrinzo L, Joyce E, Cavanna A, Jahanshahi M, Limousin P, Hariz M (2009) Improvement in vocal & motor tics following DBS of motor GPi for Tourette syndrome, not accompanied by subjective improvement in quality of life—a case report. Mov Disord 24:S497–S498

Gallagher CL, Garell PC, Montgomery EB (2006) Hemitics and deep brain stimulation. Neurology 66:E12

Hassler R, Dieckmann G (1970) Traitement stéréotaxique des tics et cris inarticulés ou coprolaliques considérés comme phénomène d'obsession motrice au cours de la maladie de Gilles de la Tourette. Rev Neurol Paris 123:89–100

Houeto JL, Karachi C, Mallet L, Pillon B, Yelnik J, Mesnage V, Welter ML, Navarro S, Pelissolo A, Damier P, Pidoux B, Dormont D, Cornu P, Agid Y (2005) Tourette's syndrome and deep brain stimulation. J Neurol Neurosurg Psychiatry 76:904

Idris Z, Ghani AR, Mar W, Bhaskar S, Wan Hassan WN, Tharakan J, Abdullah JM, Omar J, Abass S, Hussin S, Abdullah WZ (2010) Intracerebral haematomas after deep brain stimulation surgery in a patient with Tourette syndrome and low factor XIIIA activity. J Clin Neurosci 17:1343–1344

Kuhn J, Lenartz D, Mai JK, Huff W, Lee SH, Koulousakis A, Klosterkoetter J, Sturm V (2007) Deep brain stimulation of the nucleus accumbens and the internal capsule in therapeutically refractory Tourette-syndrome. J Neurol 254:963–965

Kuhn J, Gaebel W, Klosterkoetter J, Woopen C (2009) Deep brain stimulation as a new therapeutic approach in therapy-resistant mental disorders: ethical aspects of investigational treatment. Eur Arch Psychiatry Clin Neurosci 259(Suppl 2):S135–S141

Leckman JF (2002) Tourette's syndrome. Lancet 360:1577–1586

Leckman JF, Riddle MA, Hardin MT, Ort SI, Swartz KL, Stevenson J, Cohen DJ (1989) The Yale Global Tic Severity Scale: initial testing of a clinician-rated scale of tic severity. J Am Acad Child Adolesc Psychiatry 28:566–573

Leckman JF, Walker DE, Cohen DJ (1993) Premonitory urges in Tourette's syndrome. Am J Psychiatry 150:98–102

Leckman JF, Zhang H, Vitale A, Lahnin F, Lynch K, Bondi C, Kim Y-S, Peterson BS (1998) Course of tic severity in Tourette syndrome: the first two decades. Pediatrics 102:14–19

Maciunas RJ, Maddux BN, Riley DE, Whitney CM, Schoenberg MR, Ogrocki PJ, Albert JM, Gould DJ (2007) Prospective randomized double-blind trial of bilateral thalamic deep brain stimulation in adults with Tourette syndrome. J Neurosurg 107:1004–1014

Martínez-Fernández R, Zrinzo L, Aviles-Olmos I, Hariz M, Martinez-Torres I, Joyce E, Jahanshahi M, Limousin P, Foltynie T (2011) Deep brain stimulation for Gilles de la Tourette syndrome: a case series targeting subregions of the globus pallidus internus. Mov Disord 26:1922–1930

Martinez-Torres I, Hariz MI, Zrinzo L, Foltynie T, Limousin P (2009) Improvement of tics after subthalamic nucleus deep brain stimulation. Neurology 72:1787–1789

Mink JW (2001) Basal ganglia dysfunction in Tourette's syndrome: a new hypothesis. Pediatr Neurol 25:190–198

Mink JW, Walkup J, Frey KA, Como P, Cath D, DeLong MR, Erenberg G, Juncos J, Leckman JF, Swerdlow N, Visser-Vandewalle V, Vitek JL, Tourette Syndrome Association, Inc. (2006) Recommended guidelines for deep brain stimulation in Tourette syndrome. Mov Disord 21:1831–1838

Muller-Vahl KR, Emrich HM, Dengler R, Munte TF, Dietrich D (2003) Tourette syndrome and obsessive-compulsive disorder: event-related brain potentials show similar mechanisms [correction of mechanisms] of frontal inhibition but dissimilar target evaluation processes. Behav Neurol 14:9–17

Müller-Vahl KR, Cath DC, Cavanna AE, Dehning S, Porta M, Robertson MM (2011) ESSTS Guidelines Group. European clinical guidelines for Tourette syndrome and other tic disorders. Part IV: deep brain stimulation. Eur Child Adolesc Psychiatry 20:209–217

Neuner I, Podoll K, Lenartz D, Sturm V, Schneider F (2009) Deep brain stimulation in the nucleus accumbens for intractable Tourette's syndrome: follow-up report of 36 months. Biol Psychiatry 65:e5–e6

Neuner I, Halfter S, Wollenweber F, Podoll K, Schneider F (2010) Nucleus accumbens deep brain stimulation did not prevent suicide attempt in Tourette syndrome. Biol Psychiatry 68:e19–e20

Porta M, Brambilla A, Cavanna AE, Servello D, Sassi M, Rickards H, Robertson MM (2009a) Thalamic deep brain stimulation for severe treatment-refractory Tourette syndrome: two-year outcome. Neurology 73:1375–1380

Porta M, Sassi M, Ali F, Cavanna AE, Servello D (2009b) Neurosurgical treatment for Gilles de la Tourette syndrome: the Italian perspective. J Psychosom Res 67(6):585–590

Rabins P, Appleby BS, Brandt J, DeLong MR, Dunn LB, Gabriëls L, Greenberg BD, Haber SN, Holtzheimer PE 3rd, Mari Z, Mayberg HS, McCann E, Mink SP, Rasmussen S, Schlaepfer TE, Vawter DE, Vitek JL, Walkup J, Mathews DJ (2009) Scientific and ethical issues related to deep brain stimulation for disorders of mood, behavior, and thought. Arch Gen Psychiatry 66:931–937

Robertson MM, Banerjee S, Kurlan R, Cohen DJ, Leckma JF, McMahon W, Pauls DL, Sandor P, van de Wetering BJ (1999) The Tourette syndrome diagnostic confidence index: development and clinical associations. Neurology 53:2108–2112

Servello D, Porta M, Sassi M, Brambilla A, Robertson MM (2008) Deep brain stimulation in 18 patients with severe Gilles de la Tourette syndrome refractory to treatment; the surgery and stimulation. J Neurol Neurosurg Psychiatry 79:136–142

Servello D, Sassi M, Brambilla A, Porta M, Haq I, Foote KD, Okun MS (2009) De novo and rescue DBS leads for refractory Tourette syndrome patients with severe comorbid OCD: a multiple case report. J Neurol 256:1533–1539

Shahed J, Poysky J, Kenney C, Simpson R, Jankovic J (2007) GPi deep brain stimulation for Tourette syndrome improves tics and psychiatric comorbidities. Neurology 68:159–160

Shields DC, Cheng ML, Flaherty AW, Gale JT, Eskandar EN (2008) Microelectrode-guided deep brain stimulation for Tourette syndrome: within-subject comparison of different stimulation sites. Stereotact Funct Neurosurg 86:87–91

Sturm V, Lenartz D, Koulousakis A, Treuer H, Herholz K, Klein JC, Klosterkotter J (2003) The nucleus accumbens: a target for deep brain stimulation in obsessive-compulsive- and anxiety-disorders. J Chem Neuroanat 26:293–299

Temel Y, Visser-Vandewalle V (2004) Surgery in Tourette syndrome. Mov Disord 19:3–14

Van der Linden C, Colle H, Vandewalle V, Alessi G, Rijckaert D, De Waele L (2002) Successful treatment of tics with bilateral internal pallidum (GPi) stimulation in a 27-year-old male patient with Gilles de la Tourette's syndrome. Mov Disord 17:S341

Vandewalle V, van der Linden C, Groenewegen HJ, Caemaert J (1999) Stereotactic treatment of Gilles de la Tourette syndrome by high frequency stimulation of thalamus. Lancet 353:724

Vernaleken I, Kuhn J, Lenartz D, Raptis M, Huff W, Janouschek H, Neuner I, Schaefer WM, GrŸnder G, Sturm V (2009) Bithalamical deep brain stimulation in Tourette syndrome is associated with reduction in dopaminergic transmission. Biol Psychiatry 66:e15–e17

Vilela Filho O, Ragazzo PC, Souza JT et al (2010) Bilateral GPe—DBS for Tourette syndrome: a double–blind prospective controlled study of seven patients. In Abstract Book of the ASSFN (American Society for Stereotactic and Functional Neurosurgery) 2010 Biennial Meeting: Bridging the Future of Neurosurgery. New York, 2010

Visser-Vandewalle V, Temel Y, Boon P, Vreeling F, Colle H, Hoogland G, Groenewegen H, van der Linden C (2003) Chronic bilateral thalamic stimulation: a new therapeutic approach in intractable Tourette syndrome. J Neurosurg 99:1094–1100

Visser-Vandewalle V, Van der Linden Ch, Ackermans L, Temel Y, Tijssen MA, Schruers K, Nederveen P, Kleijers M, Boon P (2006) Deep brain stimulation in Gilles de la Tourette's syndrome. Guidelines of the Dutch-Flemish Tourette Surgery Study Group. Neurosurgery 58:E590

Welter ML, Mallet L, Houeto JL, Karachi C, Czernecki V, Cornu P, Navarro S, Pidoux B, Dormont D, Bardinet E, Yelnik J, Damier P, Agid Y (2008) Internal pallidal and thalamic stimulation in patients with Tourette syndrome. Arch Neurol 65:952–957

Woods DW, Piacentini J, Himle MB, Chang S (2005) Premonitory Urge for Tics Scale (PUTS): initial psychometric results and examination of the premonitory urge phenomenon in youths with Tic disorders. J Devel Behav Pediatr 26:397–403

Zabek M, Sobstyl M, Koziara H, Dzierzecki S (2008) Deep brain stimulation of the right nucleus accumbens in a patient with Tourette syndrome. Case report. Neurol Neurochir Pol 42:554–559

第 13 章

人类药物成瘾的外科治疗

Bomin Sun and Wei Liu

13.1 概述

药物成瘾是一种复杂的疾病,其特点是强烈和无法控制的药物渴求,以及强迫性的觅药行为,甚至在面临灾难性后果时仍然如此。成瘾可能是多种药物共同作用的后果,包括尼古丁、酒精、非法药物和处方药(van den Bosch et al.,2007)。这种疾病涉及多种脑回路,例如奖赏和动机、学习和记忆,以及对行为的抑制控制。由于大脑结构和功能的变化,长期的药物依赖和成瘾通常会持续很长一段时间,即使在停止使用药物之后(Volkow et al.,2004,2008)。

药物成瘾是全世界都有的问题。它通常由生理依赖和心理依赖组成。生理依赖性与蓝斑中去甲肾上腺素能亢进的戒断综合征有关。通过替代治疗或其他疗法,例如多巴胺转运阻滞剂、非多巴胺药物和大麻素拮抗剂,可以成功地实现生理解毒和消除戒断综合征。心理依赖性与中脑缘通路中的多巴胺能活性相关,特别是在伏隔核(NAc)的壳中(Di Chiara et al.,2004)。心理依赖与觅药行为有着密切的关系。消除心理依赖是非常困难的,甚至在脱毒后几个月至 1 年成瘾者仍有较高的复吸率。

药物成瘾有多种治疗方法,如药物替代疗法、行为疗法和外科治疗。药物替代疗法的复吸率很高。据报道,使用药物替代疗法后 80%～85%的成瘾者在 1 个月内有药物复吸,97%的成瘾者在半年内有药物复吸。自 20 世纪 40 年代以来,手术偶尔被用来治疗药物成瘾。1978 年,Kanaka 和 Balasubramaniam

B. Sun (✉) and W. Liu
Ruijin Hospital,Center for Functional Neurosurgery,Shanghai Jiao Tong University School of Medicine,Shanghai 200025,China
e-mail:bominsun@sh163.net

(1978)报告了对 60 例药物成瘾患者施行的扣带回切开术,取得了 60％～80％
治愈率的不错结果。Medvedev 在 348 例药物成瘾患者中使用双侧扣带回切开
术,其中 187 例患者随访 2 年以上后发现有 45％的治愈率(完全停止使用药物
和终止渴求)(Medvedev et al.,2003)。Gao 报告了阿片类药物依赖患者的 NAc
消融术(Gao et al.,2003)。结果表明,双侧 NAc 损毁对阿片类药物依赖患者有
很好的疗效。随访 15 个月后复吸率也显著下降。除了不可逆的 NAc 消融之
外,脑深部刺激(DBS)的应用也越来越多。DBS 作为一种新型的外科手术方法,
极大地拓宽了神经外科医生的视野。对神经回路和脑成像方法知识的增加使得
DBS 在各种神经和神经精神疾病适应证中的应用得到扩展(Holtzheimer
et al.,2011;Halpern et al.,2011;Kuhn et al.,2011)。接受 DBS 治疗焦虑症、
强迫障碍或其他精神疾病的患者偶尔会观察到其酒精成瘾(Kuhn et al.,2007)、
尼古丁成瘾(Neuner et al.,2009;Kuhn et al.,2009)或吸烟成瘾(Mantione
et al.,2010)行为有所改善。Witjas 等(2005)发现,2 名患有严重多巴胺成瘾的
帕金森病患者接受双侧丘脑底核 DBS 治疗运动障碍和运动波动后,对运动障碍
和重度多巴胺成瘾有很好的效果。Kuhn 等(2007)报告称,当治疗患有继发性
抑郁障碍的重度焦虑症时,患者共患的酒精依赖得到改善。相似的结果也在接
受 NAc DBS 的 3 例长期治疗耐受的酒精依赖患者中观察到(Heinze et al.,
2009)。同时,动物实验工作也为 DBS 在成瘾中的应用提供了支持(Vassoler
et al.,2008)。

在这一章中,我们简要地概述了最佳的手术靶点、手术程序、围手术期患者
的处理,以及损毁和 DBS 手术的结果。

13.2　最佳的手术靶点

利用新的成像方法,我们可以实时地研究大脑的功能。我们知道药物会激
活奖赏系统。脑内奖赏系统的主要神经化学途径包括中胚层和中皮层通路。在
这些通路中,中胚层通路起着重要的作用,并最终与神经递质多巴胺的主要释放
位点 NAc 连接。人们普遍认为,大多数滥用药物的最初强化作用依赖于 NAc
中多巴胺水平的迅速增加。NAc 在药物成瘾机制中的重要作用已在许多动物
研究中得到证实(Alderson et al.,2001)。此外,人类的脑成像研究表明,精神刺
激诱导的纹状体细胞外多巴胺水平的增加与自我报告的愉悦感测量之间存在相
关性。使用 D1 和 D2 受体激动剂进行的颅内自给药研究也表明 NAc 壳是多巴
胺奖赏的关键部位。通过成瘾药物刺激多巴胺在 NAc 壳中的传递是由食物等
自然奖赏分担的,但其缺乏适应性(习惯化和预测刺激抑制)。药物刺激多巴胺

在 NAc 壳中传递的特性导致了药物条件刺激对多巴胺传递影响的显著差异(Di Chiara et al. ,2004)。损毁和 DBS 都采用 NAc 作为手术靶结构。

13.3　适应证和患者选择标准

损毁和 DBS 的适应证与患者选择标准是相同的。由于世界范围内的经验仅限于少数文献,因此没有明确的患者选择指南。在我们中心,对于药物成瘾手术的选择标准有着普遍的共识:

1. 患者必须符合 *Diagnostic and Statistical Manual of Mental Disorders*, *fourth edition* 和 *International Classification of Diseases*, *tenth revision* 的药物成瘾诊断。

2. 患者必须有 3 年以上的药物依赖史,并至少接受过 3 种替代药物治疗而无效果。

3. 患者的渴望影响其健康,也严重影响其自身和家庭成员的生活质量。

4. 患者在不受他人强迫的情况下寻求停止药物滥用并主动终止渴望。

5. 患者及其家属完全了解手术程序,并已签署知情同意书,能够与我们的手术团队合作。

6. 患者有适当的生活环境和足够的术后护理,必须能在术后 3、6、12、24 和 36 个月进行随访。

13.4　手术操作

到目前为止,还没有人能确定药物成瘾的最佳靶点或程序;然而,立体定向神经外科的原则是最小限度地侵入大脑并取得最大的疗效。我们开发了微创 NAc 消融和 DBS 治疗药物成瘾的方法。这一过程使用 MRI 引导的立体定向技术,类似于立体定向的囊膜切开术,如前面所述(Sun et al. ,2005)。

13.4.1　DBS 手术程序

商用 DBS 系统由一个直径为 1.27 mm 且触点长度为 1.5 mm 的四极电极、一根延长电缆和一个植入脉冲发生器组成。我们使用 Soletra 植入脉冲发生器(Medtronic,USA)和 3389 DBS 电极(Medtronic,USA),其触点相互距离为 0.5 mm。

手术前应尽快放置头架,以尽量减少患者进入手术室前的时间。在患者局部麻醉或轻度镇静状态下,将 Leksell 立体定向框架安装在患者的头部。框架的底部应大致平行于前联合-后联合线。放置框架后对患者进行术前 MRI 扫描。虽然 MRI、CT 和脑室造影均可用于立体定向成像，但 MRI 对于药物成瘾手术是必要的，因为 NAc 可以直接在高分辨率 MRI 轴向和冠状截面图像中识别（图 13.1）。T2 和反转恢复图像有利于对 NAc 和周围区域的直接靶向。核团底部为药物成瘾手术靶点，位于前联合前约 3 mm、中线 4 mm、前联合-后联合水平线以下 6 mm。我们测量了进入轨迹，在冠状面向外侧 18°～20°，矢状面向前 45°。

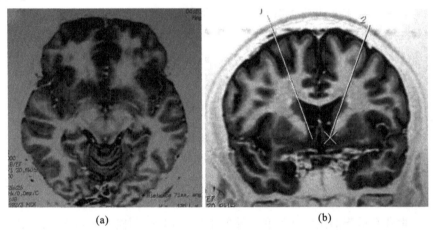

(a)   (b)

图 13.1　在 T2 反转恢复 MRI 图像中，伏隔核可直接在轴向（a）和冠状（b）剖面图像中看到

　　电极植入是根据患者在手术中的配合程度在局部麻醉或全麻下进行的。在计算立体定向靶点坐标后，根据预定的入口轨迹，在冠状缝前侧放置小的双侧冠状切口和毛刺孔，距中线约 3.0～4.0 cm。硬膜开孔烧灼后，将四极电极（Medtronic 3389）插入靶区。在此过程中进行微电极记录是不必要的。阻抗测量很重要，因为 NAc 位于侧脑室底部，在我们的方法中，电极必须通过低阻抗区（脑脊液）才能进入靶点。电极到达靶点后，用高频刺激（180 Hz，90 ms，1～6 V）观察副作用。患者应体验到严重的热感和轻微的出汗，这是可以在脸和上躯干中观察到的。同时，心率和血压明显升高。看到这些迹象是非常重要的，因为它们可以确认电极在 NAc 中。然后，在全麻下将刺激发生器（Soletra）植入患者体内。术后第二天进行术后 MRI 扫描，以记录电极的放置情况（图 13.2）。

　　DBS 植入后的第一天，我们开始多个程控会话以筛选最佳的刺激组合，使用的固定脉冲宽度为 90 μs，刺激频率保持在 145 Hz。患者在每个电极导线和每个触点（0、1、2、3）上分别使用单极刺激进行测试。在每个患者中从 0 V 的刺激幅度初始值开始系统地增加 0.5 V 步长，以试图获得立即响应。如果在 6 V

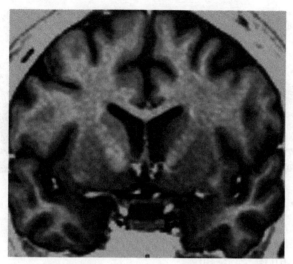

图 13.2　MRI 随访的冠状切片图像，双侧植入脑深部刺激电极

刺激强度下没有反应，我们则将脉冲宽度增加到 120 μs，必要的话再将脉冲宽度增加到 150 μs。在触点 0 和触点 1 的 2.5～4 V 刺激下，大多数患者会感觉到短暂的心悸，心率从基线增加约 20%～50%。当刺激增加 0.5～1 V 时，患者可能感觉到热，刺激部位潮红，甚至躯干出汗。在刺激降低 1 V 之后几分钟，该特征将消失，并且患者将感到快乐并相当放松。在触点 2 和触点 3 处要使用高得多的刺激强度（4～6 V）来诱导这些响应。有些患者也有恐惧或紧张的感觉。我们选择在最低刺激阈值下可以诱导增加心率和潮红的触点，然后将刺激强度设置在该阈值以下 1 V 以进行长期刺激。

13.4.2　损毁外科手术

头部框架和入口轨迹的放置与 DBS 程序相同。在硬脑膜开放蛛网膜烧灼后，采用标准热敏电阻装置的 2 mm 非绝缘尖端热凝电极（Radonics，Burlington，MA，USA）进行阻抗测量，然后进行刺激试验和实际损毁。电极的位置经测试刺激证实后，由射频消融电极加热至 80 ℃持续 60 s 制成射频损毁。在损毁期间，进行神经测试以确保产生运动或感觉功能的损伤。在充分冷却后，电极被抽出 2 mm，并且使用相同的参数制造额外的损伤，以确保靶区完全消融。在治疗期间，患者面部和躯干上部会再次严重出汗。手术后第二天进行术后 MRI 扫描，以记录损毁的位置和程度（图 13.3）。

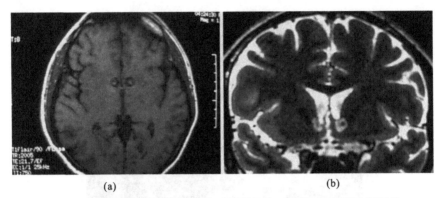

(a)　　　　　　　　　　　　　　　　(b)

图 13.3　伏隔核双侧损毁后 MRI 随访所得的(a)轴向和(b)冠状面图像

13.5　围术期患者管理

由于具有长期的麻醉史，药物成瘾者与其他神经外科病人非常不一样。成瘾患者的心理状态不稳定，经常存在刺激和焦虑。大多数患者需要长期或重复的护理过程，以达到戒断的最终目标。应允许患者保持其正常生活方式和居住条件，包括住院后继续使用麻醉药物。我们的精神外科团队必须对病史记录和身体检查进行彻底的审查，团队由 3 名精神科主治医师、1 名神经科医生、1 名护士和 3 名神经外科医生组成，以确保符合手术治疗的适应证。由于长期滥用药物和使用受污染的注射器，大多数成瘾者肝功能、肾功能等异常。因此需要更详细的术前筛查，如做心电图和适当的血液检查，以评估潜在的医疗风险。具体的术前精神和心理评价也由经验丰富的精神病学家和临床心理学家进行，如认知表现功能测试、韦氏成人智力量表、智商和记忆测试、人格测试、汉密尔顿焦虑评分表、汉密尔顿抑郁评分表、精神状态评分表和生活质量评估。

每名病人的正式文件，包括详细的药物成瘾史，诊断和治疗史(特别是以前的解毒史和戒断史)，身体、精神和心理检查的结果，术前评估和手术计划，须提交给我们医疗中心的医疗伦理委员会批准。所有评估结果，连同手术计划和知情同意书，必须向患者及其家属解释，他们必须同意与手术团队合作，并参与术后随访计划。

为了避免严重和突然的戒断症状，使患者能够保持正常的精神和身体状态，患者可以在手术当天早晨照常使用以前使用的麻醉剂。在立体定向框架放置和MRI 定位期间，必要时可以给予少量静脉镇静。

术后几个小时，大多数患者会表现出焦躁不安、轻度定向障碍和困惑，这种状况在几天内就会缓解。术后即刻静脉注射丁丙诺啡（3 mg）和氯丙嗪（100 mg），第二天可将剂量降至一半。术后三天，丁丙诺啡和氯丙嗪完全停药，只有小剂量的抗焦虑药才能用于焦虑或失眠患者。

病人出院后，他们及其家属须于术后 3、6、12 及 24 个月前往门诊或参加电话随访以做评估。随访问卷包括对麻醉剂欲望的评估、身体戒断症状的评估、进一步的术前心理和精神评估，以及文献评定量表。对于疑似复吸的病人，必须定期进行药物尿液分析测试，以确定术后是否使用过麻醉剂。

13.6　手术结果

13.6.1　消融

迄今为止，仅发表了少数关于成瘾手术治疗的临床回顾性研究。在这些文献的基础上，扣带回切开术和 NAc 损毁已经用于药物成瘾。然而，在神经精神回路的基础上，眶额叶皮质、丘脑通路和边缘系统是药物成瘾的潜在靶点。事实上，在眶额-纹状体-丘脑-边缘-前额叶回路中任何地方的靶点似乎在功能上都是等同的，并且回路的任何部分的损毁或刺激都可能直接或间接地影响其他部分。近年来，中国的许多研究中心一直尝试在人类药物成瘾中使用神经外科治疗。然而，大多数文献都是中文的，同时许多障碍阻碍了跨中心的直接结果比较，包括诊断的不准确性、非标准术前评估、中心偏倚、非标准手术程序以及不同的结果评估系统。Gao 等（2003）报告了对药物成瘾患者的 NAc 射频治疗。他们发现 26.7％ 的患者在 15 个月后治愈，伴有轻度并发症：有 2 例患者可能有人格改变，有 4 例患者存在短期记忆缺陷。在我们的中心，有 9 例患者（1 例使用杜冷丁静脉注射，其余的使用海洛因每天静脉注射 2～3 次）接受双侧 NAc 损毁。术后 1 个月仅有 1 例杜冷丁成瘾患者复吸，8 例海洛因成瘾患者全部戒断（无任何渴求和药物使用活动）。

13.6.2　脑深部刺激

有几篇关于 DBS 治疗尼古丁、酒精和海洛因成瘾的报告。Heinze 等（2009）的报告说，在接受 NAc DBS 治疗的 3 例长期治疗耐受的嗜酒者中，酒精和酒精消耗的渴求大大降低。Mantione 等（2010）观察到，一例 47 岁的女性尼古丁依赖者在长期 NAc DBS 后戒烟。在我们的中心，有 2 例海洛因依赖患者接受了双侧 NAc DBS 电极植入。其中一个人完全停止了麻醉品的使用，没有任何渴求。另一个人每天只口服少量的美沙酮，而无需注射海洛因。

13.7 副作用和并发症

在所有文献中，所报告的副作用和并发症是相似的。未见严重并发症如偏瘫、失语、颅内血肿或直接由手术引起的死亡等。在我们的中心，9 例 NAc 损毁术患者术后第一天就出现了短期副作用。与前囊切开术患者相似，大多数患者术后精神状态短暂轻度恶化，如记忆障碍和混乱。然而，所有这些副作用在没有任何具体治疗的情况下会自动消失。6 例 NAc 损毁患者出现延迟性副作用，如轻度疲劳、冷漠，缺乏活动和兴趣。非常有趣的是，几乎所有的 NAc 损毁患者都有情感脆弱的现象。

这些副作用在术后 1～2 年内得到解决，不影响其生活质量。因为轻微的焦虑，他们中只有少数人需要精神科医生进行药物治疗。2 例双侧 DBS 治疗后患者均无副作用及并发症。

13.8 结论

NAc 是大多数滥用药物初始强化作用的主要来源。它位于额叶底部，没有重要的运动或感觉功能区。损毁或刺激 NAc 被认为是一种安全有效的外科手术，没有长期严重的副作用或并发症。然而，与损毁相比，DBS 引起的微损伤在手术后几周内通常会消失，刺激器局部电流的影响是完全可逆的。对于难治性药物成瘾患者，DBS 是一种很好的替代疗法。大多数患者术后完全治愈，几乎没有并发症和副作用。然而，这项手术应该只由一个在这一领域有丰富经验的多学科专家团队来完成，并且必须严格按照纳入标准选择患者。我们必须记住，外科治疗只应被视为治疗的一部分，并且必须辅之以适当的心理康复计划和家庭-社会支持计划。

参考文献

Alderson HL, Parkinson JA, Robbins TW, Everitt BJ (2001) The effects of excitotoxic lesions of the nucleus accumbens core or shell regions on intravenous heroin self-administration in rats. Psychopharmacology 153:455–463

Di Chiara G, Bassareo V, Fenu S, De Luca MA, Spina L, Cadoni C, Acquas E, Carboni E, Valentini V, Lecca D (2004) Dopamine and drug addiction: the nucleus accumbens shell connection. Neuropharmacology 47(Suppl 1):227–241

Gao GD, Wang XL, He SM, Li WX, Wang QF, Liang QC, Zhao YQ, Hou F, Chen L, Li AN (2003) Clinical study for alleviating opiate drug psychological dependence by a method of ablating the nucleus accumbens with stereotactic surgery. Stereotact Funct Neurosurg 81:96–104

Halpern CH, Torres N, Hurtig HI, Wolf JA, Stephen J, Oh MY, Williams NN, Dichter MA, Jaggi JL, Caplan AL, Kampman KM, Wadden TA, Whiting DM, Baltuch GH (2011) Expanding applications of deep brain stimulation: a potential therapeutic role in obesity and addiction management. Acta Neurochir 153:2293–2306

Heinze HJ, Heldmann M, Voges J, Hinrichs H, Marco-Pallares J, Hopf JM, Muller UJ, Galazky I, Sturm V, Bogerts B, Munte TF (2009) Counteracting incentive sensitization in severe alcohol dependence using deep brain stimulation of the nucleus accumbens: clinical and basic science aspects. Front Hum Neurosci 3:22

Holtzheimer PE, Mayberg HS (2011) Deep brain stimulation for psychiatric disorders. Ann Rev Neurosci 34:289–307

Kanaka TS, Balasubramaniam V (1978) Stereotactic cingulumotomy for drug addiction. Appl Neurophysiol 41:86–92

Kuhn J, Lenartz D, Huff W, Lee S, Koulousakis A, Klosterkoetter J, Sturm V (2007) Remission of alcohol dependency following deep brain stimulation of the nucleus accumbens: valuable therapeutic implications? J Neurol Neurosurg Psychiatry 78:1152–1153

Kuhn J, Bauer R, Pohl S, Lenartz D, Huff W, Kim EH, Klosterkoetter J, Sturm V (2009) Observations on unaided smoking cessation after deep brain stimulation of the nucleus accumbens. Eur Addict Res 15:196–201

Kuhn J, Moller M, Muller U, Bogerts B, Mann K, Grundler TO (2011) Deep brain stimulation for the treatment of addiction. Addiction 106:1536–1537(1537–1538)

Mantione M, van de Brink W, Schuurman PR, Denys D (2010) Smoking cessation and weight loss after chronic deep brain stimulation of the nucleus accumbens: therapeutic and research implications: case report. Neurosurgery 66:218–218

Medvedev SV, Anichkov AD, Polyakov YI (2003) Physiological mechanisms of effectiveness of bilateral stereotactic cingulotomy against strong psychological dependence in drug addicts. Hum Physio 29(4):492–497

Neuner I, Podoll K, Lenartz D, Sturm V, Schneider F (2009) Deep brain stimulation in the nucleus accumbens for intractable Tourette's syndrome: follow-up report of 36 months. Biol Psychiatry 65:e5–e6

Sun BM, Krahl SE, Zhan SK, Shen JK (2005) Improved capsulotomy for refractory Tourette's syndrome. Stereotact Funct Neurosurg 83:55–56

van den Bosch LMC, Verheul R (2007) Patients with addiction and personality disorder: treatment outcomes and clinical implications. Curr Opin Psychiatr 20:67–71

Vassoler FM, Schmidt HD, Gerard ME, Famous KR, Ciraulo DA, Kornetsky C, Knapp CM, Pierce RC (2008) Deep brain stimulation of the nucleus accumbens shell attenuates cocaine priming-induced reinstatement of drug seeking in rats. J Neurosci 28:8735–8739

Volkow ND, Fowler JS, Wang GJ (2004) The addicted human brain viewed in the light of imaging studies: brain circuits and treatment strategies. Neuropharmacology 47:3–13

Volkow ND, Wang GJ, Fowler JS, Telang F (2008) Overlapping neuronal circuits in addiction and obesity: evidence of systems pathology. Philos Trans R Soc B Biol Sci 363:3191–3200

Witjas T, Baunez C, Henry JM, Delfini M, Regis J, Cherif AA, Peragut JC, Azulay JP (2005) Addiction in Parkinson's disease: impact of subthalamic nucleus deep brain stimulation. Mov Disord 20:1052–1055

第 14 章

动物模型中的操纵成瘾行为

Rolinka M. C. Schippers，Tommy Pattij and Taco J. De Vries

14.1 药物自给药模型

非人类物种中的药物依赖和成瘾行为首次在吗啡依赖的黑猩猩中被观察到。黑猩猩必须在食物和实验人员给出的早期吗啡输注中记住的吗啡注射器之间做出选择。当黑猩猩被剥夺吗啡时它们会选择吗啡注射器，证明了它们对这种药物的依赖(Spragg,1940)。20 世纪 60 年代,在大鼠和猴子身上建立了全自动静脉输液的药物自给药模式。在这些仪器学习过程中,动物们被训练通过按压杠杆或戳鼻子来实现自给的药物滥用(Weeks,1962；Thompson et al.,1964)。据报道,实验动物很容易自行使用人类使用的成瘾药物,包括可卡因、安非他明、尼古丁、海洛因和吗啡。这就得出了一种假设,即药物的奖赏效应是因其药理学性质,而不是由于心理和社会过程的参与；而在当时,人们普遍认为心理和社会过程容易导致药物成瘾。它提供了在良好可控的实验室条件设置下开发动物模型研究服药、觅药及神经底物的机会。

R. M. C. Schippers，T. Pattij and T. J. De Vries
Department of Anatomy and Neurosciences, Neuroscience Campus Amsterdam,
VU University Medical Center, Amsterdam, The Netherlands

T. J. DeVries
Department of Molecular and Cellular Neurobiology, Center for Neurogenomics &
Cognitive Research, Faculty of Earth and Life Sciences, VU University Amsterdam,
Amsterdam, The Netherlands

T. J. DeVries (✉)
Department of Anatomy and Neurosciences, VU University Medical Center,
Neuroscience Campus Amsterdam, Van der Boechorstraat 7 Room B452,
1081 BT, Amsterdam, The Netherlands
e-mail: tj.devries@vumc.nl

14.1.1　自给药

通常在自给药动物模型中,可卡因、海洛因和尼古丁等药物是通过静脉注射或脑室注射的,而酒精、蔗糖、水和食物颗粒则经常口服。生理盐水或"天然增强剂",如食品颗粒、蔗糖和水,常被用来控制操纵药物的特异性效应。

一个测试室通常有两个杠杆或探鼻孔,对"主动"操作的回应会导致奖赏的传递。因此,动物可以自给药和自我调节奖赏的速度和数量。第二个杠杆或探鼻孔(通常被称为"不活动")是存在的,但并不会导致一个奖赏的传递。它是动物学习行为偶发事件与区分积极和消极反应能力的读出器。动物可以很容易获得并保持稳定的操作,对特定的增强剂或滥用药物作出反应(图 14.1)。药物传递通常伴随着离散的环境刺激,如视觉和听觉信号。这些刺激随后与药物的奖赏效应相关联,模仿人类药物滥用者变得习惯于与购买、制备和使用药物有关的

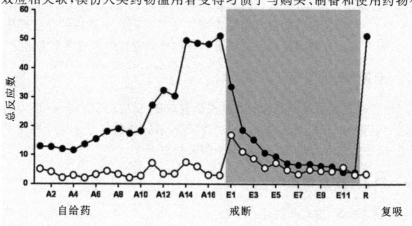

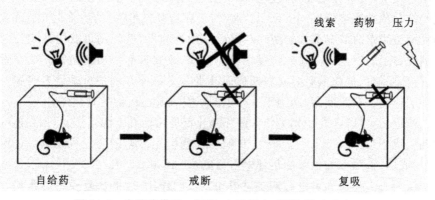

图 14.1　自给药模型。闭环:主动反应;开环:被动反应

刺激。

通常来说，动物的单一操作响应会导致单一的奖赏传递。这种所谓的连续强化方案也可被转化为一个固定比率强化方案，其中需要多次操作响应以获得单一的奖赏。依据这种方式，这些强化方案允许研究药物强化的简单模式。

14.1.2 累进比率

为了测量服用药物的动机，已经开发了累进比率强化计划（Hodos，1961）。在这些计划期间，获得单个奖赏所需的响应数量在每个奖赏递送之后或在会话之间会逐渐增加。这样，单次给药付出的努力逐渐增加，直到动物在预定的时间段内停止响应。一个奖赏传递中完成操作反应的最高数量被定义为断点，它对诸如剂量变化、药理学操作和损伤之类的实验操作敏感。累进比率计划提供了有关吸毒动机方面的信息，而这些信息是不能用固定比率的强化时间表来衡量的。重要的是，实验操作可能会对固定比率计划和累进比率计划的反应产生不同影响，这表明两种计划都提供了关于滥用药物增强特性的不同类型的信息。

14.1.3 剂量-反应关系

可以通过改变注射器中药物的浓度来研究剂量-反应关系。剂量-反应曲线通常显示为倒置的 U 形，能够提供关于个别药物敏感性的信息。实验操作可以改变剂量-反应曲线并提供关于药物增强值的信息。

14.1.4 消退、戒断和复吸

停药后复吸是药物成瘾的标志。在这方面，恢复模型是成瘾研究中最有效的动物模型，它研究复吸和渴求的神经生物学机制，并测试（药理学）干预作为可能的复发预防策略（Shaham et al.，2003）。在恢复模型中，动物首先被训练在有药物相关线索的情况下自给药。在给药一段时间后，药物的可获得性和与药物相关的提示随后消失。在此阶段，响应不会导致奖赏的传递和药物相关线索的呈现，从而使得响应随着时间的推移而减少。另一种方法是对受试者实施一段时间的戒断。在此期间，动物不暴露于测试室或其他药物配对刺激。

消退后，对以前药物相关操作的无强化反应可由几个因素恢复，如先前的药物相关线索（Davis et al.，1976）、非偶发药物引发注射的急性再暴露（de Wit，1996）或压力源，例如短暂的足部电击暴露（Shaham et al.，2000）。由于这些因素被认为对人类成瘾者也有诱发渴望和复吸的作用，因此恢复模型的预测和结构效度很高。

14.2　条件性位置偏爱实验

为了研究非工具性学习成瘾药物的条件性奖赏效应,条件性位置偏爱(CPP)范式被广泛应用。这种范式建立在经典的条件反射学习原则之上,在这种原则下,情境刺激与奖赏配对。CPP 设备由两个上下文不同的隔间组成,例如在视觉或触觉领域中。在动物被放置在该隔间之前,通过非偶发注射将一个隔间与一种特定药物配对。另一个隔间与一种对照物质配对,通常是盐水注射。在无药物的情况下,动物在每个隔间中做出选择所花费的时间被用作位置偏爱的指示(图 14.2)。因为 CPP 不涉及获得药物的工具学习而是基于对药物相关环境的接近行为,所以它可以调查药物相关环境的奖赏价值。这种范式对各种实验操作都很敏感,包括系统或局部的药理干预和特定脑区的损伤(Aguilar et al.,2009)。

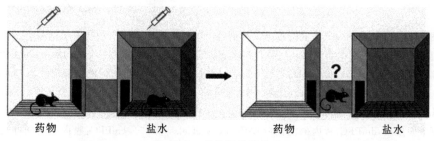

药物　　　　　　　　盐水　　　　　　　　药物　　　　　　　　盐水

图 14.2　条件性位置偏爱

14.2.1　CPP 模型中的消退与复吸

CPP 程序也可以扩展为消退和复吸两个阶段。通过在原始药物配对舱和原始载具配对舱中给药,或在不给药的情况下反复将动物暴露在两个器械舱中直到观察不到位置偏爱,都会导致动物的 CPP 消退。类似于药物自给药复吸模型,消退的 CPP 可以通过非偶发性药物启动注射(Mueller et al.,2000)或暴露于压力刺激(如足部电击暴露)(Lu et al.,2000)而复吸。同样地,先前与恐惧(足部电击)相关的离散刺激(如音调)已被证明能够复吸可卡因 CPP(Sanchez et al.,2001)。

14.3　成瘾神经生物学:我们从动物模型中学到了什么?

药物自给药的动物模型在识别刺激、增强和复发的神经电路方面是非常有用的（图 14.3）。

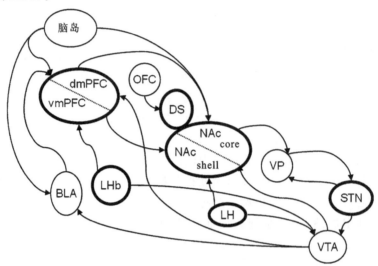

图 14.3 已知与药物成瘾和复吸有关的脑区。以粗线条突出的区域代表了迄今为止研究的成瘾动物模型中脑深部刺激研究的靶点区域。BLA：杏仁基底外侧核，DS：背侧纹状体（Vassoler et al.，2008），LH：外侧下丘脑（Levy et al.，2007），LHb：横向缰核（Friedman et al.，2010；2011），NAc core：伏隔核内核（Liu et al.，2008；Knapp et al.，2009），NAc shell：伏隔核壳（Vassoler et al.，2008；Knapp et al.，2009；Henderson et al.，2010），OFC：眶额叶皮质，dmPFC：背内侧前额叶皮质（Levy et al.，2007），vmPFC：腹内侧前额叶皮质，STN：丘脑底核（Rouaud et al.，2009），VP：腹侧苍白球，VTA：腹侧被盖区

多数滥用药物的最初作用位点被认为是腹侧被盖区（VTA）。这一观点的证据来自于以下观察：大多数滥用药物在 VTA 中都是内部自行管理的（O'Brien et al.，2005）。VTA 将多巴胺能投射发送到杏仁核、伏隔核（NAc）和腹内侧前额叶皮质（mPFC）（Koob et al.，2010）。

14.3.1　伏隔核

NAc 是许多药物增强性能的另一个重要的主要作用位点。从 VTA 到 NAc 的传出多巴胺能投射对即刻奖赏和开始药物寻求至关重要（Koob et al.，2010）。然而，对 CPP 的研究表明，阿片类的奖赏性质部分独立于神经递质多巴胺，而非多巴胺能系统，如谷氨酸能和从 VTA 到 NAc 的 GABA 能预测，对于（复吸）阿片剂 CPP 更重要（用于综述，见 Aguilar et al.，2009）。NAc 项目除其他领域外还涉及腹侧苍白球，它对于进一步处理到基底神经节的奖赏信号，将奖

赏转化为动机性运动动作至关重要(Koob et al. ,2010)。

14.3.2　前额叶皮质

mPFC 是大脑中重要的计划、执行控制和决策区域,主要通过向 NAc 发出谷氨酸能投射,在药物的自给药过程中发挥作用(Tzschentke,2000)。这有力地表明,除了奖赏方面,认知过程也涉及到药物成瘾的发展和持续。事实上,这已经在几项动物研究中得到证实(用于综述,见 Jentsch et al. ,1999)。

使用可卡因和吗啡等药物破坏 mPFC 已经被证明可以中断 CPP 发展。mPFC 的不同亚区似乎参与了不同药物的奖赏值的调节,这表明了 mPFC 具有功能异质性(Tzschentke,2000)。

在解剖学上,背侧 mPFC 向 NAc 的核心区域发送谷氨酸能投射(Heidbreder et al. ,2003)。一些采用复吸模型的研究表明,这一投射与促进觅药行为有关(McFarland et al. ,2001)。相反,从腹侧 mPFC 到 NAc 壳层的谷氨酸投射已被证明在药物相关线索缺失时在抑制觅药的消退训练过程中参与了主动记忆形成过程(Peters et al. ,2008)。总的来说,mPFC 似乎通过增强或抑制与奖赏相关的大脑区域来决定行为反应的强度。

觅药行为的持久性被假设是通过药物引起的认知和动机网络的长期变化来调节的,例如 mPFC-NAc 连接(Kalivas et al. ,2005)。最近来自我们实验室的研究也表明,再次暴露于与海洛因相关的刺激会立即引起分子改变,导致 mPFC 的突触强度下降(Van den Oever et al. ,2010)。

这些数据和其他数据指出,当具有药物自给药史的个体面临与药物相关的线索时,对觅药的自上而下的认知控制就会受损。

14.3.2.1　杏仁核

在功能上,杏仁核建立了动机奖赏刺激与先前中性刺激之间的联系,并且在条件性奖赏学习中起着重要作用。杏仁核基底外侧核与线索诱导的药物复吸密切相关,通过其与 mPFC 的紧密联系间接影响 NAc 核。

14.3.2.2　背侧纹状体

背侧纹状体在奖赏滥用药物方面的作用仍在研究之中。这个大脑区域似乎与习惯形成和强迫性觅药行为极为相关。可以假设,从自愿到强迫性用药的转化代表着从腹侧纹状体参与到背侧纹状体的迁移(Everitt et al. ,2008)。

14.3.2.3　脑岛

岛叶皮质,或称岛叶,最近才被发现与成瘾行为有关,尤其是在药物消费的内感受性方面。为了支持这一观点,据报道称对岛叶皮质的损害可以极大地减少人类吸烟者的吸烟欲望（Naqvi et al.，2007）。与这些观察结果一致的是，动物研究表明，在脑岛失活后动物对尼古丁和可卡因的寻求都会减弱（Di Pietro et al.，2008；Forget et al.，2010）。特别是，岛叶前部与 NAc、杏仁核和腹侧 mPFC 相互连接（Van De Werd et al.，2008）。因此，接触到与毒品有关的线索可能会导致岛叶内的内感受性记忆的恢复，从而通过其与杏仁核和前扣带回皮质的联系来产生对药物的渴望（Naqvi et al.，2010）。

14.4　模型的有效性

14.4.1　表面效度

如前所述，实验室动物会很容易地进行自给药，类似于人类使用的抗生素（ab）。重要的是，静脉或口服给药的方法与人类的情况相似。此外，在实验室动物中可以使用脑内给药途径，以鉴定关键参与介导药物奖赏和增强的脑区域。

与自给药模型相比，CPP 模型主要被验证为一种啮齿类动物的行为规范。到目前为止，一篇文章已经表明人类也能够显示安非他命配对后的位置偏爱（Childs et al.，2009）。CPP 模型的一个混杂因素是药物不是由实验者随机给药的，而且给药途径通常是腹腔内的。

对于这两种动物成瘾模型需要考虑几个问题。例如，在消退或戒断和复吸测试期间，动物面临着由实验者控制的事件。相反，在临床设置中，受试者可以主动控制药物消耗，或者经常意识到药物不可用。此外，在动物模型中，研究者无法模拟药物依赖者戒烟的动机因素（Epstein et al.，2006）。

14.4.2　结构效度

结构效度指的是动物模型和人类模型条件下行为的基本机制的相似性（Geyer et al.，1995）。尽管在方法和物种上存在差异，但令人吃惊的是，人们发现与吸毒和觅药行为有关的大脑区域在人类和实验动物之间表现出强烈的一致性。因此，脑成像研究表明，在出现药物提示时药物刺激或阿片类药物依赖的受试者中纹状体、眶额叶和杏仁核会被激活（Goldstein et al.，2002）。

14.4.3　预测效度

预测效度表明，由实验操作引起的实验室动物行为在多大程度上通过与模拟条件类似的事件预测了人类的行为（Geyer et al.，1995）。最近的一篇综述广泛地讨论了自给药的临床前和临床研究之间的结果。从所有研究中得出的一个重要结论是,在临床研究中大鼠自给药研究的结果通常能可靠地转化为积极的主观效应(如"喜欢""兴奋"和"欣快感")(O'Connor et al.,2011)。此外,许多化合物的减少药物摄入或复吸行为的能力已被测试。在这方面,这些化合物在啮齿类动物尼古丁、海洛因和酒精自给药中的主要作用与在人类身上发现的作用相似(Epstein et al.,2006),这也表明其对药理学操作预测的有效性。特别是在啮齿类动物中发现,能减弱觅药行为复现的化合物也能减少人类的复吸。例如,大麻素 CB1 拮抗剂利莫那班(SR141716A)已被证明对戒断吸烟者的复吸预防有效(Fagerström et al.,2006)。同样在大鼠中,短期服用利莫那班已被证明可减弱线索诱导的尼古丁觅药行为的复现(De Vries et al.,2005)。在动物研究(Shaham et al.,1996)和人类研究(Shufman et al.,1994)中,纳曲酮同样已被证明可以减少受试者对酒精和海洛因的依赖。

值得注意的是,大多数临床前研究集中在对自我治疗和恢复的短期药理学效应上,而在临床研究中,长期用药是常见的做法。此外在戒断期间,评价药物治疗效果的临床研究相对较少。相反,在人体研究中最常见的目标是减少当前的药物使用。临床和临床前结果之间的差异可能取决于不同的给药途径(静脉注射、口服)和给药时间(在吸毒期间或戒断期间),因为有证据表明,不同的神经生物学机制是药物依赖不同阶段的基础(Kalivas et al.,2005)。

关于 CPP 范式的预测效度,迄今为止只有两种化合物(纳洛酮和阿卡莫司)被美国食品和药物管理局(FDA)批准用于对乙醇 CPP 的评估。此外,一些化合物在 CPP 和自给药范式中会导致相互矛盾的效果(Aguilar et al.,2009)。例如,N-甲基-D-天冬氨酸受体激动剂美金刚能阻断可卡因 CPP 的恢复,但可卡因自给药后不阻断可卡因觅药行为。同样地,D1 激动剂 SKF 81297 使可卡因 CPP 恢复,但在可卡因自给药后不能恢复可卡因依赖。方法上的差异或两种模式所模拟的药物依赖的不同方面可能导致结果的差异。

14.5　DBS 在动物成瘾模型中的应用

临床案例研究表明,DBS 作为一种治疗其他精神疾病的方法可以减少共病性酒精或药物成瘾问题(Kuhn et al.,2007;Mantione et al.,2010)。同样,依赖 L-dopa(多巴胺失调综合征)的帕金森患者的丘脑底核 DBS 减少了他们的觅药行为(Witjas et al.,2005)。

在这些观察结果的推动下,临床前研究人员开始探索 DBS 在药物成瘾动物模型中的作用机制(表 14.1)。

表 14.1　研究药物成瘾动物模型中的脑深部刺激(DBS)

参考文献	脑区	物质	测试协议	DBS	结果
自给药					
Levy 等 (2007)	LH (双侧)	可卡因, 蔗糖	消退,PR, MWM,运动 活动,精神运 动敏化	每天 30 min, 10 天,家笼 中,SA 与测 试之间	减少消退回应, 对蔗糖 SA 无影 响,对 MWM,运 动活动无影响
	PFC (双侧)	可卡因, 蔗糖	消退,PR, MWM,运动 活动,精神运 动敏化	每天 30 min, 10 天,家笼 中,SA 与测试 之间	减少消退响应, 减少 PR 响应, 对蔗糖 SA 无影 响
Vassoler 等 (2008)	NAc 壳 (双侧)	可卡因, 蔗糖	可卡因诱发 复吸	2 h 测试	减少复吸,对蔗 糖没有影响
	DS(双侧)	可卡因	可卡因诱发 复吸	2 h 测试	对复吸无影响
Rouaud 等 (2009)	STN (双侧)	可卡因	24 h 摄食量, FR1,PR,剂 量反应	测试期	对 FR1 反应无 影响降低 PR 反 应增加蔗糖动机
Friedman 等 (2010)	LHb (右单侧半球)	可卡因	FR1,消退,复 吸,强迫游泳 测试,2 瓶选 择测试	SA 前 15 min, 第一次消退前 15 min	减少 FR1 响应, 减少吸毒,减少 复吸
Friedman 等 (2011)	LHb (右单侧半球)	蔗糖	FR1	SA 前 15min, 12 次 SA 期 间两次	减少 FR1 响应
CPP					
Liu 等 (2008)	NAc 核 (右单侧半球)	吗啡	CPP,调理和 无药物	调节期间 3 h, 包括 1 h CPP, 7~10 天	抑制吗啡诱导的 CPP
Rouaud 等 (2009)	STN (双侧)	可卡因, 蔗糖	CPP	在 CPP 程序 的每个阶段	抑制可卡因诱导 的 CPP,强化蔗 糖诱导的 CPP
Friedman 等 (2011)	LHb (右单侧半球)	—	CPP	调节期间	对与 LHb-DBS 相关厌恶
消费					
Knapp 等 (2009)	NAc 壳 (双侧)	乙醇	无乙醇摄入	30 min 访问 期间	减少进水量对进 水无影响

续表

参考文献	脑区	物质	测试协议	DBS	结果
	NAc 核（双侧）	乙醇	无乙醇摄入	30 min 访问期间	减少进水量对进水无影响
Henderson 等（2010）	NAc 壳（双侧）	乙醇	无乙醇摄入，戒断后无乙醇摄入	2 天 2 h 治疗周期（DBS 开 1 h/停 DBS 1 h，随机分配）	减少摄入量，戒酒后减少摄入量

注：CPP：条件性位置偏爱，DS：背侧纹状体，FR1：固定比率，每次反应后增强，LH：外侧下丘脑，LHb：外侧缰核，MWM Morris：水迷宫，NAc：伏隔核，PFC：前额叶皮质，PR：累进比率，SA：自给药，STN：丘脑底核。

14.5.1 伏隔核

伏隔核（NAc）是难治性强迫障碍和重度抑郁障碍的共同治疗靶点，因此它受到了最多的关注。在临床前的研究中，NAc 外壳的 DBS 减少了因注射可卡因而引起的对可卡因的依赖。值得注意的是，没有报道背侧纹状体 DBS 对可卡因环修复的影响，表明 DBS 具有区域特异性效应。在相同的条件下，NAc 外壳 DBS 并没有改变对自然奖赏的追求（Vassoler et al.，2008）。GABA 激动剂对 NAc 外壳的局部失活在类似的可卡因诱导的恢复范式（McFarland et al.，2001）和条件的线索诱导的恢复范式（Fuchs et al.，2004）中无效。

在另一项单独的研究中，在吗啡诱导的 CPP 的调节阶段，刺激 NAc 核减少了位置偏爱（Liu et al.，2008）。最近，两项独立的临床前研究评估了 DBS 对乙醇自愿消费的影响。对 NAc 核区或 NAc 壳区的双侧刺激可减少乙醇的摄入量，而水的消耗则不受影响（Knapp et al.，2009；Henderson et al.，2010）。这与案例报告一致，表明 NAc DBS 显著减少了酗酒者的酒精摄入量（Müller et al.，2009）。

14.5.2 丘脑底核

如前所述，已经观察到依赖 L-多巴胺的帕金森病患者的 STN DBS 减少了他们的觅药行为，从而准确地指出这一大脑区域是药物成瘾者 DBS 的潜在靶点（Witjas et al.，2005）。为了支持这一想法，在一项动物研究中 STN DBS 降低了可卡因的增强性能，这一点可以通过剂量-反应曲线的下移和可卡因在累进比率表中的反应降低来体现（Rouaud et al.，2009）。相反，在同一项研究中，对蔗糖的反应在累进比率中有所增加。同样地，STN DBS 降低了对可卡因相关隔间的偏好，但增加了对食品相关隔间的偏爱（Rouaud et al.，2009）。这些结果表明，STN DBS 能特异性地减弱可卡因的奖赏和动机性质，但同时也增强了蔗糖等

"自然奖赏"的激励价值。这些发现与 STN 损伤后可卡因动机降低和蔗糖动机增强相对应(Baunez et al.，2005)。

14.5.3　外侧缰核

在开始自给药之前,单侧低频和高频联合刺激外侧缰核(LHb)可以减少每次给药后的可卡因吞服,且每次给药后都进行强化。此外,DBS 在第一次戒毒前 1 天应用,在戒毒训练和药物诱导恢复期间可减少患者对可卡因的依赖,显示出 DBS 对寻求可卡因行为的持久影响(Friedman et al.，2010)。另外的实验表明,与 DBS 的作用相比,LHb 化学损伤在消除训练中增加了可卡因刺激。此外,联合 LHb 刺激可减少蔗糖的自给药,表明该脑区的 DBS 对自然和药物增强没有不同的影响(Friedman et al.，2011)。DBS 在 LHb 内造成的影响使得对自然奖赏的兴趣减弱,这显然是一个不利的副作用,特别是因为许多吸毒者已经体验了快感缺失,或者已经戒断诱发快感缺失。

14.5.4　外侧下丘脑和前额叶皮质

Levy 等(2007)采用了一种稍微不同的方法,他们在可卡因自我给药后的 10 天内刺激外侧下丘脑(LH)或 PFC。在这个刺激方案的第二天,老鼠对先前可卡因相关的控制杆的反应降低。在刺激后的第二天,接受 PFC DBS 的大鼠按累进比率法测得的动机减弱(LH DBS 在第二天没有进行测试)。这些结果表明,刺激效果持续时间较长且可以超出刺激时段。这可能与 DBS 引起的塑性变化有关。重要的是,Levy 等并没有发现在 LH 的 DBS 和 PFC 的 DBS 之后蔗糖寻求的改变和对蔗糖反应的累进比率法的动机(Levy et al.，2007)。

14.5.5　脑岛

脑岛可能成为 DBS 药物依赖的潜在靶点,但目前还没有对此进行研究。由于脑岛的病变与渴望行为的减少有关,而与自然奖赏动机的有害影响无关,因此探索该区域的 DBS 将是非常有趣的。混合 GABA 激动剂使脑岛失活,在固定比例和渐进比例下降低尼古丁自给药。此外,尼古丁寻找的恢复减弱(Forget et al.，2010)。然而,该脑区血管密度大可能使电极植入复杂化(Türe et al.，2000)。

14.6　结论和未来方向

总之,在大鼠中应用 DBS 评估药物成瘾的可能治疗方案,已证明在探索不同脑区的功效和检测可能的副作用(例如,对自然奖赏的影响)方面是有用的。

NAc 在这方面得到了最广泛的关注,因为它是 DBS 在临床上应用于治疗抗药性强迫症和抑郁障碍的一个常见的脑区。

临床前动物研究表明,中脑皮质环参与了药物成瘾的几个方面,刺激这些区域可以成功地减少用药和觅药而不影响天然增强剂的价值。因此,未来在该回路中使用 DBS 的动物研究可能对我们理解 DBS 的潜在神经生物学机制特别相关。例如,有研究表明,mPFC、眶额叶外侧皮质、丘脑中背侧和 NAc 核的局部场电位振荡受 NAc 的 DBS 影响(McCracken et al.,2009)。最近的一项体内微透析研究没有检测到在同一区域刺激期间 NAc 核中多巴胺、血清素或去甲肾上腺素释放的变化(van Dijk et al.,2011)。尽管如此,在 NAc 和 VTA 的谷氨酸受体中 PFC 的刺激有可能导致谷氨酸受体的改变,表明谷氨酸途径受 DBS 调控(Levy et al.,2007)。总的来说,这些发现表明 DBS 在神经元通信的多个层次上产生了广泛的即时和更持久的效应,这些效应是由逆向和正向激活引起的。DBS 研究与病变/失活研究的比较揭示了矛盾的结果。这证实了 DBS 的作用更广泛的观点,而不仅仅是局部抑制神经元活动。例如,与应用于该区域的 DBS 相比,NAc 外壳的失活对可卡因觅药行为有相反的影响(McFarland et al.,2001;Vassoler et al.,2008)。

显然,更好地了解 DBS 对神经元连接性的影响对于改进治疗策略和进一步阐明药物成瘾的病理生理机制非常重要。为此,将 DBS 应用于验证良好的动物模型是一个非常有力的研究工具。DBS 过程中不同脑区的靶向(药理)失活可能进一步阐明其中有受刺激脑区传入神经通路的参与。微透析、快速扫描循环伏安法和突触蛋白质组学研究可以帮助识别 DBS 引起的局部分子和细胞变化。

参考文献

Aguilar MA, Rodríguez-Arias M, Miñarro J (2009) Neurobiological mechanisms of the reinstatement of drug-conditioned place preference. Brain Res Rev 59:253–277

Baunez C, Dias C, Cador M, Amalric M (2005) The subthalamic nucleus exerts opposite control on cocaine and 'natural' rewards. Nat Neurosci 8:484–489

Childs E, de Wit H (2009) Amphetamine-induced place preference in humans. Biol Psychiatry 65:900–904

Davis WM, Smith SG (1976) Role of conditioned reinforcers in the initiation, maintenance and extinction of drug-seeking behavior. Pavlov J Biol Sci 11:222–236

De Vries TJ, de Vries W, Janssen MC, Schoffelmeer ANM (2005) Suppression of conditioned nicotine and sucrose seeking by the cannabinoid-1 receptor antagonist SR141716A. Behav Brain Res 161:164–168

de Wit H (1996) Priming effects with drugs and other reinforcers. Exp Clin Psychopharmacol 4:5–10

Di Pietro N, Mashhoon Y, Heaney C, Yager L, Kantak K (2008) Role of dopamine D1 receptors in the prefrontal dorsal agranular insular cortex in mediating cocaine self-administration in rats. Psychopharmacology 200:81–91

Epstein D, Preston K, Stewart J, Shaham Y (2006) Toward a model of drug relapse: an assessment of the validity of the reinstatement procedure. Psychopharmacology 189:1–16

Everitt BJ, Belin D, Economidou D, Pelloux Y, Dalley JW, Robbins TW (2008) Neural mechanisms underlying the vulnerability to develop compulsive drug-seeking habits and addiction. Philos Trans R Soc Lond B Biol Sci 363:3125–3135

Fagerström K, Balfour DJ (2006) Neuropharmacology and potential efficacy of new treatments for tobacco dependence. Expert Opin Investig Drugs 15:107–116

Forget B, Pushparaj A, Le Foll B (2010) Granular insular cortex inactivation as a novel therapeutic strategy for nicotine addiction. Biol Psychiatry 68:265–271

Friedman A, Lax E, Dikshtein Y, Abraham L, Flaumenhaft Y, Sudai E, Ben-Tzion M, Ami-Ad L, Yaka R, Yadid G (2010) Electrical stimulation of the lateral habenula produces enduring inhibitory effect on cocaine seeking behavior. Neuropharmacology 59:452–459

Friedman A, Lax E, Dikshtein Y, Abraham L, Flaumenhaft Y, Sudai E, Ben-Tzion M, Yadid G (2011) Electrical stimulation of the lateral habenula produces an inhibitory effect on sucrose self-administration. Neuropharmacology 60:381–387

Fuchs RA, Evans KA, Parker MC, See RE (2004) Differential involvement of the core and shell subregions of the nucleus accumbens in conditioned cue-induced reinstatement of cocaine seeking in rats. Psychopharmacology (Berl) 176:459–465

Goldstein RZ, Volkow ND (2002) Drug addiction and its underlying neurobiological basis: neuroimaging evidence for the involvement of the frontal cortex. Am J Psychiatry 159:1642–1652

Heidbreder CA, Groenewegen HJ (2003) The medial prefrontal cortex in the rat: evidence for a dorso-ventral distinction based upon functional and anatomical characteristics. Neurosci Biobehav Rev 27:555–579

Henderson MB, Green AI, Bradford PS, Chau DT, Roberts DW, Leiter JC (2010) Deep brain stimulation of the nucleus accumbens reduces alcohol intake in alcohol-preferring rats. Neurosurg Focus 29:E12

Hodos W (1961) Progressive ratio as a measure of reward strength. Science 134:943–944

Jentsch JD, Taylor JR (1999) Impulsivity resulting from frontostriatal dysfunction in drug abuse: implications for the control of behavior by reward-related stimuli. Psychopharmacology 146:373–390

Kalivas PW, Volkow ND (2005) The neural basis of addiction: a pathology of motivation and choice. Am J Psychiatry 162:1403–1413

Knapp CM, Tozier L, Pak A, Ciraulo DA, Kornetsky C (2009) Deep brain stimulation of the nucleus accumbens reduces ethanol consumption in rats. Pharmacol Biochem Behav 92:474–479

Koob GF, Volkow ND (2010) Neurocircuitry of addiction. Neuropsychopharmacology 35:217–238

Kuhn J, Lenartz D, Huff W, Lee S, Koulousakis A, Klosterkoetter J, Sturm V (2007) Remission of alcohol dependency following deep brain stimulation of the nucleus accumbens: valuable therapeutic implications? J Neurol Neurosurg Psychiatry 78:1152–1153

Levy D, Shabat-Simon M, Shalev U, Barnea-Ygael N, Cooper A, Zangen A (2007) Repeated electrical stimulation of reward-related brain regions affects cocaine but not "natural" reinforcement. J Neurosci 27:14179–14189

Liu HY, Jin J, Tang JS, Sun WX, Jia H, Yang XP, Cui JM, Wang CG (2008) Chronic deep brain stimulation in the rat nucleus accumbens and its effect on morphine reinforcement. Addict Biol 13:40–46

Lu L, Ceng X, Huang M (2000) Corticotropin-releasing factor receptor type I mediates stress-induced relapse to opiate dependence in rats. NeuroReport 11:2373–2378

Mantione M, van de BW, Schuurman PR, Denys D (2010) Smoking cessation and weight loss after chronic deep brain stimulation of the nucleus accumbens: therapeutic and research implications: case report. Neurosurgery 66:E218

McCracken CB, Grace AA (2009) Nucleus accumbens deep brain stimulation produces region-specific alterations in local field potential oscillations and evoked responses in vivo. J Neurosci 29:5354–5363

McFarland K, Kalivas PW (2001) The circuitry mediating cocaine-induced reinstatement of drug-seeking behavior. J Neurosci 21:8655–8663

Mueller D, Stewart J (2000) Cocaine-induced conditioned place preference: reinstatement by priming injections of cocaine after extinction. Behav Brain Res 115:39–47

Müller UJ, Sturm V, Voges J, Heinze HJ, Galazky I, Heldmann M, Scheich H, Bogerts B (2009) Successful treatment of chronic resistant alcoholism by deep brain stimulation of nucleus accumbens: first experience with three cases. Pharmacopsychiatry 42:288–291

Naqvi NH, Bechara A (2010) The insula and drug addiction: an interoceptive view of pleasure, urges, and decision-making. Brain Struct Funct

Naqvi NH, Rudrauf D, Damasio H, Bechara A (2007) Damage to the insula disrupts addiction to cigarette smoking. Science 315:531–534

O'Brien CP, Gardner EL (2005) Critical assessment of how to study addiction and its treatment: Human and non-human animal models. Pharmacol Ther 108:18–58

O'Connor EC, Chapman K, Butler P, Mead AN (2011) The predictive validity of the rat self-administration model for abuse liability. Neurosci Biobehav Rev 35:912–938

Peters J, LaLumiere RT, Kalivas PW (2008) Infralimbic prefrontal cortex is responsible for inhibiting cocaine seeking in extinguished rats. J Neurosci 28:6046–6053

Rouaud T, Lardeux S, Panayotis N, Paleressompoulle D, Cador M, Baunez C (2009) Reducing the desire for cocaine with subthalamic nucleus deep brain stimulation. Proc Natl Acad Sci U S A 107:1196–1200

Sanchez CJ, Sorg BA (2001) Conditioned fear stimuli reinstate cocaine-induced conditioned place preference. Brain Res 908:86–92

See RE, Fuchs RA, Ledford CC, McLaughlin J (2003) Drug addiction, relapse, and the amygdala. Ann N Y Acad Sci 985:294–307

Shaham Y, Stewart J (1996) Effects of opioid and dopamine receptor antagonists on relapse induced by stress and re-exposure to heroin in rats. Psychopharmacology 125:385–391

Shaham Y, Erb S, Stewart J (2000) Stress-induced relapse to heroin and cocaine seeking in rats: a review. Brain Res Rev 33:13–33

Shaham Y, Shalev U, Lu L, de Wit H, Stewart J (2003) The reinstatement model of drug relapse: history, methodology and major findings. Psychopharmacology 168:3–20

Shufman EN, Porat S, Witztum E, Gandacu D, Bar-Hamburger R, Ginath Y (1994) The efficacy of naltrexone in preventing reabuse of heroin after detoxification. Biol Psychiatry 35:935–945

Spragg SDS (1940) Morphine addiction in chimpanzees. Comp Psychol Monogr 15:1–132

Thompson T, Schuster CR (1964) Morphine self-administration, food-reinforced, and avoidance behaviors in rhesus-monkeys. Psychopharmacologia 5:87–94

Türe U, Yasargil MG, Al-Mefty O, Yasargil DCH (2000) Arteries of the insula. J Neurosurg 92:676–687

Tzschentke TM (2000) The medial prefrontal cortex as a part of the brain reward system. Amino Acids 19:211–219

Van De Werd HJ, Uylings HB (2008) The rat orbital and agranular insular prefrontal cortical areas: a cytoarchitectonic and chemoarchitectonic study. Brain Struct Funct 212:387–401

Van den Oever MC, Spijker S, Smit AB, De Vries TJ (2010) Prefrontal cortex plasticity mechanisms in drug seeking and relapse. Neurosci Biobehav Rev 35:276–284

van Dijk A, Mason O, Klompmakers AA, Feenstra MGP, Denys D (2011) Unilateral deep brain stimulation in the nucleus accumbens core does not affect local monoamine release. J Neurosci Methods 202:113–118

Vassoler FM, Schmidt HD, Gerard ME, Famous KR, Ciraulo DA, Kornetsky C, Knapp CM, Pierce RC (2008) Deep brain stimulation of the nucleus accumbens shell attenuates cocaine priming-induced reinstatement of drug seeking in rats. J Neurosci 28:8735–8739

Weeks JR (1962) Experimental morphine addiction—method for automatic intravenous injections in unrestrained rats. Science 138:143–144

Witjas T, Baunez C, Henry JM, Delfini M, Regis J, Cherif AA, Peragut JC, Azulay JP (2005) Addiction in Parkinson's disease: impact of subthalamic nucleus deep brain stimulation. Mov Disord 20:1052–1055

第 15 章

帕金森病脑深部刺激的神经精神副作用

Christine Daniels and Jens Volkmann

15.1 帕金森病自然病程中的精神症状

帕金森病(PD)是一种神经退行性运动障碍,其特征为运动减退、震颤、僵硬和姿势不稳。然而,在过去几十年中,包括嗅觉丧失、认知功能减退、情感和行为障碍以及自主神经衰竭在内的非运动症状引起了研究者和治疗师越来越多的兴趣,因为这些症状对患者的生活质量有很大的影响(Gómez-Esteban et al.,2011)。

几十年来,帕金森病一直被认为是一种典型的神经退行性疾病,主要局限于多巴胺能的纹状体运动系统。这一观点受到了 Braak 等(2003)的神经病理学研究者的挑战。他们的研究表明,在疾病的晚期,大脑皮层和皮层下区域普遍存在神经退行性病变,并以一种典型的时间和空间模式发展。根据 Braak 分期假说,PD 的特征是神经元的进行性丢失、神经炎和含有不对称核蛋白和泛素(路易体)的病理蛋白沉积,这些蛋白沉积从脑干开始,然后扩散到间脑、原皮层和新皮层。这种分期分类为帕金森病提供了一个全面和结论性的概念,即 PD 是一种突触核蛋白病,它超越了运动通路或单一神经递质系统的限制,并将非运动现象视为疾病的一部分。然而,帕金森病的临床异质性是否伴随着路易体疾病的明

J. Volkmann (✉)
Chairman and Professor of Neurology, University of Würzburg,
Josef-Schneider-Str. 11, 97080 Würzburg, Germany
e-mail: volkmann_j@klinik. uni-wuerzburg. de

C. Daniels
Department of Neurology, University of Würzburg,
Josef-Schneider-Str. 11, 97080 Würzburg, Germany

显分布仍是一个有争议的问题,其中某些患者的某些非运动症状或其他患者的特定运动症状占多数(Thobois et al. ,2010)。

早期("症状前")阶段(Braak 分期的第 1 和第 2 阶段)比运动症状早几年到几十年。包括背部 IX/X 运动核、嗅球、肌间神经丛、中间网状带、中缝尾核、巨胞网状核和蓝斑下核。在许多患者中,精神症状的出现可能先于帕金森运动症状,这被认为反映了网状结构和脑干 5 -羟色胺能和去甲肾上腺素能系统的失调(Wolters et al. ,2006)。它们可能包括睡眠障碍(REM 睡眠行为障碍,白天嗜睡)。抑郁、快感缺乏、冷漠、焦虑、最小认知缺陷/执行功能障碍,以及在罕见情况下的精神病症状。

在中间("症状性")阶段(Braak 分期的第 3 和第 4 阶段),神经退行性过程扩展到多巴胺能的中脑结构(特别是黑质致密部)、基底前脑和中脑。由于多巴胺能系统的主要参与,特有的运动症状出现并导致患者确诊帕金森病;然而,早期的精神症状也可能加重。严重的多巴胺缺乏可能导致一种"低多巴胺能综合征",其特征是抑郁、焦虑、冷漠和快感缺乏。这种低多巴胺能综合征被认为反映了中脑边缘系统多巴胺能"刺激不足"和相关的视交叉皮层环路,而典型的帕金森运动症状则反映了视交叉皮层环路的多巴胺缺乏。

在晚期阶段(Braak 分期的第 5 和第 6 阶段),神经退行性过程还涉及皮层感觉联合区、前额叶、前运动区、初级感觉和运动区。这一阶段可能与患者认知能力的逐渐下降有关,从而导致其痴呆。

Braak 等人的神经病理学模型很难与帕金森病精神症状的临床演变相一致,因为在今天已经很少以单纯的形式观察到在帕金森病的中后期与疾病相关的精神症状。大多数患者在早期运动阶段就接受对症药物治疗,而这些多巴胺能药物本身可能会引起精神问题。此外,早期阶段的细微行为变化甚至精神症状可能只与帕金森病有回顾性联系(尚未诊断),因此可能被低估。

在实践中,抗帕金森药物或手术治疗(例如,DBS)的精神副作用具有更大的临床相关性,本章将对此进行讨论。多巴胺能药物的作用已经在其他地方被描述过,所以我们将重点关注 PD 患者在使用 DBS 治疗后可能发生恶化或改善的主要神经精神症状。DBS 是一种解剖学上定义的具有可逆作用模式的干预措施,它帮助我们通过实验研究基底神经节神经回路的局灶性神经调节的行为效应。这些研究对神经退行性变、基底神经节神经回路功能异常以及外源性多巴胺能替代治疗如何相互作用从而产生非常复杂的 PD 精神症状提供了更好的理解。由于 PD 中关于苍白球内侧 DBS 的资料有限,我们将主要关注丘脑底核(STN)的 DBS(图 15.1),在有足够证据的情况下,我们将尽量覆盖与 GPi DBS 相关的症状。

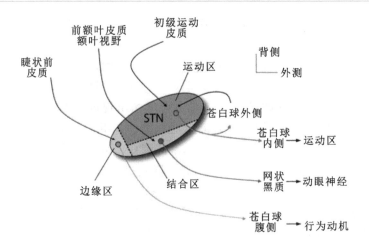

图 15.1　STN 又分为大的背外侧运动区、腹内侧结合区和内侧边缘区。每个区域接收来自大脑皮层不同区域的输入，并向不同的靶核提供输出，包括苍白球内侧（GPi）、苍白球外侧（GPe）、网状黑质（SNr）和苍白球腹侧。这些输入-输出交互作用通过纹状体和GPe 独立地提供了运动、眼动、认知和情绪功能的间接控制（Benarroch，2008）

15.2　与脑深部刺激和多巴胺能药物相关的精神症状

丘脑底核脑深部刺激（STN DBS）已被确立为治疗晚期帕金森病患者运动波动和运动障碍的一种非常有效的治疗方法。神经刺激效应与运动症状的左旋多巴反应性密切相关。因此，成功的 STN DBS 减少了大约 $60\% \sim 70\%$ 的多巴胺能药物的需求。少数患者在进行 STN DBS 治疗后，可以完全停用左旋多巴或多巴胺激动剂的治疗（Deuschl et al. ，2006；Weaver et al. ，2009）。

患者进行 DBS 手术后的精神副作用是常见的。在这种情况下，必须区分神经精神症状（1）在适应阶段，包括 DBS 手术后的前 12 个月，和（2）在手术后 1 年以上的长期治疗阶段。术后最初几个月需要调整刺激参数和药物，这一时期的精神症状往往反映了药物和神经刺激治疗之间复杂的相互作用。然而，从长期来看，刺激参数和药物治疗在很大程度上保持稳定，精神症状更可能是正在进行的神经退行性过程的结果。然而，任何单一原因的诊断往往会因附加的因素而变得复杂，比如准确的电极位置、术前的神经精神状态和个性特征。此外，帕金森运动障碍较少的患者在适应新的生活状态时，可能会给患者带来心理负担，从而导致情绪或驱动问题。

将基底神经节的功能细分为不同的基底神经节-丘脑皮质回路（运动、边缘、联想)是一个已建立的概念,它是基于来自灵长类动物形态学和功能研究以及人类临床观察的证据(Temel et al.,2005;Hamani et al.,2004)。根据这一概念,灵长类动物的 STN 被分为三个功能区:背外侧躯体运动区、腹内侧结合区和内侧边缘区(Benarroch,2008;Parent et al.,1995)。以基底节区作为一个整体的"go/no-go 系统"和 STN 作为一个强有力的监管机构的系统作为假说,大部分的运动和非运动 PD 症状和随后的治疗效果(尤其是高频刺激 STN)可以用一个综合模型来解释(Volkmann et al.,2010)。在这个模型的基础上,不同基底神经节环路的节律与不同的运动、认知或情感症状相关,这些症状可以受到药物(全局性)或神经刺激(灶性)的影响。例如,边缘回路的活动不足会导致强迫行为、抑郁和另一端的冷漠(低多巴胺能综合征,见上文),并导致躁狂/低血糖状态、冲动、多动和注意缺陷。药物或刺激的剂量作用将遵循 U 形,具有中等最佳剂量范围和因服用过量或不足剂量而导致的运动、情绪或行为方面的有害影响。由于多巴胺能去神经化可能在不同的回路中不均匀,单回路的最佳剂量仍可能与其他回路的过量或低剂量有关。

在生理条件下,多巴胺能神经元以紧张性或阶段性的放电方式运作。多巴胺在外界刺激下的阶段性释放是腹侧被盖区多巴胺能奖赏回路神经元的一个特征。短效多巴胺能药物的非生理慢性脉冲刺激可引起临床敏化现象,如运动障碍、冲动控制障碍(ICDs)或多巴胺失调综合征(DDS)。丘脑下神经刺激最初可能会加重运动障碍,但随着长期的治疗,运动障碍消失了,术前剂量的多巴胺能药物不再能诱发运动障碍。这被认为是强直性电刺激脱敏的证据(Bejjani et al.,2000)。STN DBS 是否对非运动敏化现象有类似的作用仍是一个正在激烈争论的问题(Castelli et al.,2008)。

15.2.1　躁狂与抑郁

15.2.1.1　躁狂

急性躁狂状态可在手术后或高频刺激开始后立即发生。在这些情况下,手术微损伤或刺激可能会产生直接影响。单个病例或小病例系列描述了与电极接触刺激相关的急性躁狂,电极接触可能并不完全位于 STN 的运动区,而是位于或直接邻近 STN 的腹侧被盖区、前内侧或黑质。然而,也有报道过一例通过 STN 内最佳放置接触的与高频刺激相关的急性躁狂病例(Kulisevsky et al.,2002;Mallet et al.,2007;Raucher-Chene et al.,2008;Mandat et al.,2006;Ulla et al.,2011;Herzog et al.,2003)。

在适应或长期阶段,患者的愉快情绪是罕见的,通常表明神经刺激和多巴胺能药物治疗的不平衡。在这些病例中,多巴胺能药物的剂量往往没有能够充分降低(Deuschl et al.,2006；Weaver et al.,2009)。DDS 可能对这类躁狂发作造成特别的风险,因为患者往往忽视减少的剂量处方。先前存在的双相情感障碍可能是术后躁狂状态的另一个原因。

15.2.1.2 抑郁

在进行 STN DBS 治疗后,多达 25％的患者出现手术后抑郁(Berney et al.,2002),症状通常在前 2 个月内出现(Vicente et al.,2009；Houeto et al.,2002)。然而,与神经刺激的发作或改变密切相关的急性和可逆抑郁障碍也有被报告(Weintraub,2009；Weintraub et al.,2010)。如前所述,关于躁狂,讨论了通过电流传播或由于电极错位而引起的相邻脑区(如黑质)的协同刺激,以及与 STN 运动区域的直接刺激效应(Bejjani et al.,1999；Tommasi et al.,2008)。在比较试验中,22 例 PD 患者在通过腹侧接触(低于最佳运动靶点)进行刺激时,与刺激 STN 的感觉运动区域内的远端接触相比,普遍地认为自己"不那么快乐""精力更少"和"更困惑"。然而,本试验中没有患者表现出急性抑郁症状(Okun et al.,2009)。相比之下,另一项研究描述了与背部接触刺激相比腹部正面情绪的增加(Greenhouse et al.,2011)。与人类的临床研究结果一致,在大鼠中发现的对 STN 的双侧高频刺激可以抑制中缝背核中血清素神经元的放电,而不是抑制相邻的非血清素神经元的放电(Temel et al.,2007)。综上所述,在 DBS 期间少数已发表的急性抑郁障碍病例可能代表了刺激对 STN 运动区以外尚未确定区域的罕见影响。

短暂性抑郁症状在 DBS 手术后的最初几个月内很常见,它通常与多巴胺能药物的减少有关(Vicente et al.,2009；Houeto et al.,2002)。相反,在后期适应阶段(6 个月或更长时间),临床实验数据强烈反对 STN DBS 对情绪的普遍不利影响。在两项随机对照研究中,STN DBS 治疗组发现了轻微的抗抑郁作用和相关的抗焦虑作用。然而,个别患者在 DBS 组和药物组都经历了与群体趋势相反的相关抑郁,或在罕见的情况下出现短暂的躁狂(Deuschl et al.,2006；Weaver et al.,2009；Witt et al.,2008)。

关于 STN DBS 后长期治疗过程中的情绪问题,需要考虑到帕金森病(PD)中普遍存在的高抑郁风险(约 30％~40％)(Menza et al.,2009)。因此,必须将任何 PD 患者经历疾病相关抑郁的风险从 STN DBS 本身的影响中分离出来。一项病例对照研究和一项随访 3 年的前瞻性研究表明,STN DBS 在 3 年内不会导致情绪、焦虑和个性的相关改变(Castelli et al.,2008；Kaiser et al.,2008)。5 年后的研究也发现了类似的结果(Schupbach et al.,2005；Krack et al.,2003)。然而,在一项比较 STN DBS 和 GPi DBS 的随机对照研究中,我们发现 STN 组患者的抑郁症状略有恶化,而 GPi DBS 患者的抑郁症状略有改善(Follett et al. ,2010)。总的来说,几项更大规模的试验表明,GPi DBS 治疗后抑郁已不再是一个值得关注的问题(Volkmann et al. ,2001;Anderson et al. ,2005)。

15.2.2　冷漠

冷漠是 STN DBS 常见的不良反应,在术后早期(Houeto et al. ,2002; Drapier et al. ,2006;Czernecki et al. ,2008)和长期随访中均可能发生(Krack et al. ,2003;Troster,2009)。STN DBS 后冷漠的确切发生率尚不清楚;然而一项研究中显示,PD 患者在术前冷漠的比例为 8.7%,术后第三年为 24.6%(Funkiewiez et al. ,2004)。在一项对 PD 患者进行 STN DBS 和术后 2 周内停止多巴胺激动剂的前瞻性研究中,63 例 PD 患者中有 34 例在平均 4.7 个月(3.3～8.2 个月)后出现了冷漠,其中一半患者在 12 个月后出现了冷漠(Thobois et al. ,2010)。

冷漠已被分配到 PD 的低多巴胺能非运动症状谱,因为在一些患者中,这种症状对多巴胺能治疗有反应(Chatterjee et al. ,2002;Marin et al. ,1995)。有推测认为,多巴胺能中脑边缘去神经化可能与潜在的神经病理相关,临床表现为在多巴胺能药物术后减少后变得冷漠。然而,也有人认为 STN DBS 可能通过边缘副作用机制直接诱导冷漠(Drapier et al. ,2006;Temel et al. ,2009)。PET 数据表明,STN DBS 可能无意中调节了连接到 STN 边缘和相关区域的额叶动机网络(Le Jeune et al. ,2009)。在实践中,如果那些术后出现冷漠的患者可以接受多巴胺能药物,则可以尝试多巴胺能药物治疗。有益的反应将支持低多巴胺能综合征。重编程策略通常效果较差,但可以作为二线治疗尝试。

15.2.3　焦虑

在 PD 患者中,与左旋多巴相关的运动波动期间,焦虑是一种常见的非运动症状。在一项对照研究中,6 个月后 STN DBS 患者的贝克(Beck)焦虑量表得分明显低于接受最佳医学治疗的患者(Witt et al. ,2008)。在延长的 2 年随访报告中也有类似的发现(Houeto et al. ,2006)。然而,对这一发现的解释需要谨慎,因为贝克焦虑量表包括几个与身体密切相关的项目(如不能放松和手颤抖),其在 DBS 后有了显著改善。然而,使用其他量表和测量刺激挑战时状态焦虑的研究报道了 STN DBS 后焦虑的降低(Funkiewiez et al. ,2003;Daniele et al. ,2003)。焦虑的减少是继发于运动波动的改善,还是其作为 STN DBS 的真正非运动效应仍不清楚。两项关于 STN 在恐惧处理中的本质作用的研究证实,其在识别恐惧的面部表情或电影片段方面存在特定的缺陷(Biseul et al. ,2005;Vicente et al. ,2009)。

15.2.4   愤怒

有两份病例报告中描述了严重的愤怒和攻击行为。在一个病例中,急性爆发性攻击行为仅由左半球刺激引起。在本例中,左侧电极与所有四个接触点一起正确地放置在背外侧 STN 内(Sensi et al.,2004)。在另一个病例中,术中攻击行为是由刺激后下丘脑引起的,这表明靠近 STN 的下丘脑纤维连接的电流可以介导这种罕见的 STN DBS 不良反应(Bejjani et al.,2002)。

在评估 195 例 STN DBS 手术前后和 56 例 GPi DBS 手术治疗 PD 患者的研究中,这两项指标在 4～6 个月后与丘脑腹外侧区 DBS 治疗原发性震颤时相比,其视觉模拟情绪量表愤怒评分明显升高(Burdick et al.,2011)。STN 和 GPi 患者的愤怒评分变化与较高的微电极通过次数有关,因此作者认为这是一种损伤效应,而不是刺激诱导效应。这一假设得到了视觉模拟情绪量表的支持,无论刺激器是开着还是关着,愤怒得分并没有改变。

15.2.5   冲动控制障碍

冲动控制障碍(impulse control discorders,ICDs)报告的 PD 患者包括病理性赌博、强迫性购物、性欲亢进和暴饮暴食。据估计,在 PD 患者中,ICDs 的总体患病率约为 13%(Weintraub,2009)。这一现象在男性中更为常见,他们发病年龄较早,具有寻求新奇事物的个性特征。一项针对 3090 例 PD 和多巴胺能治疗患者的横断面研究表明,与未接受治疗的患者相比,接受多巴胺激动剂治疗的患者更容易发生 ICDs(Weintraub et al.,2010)。使用 DBS 后这些病理行为可能会加重。一些报道描述了手术后 ICDs 的新出现;然而,我们需要考虑到这些行为可能被患者所隐藏,从而增加自己接受 DBS 治疗资格的可能性。两篇综述分析了 STN DBS 后发生 ICDs 的频率,但没有发现接受多巴胺能药物治疗的患者与接受 DBS 的患者在 ICDs 方面有显著差异(Broen et al.,2011;Demetriades et al.,2011)。病理性赌博、性欲亢进和强迫性购物的病例报告和病例系列描述了 DBS 后明显改善的患者,以及恶化或出现新症状的患者。从上述文献既不能衍生出 DBS 的明显有益效果,也不能衍生出 DBS 的不利影响。这些异源结果的原因可能在基底节内外神经变性模式的复杂相互作用、个体人格特征、多巴胺能药物的长期致敏效应以及刺激接触与每个患者的边缘 STN 区域的地形关系中发现。

15.2.6   多巴胺失调综合征

多巴胺失调综合征(dopamine dysregulation syndrome,DDS)可以理解为一

种成瘾行为的恶性循环,在这种恶性循环中,冲动控制的紊乱、对多巴胺能药物的渴望和过量的左旋多巴会增强自身。关于 DBS 对 DDS 影响的数据是有限的。在一个病例系列中,14 例术前 DDS 患者中有 8 例术后 DDS 仍未改善或恶化,14 例患者中有 6 例双侧 STN DBS 术后 DDS 改善或消退。2 例患者双侧STN DBS 后首次出现 DDS(Lim et al. ,2009)。然而,个别患者在接受 DBS 手术后也可能有显著改善。DDS 常与其他 ICDs 相联系,后者在 DBS 后可能以类似的方式改善(或恶化)(Witjas et al. ,2005)。

15.2.7　刻板行为

刻板行为被定义为一种对过度的、重复的、非目标的行为的强烈迷恋,这些行为包括简单的行为(清洁、分类和整理物品)或复杂的行为(绘画、创造性写作、使用或修理电脑)。不同的 PD 患者表现不同,通常与之前学习的行为有关。

在一项回顾性研究中,对 24 例连续接受 STN DBS 治疗的 PD 门诊患者进行了结构化访谈。24 名受试者中有 5 名(20.8%)被确定为刻板行为者(3 名男性,2 名女性)。在临床和人口统计因素方面,刻板行为者与非刻板行为者相当,但在从 DBS 电极植入的时间长度方面存在统计学差异(Punders 的平均 DBS 时间为 3.2 年,而非刻板行为者的平均 DBS 时间为 5.16 年)(Pallanti et al. ,2010)。Lim 等(2009)在他们的病例系列中报道了 11 例患者的术前穿刺,其中4 例显示出改善(STN DBS),而 7 例患者在 DBS 手术后未显示出先前存在的穿刺改善(STN DBS,1 例单侧右侧刺激)。一个惊人的发现是,10 个术前患有ICDs 或 DDS 的患者中有 5 个在 DBS 手术后出现了新的症状(3 个 STN DBS,2个 GPi DBS)。尽管数据有限,但考虑到接受多巴胺能治疗的 PD 患者的比例(1.4%~14%),DBS 后出现刻板行为者的比例似乎很高,这表明刻板行为可能是由 DBS 引起的(Lim et al. ,2009;Pallanti et al. ,2010;Evans et al. ,2004;Miyasaki,2007)。然而,靶点结构仍然是未知的,特别是在 GPi DBS 后出现刻板行为的患者。

15.2.8　自杀

据报道,接受 STN DBS 治疗的患者的自杀率高于预期,在手术后的第 1 年达到峰值。在一项对 55 个运动障碍及外科中心手术患者的回顾性调查中,自杀率为 0.45%(24/5311),自杀未遂率为 0.90%(48/5311)(Voon et al. ,2008)。在术后第 1 年,自杀率(0.26%)比世界卫生组织预期(年龄、性别和国家调整后)的自杀率高约 12 倍,并在术后第 4 年保持略高(0.04%)。考虑到经手术治疗的帕金森病患者的自杀率比普通人群低 10 倍,这个自杀率的增加就更加显著了(Myslobodsky et al. ,2001)。在没有先前或当前精神病理症状的 PD 患者中观察到自杀或自杀企图，强调了这种行为的冲动性（Rodrigues et al.，2010）。一个有吸引力的假设是，与 DBS 治疗有关的术后自杀是 ICDs 谱的一部分，它是由神经刺激干扰 STN 在决策中的正常抑制作用引起的。在术后刺激参数调整和多巴胺能药物治疗过程中，冲动控制机制可能尤其不稳定，其后果反映在术后第 1 年出现的高自杀率上。

15.3 脑深部刺激是否可以作为治疗晚期帕金森病精神病症状的一种选择？

由于近二十年来接受 DBS 治疗的 PD 患者数量众多，我们对这种治疗的非运动效应的经验也有所增加。有证据表明，STN 的 DBS 对 PD 患者的疾病或药物相关的精神症状是有益的。例如，减少 STN DBS 对多巴胺能药物的需求，可能对药物性精神病、DDS 或 ICDs 患者有帮助。然而，个体的结果是难以预测的，并且依赖于 DBS、药物、术后社会心理适应程度、先前存在的精神状态和发病前人格特征等复杂因素的相互作用。

DBS 后个别患者 DDS 的改善似乎是可以理解的，因为术后减少多巴胺能药物的剂量可能有助于打破过量用药和冲动寻求药物的恶性循环。ICDs 谱可能与一个类似的机制有关。许多病例和小病例系列描述了 DBS 之后 ICDs 的改进（Lim et al.，2009）。然而，如前所述，相当比例的 ICDs 患者在植入 DBS 电极后并没有改善或恶化。STN DBS 后，病态赌博、性欲亢进和强迫性购物的新发展似乎很罕见，但在个别患者中也有描述（Lim et al.，2009；Romito et al.，2002；Halbig et al.，2009）。在这些 DBS 后持续性（或恶化）ICDs 的患者中，术后减少多巴胺能药物治疗后，异常行为有了明显改善（Smeding et al.，2007）。

另一方面，有证据表明刻板行为和强迫障碍可以通过腹侧纹状体或 STN 的前缘部分的 DBS 来治疗（Baup et al.，2008；Greenberg et al.，2006），也报道过有强迫行为的帕金森病患者在接受 STN DBS 治疗后症状有改善的病例（Fontaine et al.，2004；Mallet et al.，2002）。

我们之前提出冲动和强迫行为可以被理解为边缘基底神经节环路的相反的生理状态，它能够通过药物或神经刺激以 U 形剂量反应方式进行调节（图 15.2）（Volkmann et al.，2010）。然而，DBS 的生理作用可能不同于多巴胺能药物，因为刺激作用是持续的，而不是脉动的，这可能有助于防止出现周期性的边缘环过度刺激和随后的致敏现象（Castelli et al.，2008）。虽然一般不建议将 DBS 用于 PD 患者的高多巴胺能精神症状治疗，但基于这一概念模型，我们建议未来应专门针对这类患者做些临床试验。

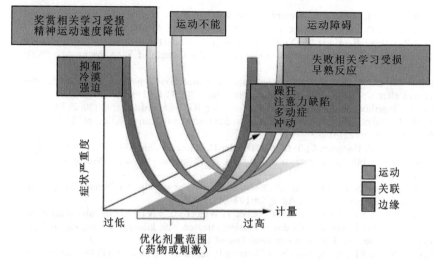

图 15.2　假设 U 功能表示多巴胺能药物、丘脑底核(STN)脑深部刺激或两者的组合对运动、联合和边缘功能症状的调节作用。在特定的回路中,过度或不足的激活状态会损害运动功能、情绪和行为,并可能导致与这些领域相关的临床症状(Volkmann et al. ,2010)

15.4　实际建议

总之,任何在帕金森病治疗中使用 DBS 的医生都应该了解在治疗的任何阶段都可能出现各种神经精神症状。在 DBS 的选择过程中,应建立与疾病或其治疗相关的神经精神症状的全面基线,这将成为解释术后精神副作用的重要基础。患者应该被告知术前筛查的目的,这并不意味着将患者排除在手术之外,而是计划对那些有风险的患者进行密切的精神随访。患者和护理人员应警惕抑郁症状、ICDs 和其他精神症状的发展或恶化,特别是在术后药物和刺激的适应期。刺激的对照试验和彻底了解精神症状的发作与药物改变之间的关系可以帮助从术后药物戒断效应中区分 DBS 的直接效应和即刻效应。

参考文献

Anderson VC, Burchiel KJ, Hogarth P, Favre J, Hammerstad JP (2005) Pallidal vs subthalamic nucleus deep brain stimulation in Parkinson disease. Arch Neurol 62(4):554–560

Baup N, Grabli D, Karachi C, Mounayar S, Francois C, Yelnik J et al (2008) High-frequency stimulation of the anterior subthalamic nucleus reduces stereotyped behaviors in primates. J Neurosci 28(35):8785–8788

Bejjani BP, Damier P, Arnulf I, Thivard L, Bonnet AM, Dormont D et al (1999) Transient acute depression induced by high-frequency deep-brain stimulation. N Engl J Med 340(19):1476–1480

Bejjani BP, Arnulf I, Demeret S, Damier P, Bonnet AM, Houeto JL et al (2000) Levodopa-induced dyskinesias in Parkinson's disease: is sensitization reversible? Ann Neurol 47(5):655–658

Bejjani BP, Houeto JL, Hariz M, Yelnik J, Mesnage V, Bonnet AM et al (2002) Aggressive behavior induced by intraoperative stimulation in the triangle of Sano. Neurology 59(9): 1425–1427

Benarroch EE (2008) Subthalamic nucleus and its connections: anatomic substrate for the network effects of deep brain stimulation. Neurology 70(21):1991–1995

Berney A, Vingerhoets F, Perrin A, Guex P, Villemure JG, Burkhard PR et al (2002) Effect on mood of subthalamic DBS for Parkinson's disease: a consecutive series of 24 patients. Neurology 59(9):1427–1429

Biseul I, Sauleau P, Haegelen C, Trebon P, Drapier D, Raoul S et al (2005) Fear recognition is impaired by subthalamic nucleus stimulation in Parkinson's disease. Neuropsychologia 43(7):1054–1059

Braak H, Del Tredici K, Rub U et al (2003) Staging of brain pathology related to sporadic Parkinson's disease. Neurobiol Aging 24:197–211

Broen M, Duits A, Visser-Vandewalle V, Temel Y, Winogrodzka A (2011) Impulse control and related disorders in Parkinson's disease patients treated with bilateral subthalamic nucleus stimulation: a review. Parkinsonism Relat Disord 17(6):413–417

Burdick AP, Foote KD, Wu S, Bowers D, Zeilman P, Jacobson CE et al (2011) Do patient's get angrier following STN, GPi, and thalamic deep brain stimulation. Neuroimage 54(Suppl 1): S227–S232

Castelli L, Zibetti M, Rizzi L, Caglio M, Lanotte M, Lopiano L (2008) Neuropsychiatric symptoms three years after subthalamic DBS in PD patients: a case-control study. J Neurol 255(10):1515–1520

Chatterjee A, Fahn S (2002) Methylphenidate treats apathy in Parkinson's disease. J Neuropsychiatry Clin Neurosci 14(4):461–462

Czernecki V, Schupbach M, Yaici S, Levy R, Bardinet E, Yelnik J et al (2008) Apathy following subthalamic stimulation in Parkinson disease: a dopamine responsive symptom. Mov Disord 23(7):964–969

Daniele A, Albanese A, Contarino MF, Zinzi P, Barbier A, Gasparini F et al (2003) Cognitive and behavioural effects of chronic stimulation of the subthalamic nucleus in patients with Parkinson's disease. J Neurol Neurosurg Psychiatry 74(2):175–182

Demetriades P, Rickards H, Cavanna AE (2011) Impulse control disorders following deep brain stimulation of the subthalamic nucleus in Parkinson's disease: clinical aspects. Parkinsons Dis 20(2011):658415

Deuschl G, Schade-Brittinger C, Krack P, Volkmann J, Schafer H, Botzel K et al (2006) A randomized trial of deep-brain stimulation for Parkinson's disease. N Engl J Med 355(9):896–908

Drapier D, Drapier S, Sauleau P, Haegelen C, Raoul S, Biseul I et al (2006) Does subthalamic nucleus stimulation induce apathy in Parkinson's disease? J Neurol 253(8):1083–1091

Evans AH, Katzenschlager R, Paviour D, O'Sullivan JD, Appel S, Lawrence AD et al (2004) Punding in Parkinson's disease: its relation to the dopamine dysregulation syndrome. Mov Disord 19(4):397–405

Follett KA, Weaver FM, Stern M, Hur K, Harris CL, Luo P et al (2010) Pallidal versus subthalamic deep-brain stimulation for Parkinson's disease. N Engl J Med 362(22):2077–2091

Fontaine D, Mattei V, Borg M, von Langsdorff D, Magnie MN, Chanalet S et al (2004) Effect of subthalamic nucleus stimulation on obsessive-compulsive disorder in a patient with Parkinson disease. Case report. J Neurosurg 100(6):1084–1086

Funkiewiez A, Ardouin C, Krack P, Fraix V, Van Blercom N, Xie J et al (2003) Acute psychotropic effects of bilateral subthalamic nucleus stimulation and levodopa in Parkinson's disease. Mov Disord 18(5):524–530

Funkiewiez A, Ardouin C, Caputo E, Krack P, Fraix V, Klinger H et al (2004) Long term effects of bilateral subthalamic nucleus stimulation on cognitive function, mood, and behaviour in Parkinson's disease. J Neurol Neurosurg Psychiatry 75(6):834–839

Gómez-Esteban JC, Tijero B, Somme J, Ciordia R, Berganzo K, Rouco I, Bustos JL, Valle MA, Lezcano E, Zarranz JJ (2011) Impact of psychiatric symptoms and sleep disorders on the quality of life of patients with Parkinson's disease. J Neurol 258(3):494–499

Greenberg BD, Malone DA, Friehs GM, Rezai AR, Kubu CS, Malloy PF et al (2006) Three-year outcomes in deep brain stimulation for highly resistant obsessive-compulsive disorder. Neuropsychopharmacology 31(11):2384–2393

Greenhouse I, Gould S, Houser M, Hicks G, Gross J, Aron AR (2011) Stimulation at dorsal and ventral electrode contacts targeted at the subthalamic nucleus has different effects on motor and emotion functions in Parkinson's disease. Neuropsychologia 49(3):528–534

Halbig TD, Tse W, Frisina PG, Baker BR, Hollander E, Shapiro H et al (2009) Subthalamic deep brain stimulation and impulse control in Parkinson's disease. Eur J Neurol 16(4):493–497

Hamani C, Saint-Cyr JA, Fraser J, Kaplitt M, Lozano AM (2004) The subthalamic nucleus in the context of movement disorders. Brain 127(Pt 1):4–20

Herzog J, Reiff J, Krack P, Witt K, Schrader B, Muller D et al (2003) Manic episode with psychotic symptoms induced by subthalamic nucleus stimulation in a patient with Parkinson's disease. Mov Disord 18(11):1382–1384

Houeto JL, Mesnage V, Mallet L, Pillon B, Gargiulo M, du Moncel ST et al (2002) Behavioural disorders, Parkinson's disease and subthalamic stimulation. J Neurol Neurosurg Psychiatry 72(6):701–707

Houeto JL, Mallet L, Mesnage V, du Tezenas MS, Behar C, Gargiulo M et al (2006) Subthalamic stimulation in Parkinson disease: behavior and social adaptation. Arch Neurol 63(8):1090–1095

Kaiser I, Kryspin-Exner I, Brucke T, Volc D, Alesch F (2008) Long-term effects of STN DBS on mood: psychosocial profiles remain stable in a 3-year follow-up. BMC Neurol 8:43

Krack P, Batir A, Van Blercom N, Chabardes S, Fraix V, Ardouin C et al (2003) Five-year follow-up of bilateral stimulation of the subthalamic nucleus in advanced Parkinson's disease. N Engl J Med 349(20):1925–1934

Kulisevsky J, Berthier ML, Gironell A, Pascual-Sedano B, Molet J, Pares P (2002) Mania following deep brain stimulation for Parkinson's disease. Neurology 59(9):1421–1424

Le Jeune F, Drapier D, Bourguignon A, Peron J, Mesbah H, Drapier S et al (2009) Subthalamic nucleus stimulation in Parkinson disease induces apathy: a PET study. Neurology 73(21):1746–1751

Lim SY, O'Sullivan SS, Kotschet K, Gallagher DA, Lacey C, Lawrence AD et al (2009) Dopamine dysregulation syndrome, impulse control disorders and punding after deep brain stimulation surgery for Parkinson's disease. J Clin Neurosci 16(9):1148–1152

Mallet L, Mesnage V, Houeto JL, Pelissolo A, Yelnik J, Behar C et al (2002) Compulsions, Parkinson's disease, and stimulation. Lancet 360(9342):1302–1304

Mallet L, Schupbach M, N'Diaye K, Remy P, Bardinet E, Czernecki V et al (2007) Stimulation of subterritories of the subthalamic nucleus reveals its role in the integration of the emotional and motor aspects of behavior. Proc Natl Acad Sci U S A 104(25):10661–10666

Mandat TS, Hurwitz T, Honey CR (2006) Hypomania as an adverse effect of subthalamic nucleus stimulation: report of two cases. Acta Neurochir (Wien) 148(8):895–897; discussion 8

Marin RS, Fogel BS, Hawkins J, Duffy J, Krupp B (1995) Apathy: a treatable syndrome. J Neuropsychiatry Clin Neurosci 7(1):23–30

Menza M, Dobkin RD, Marin H, Mark MH, Gara M, Buyske S et al (2009) A controlled trial of antidepressants in patients with Parkinson disease and depression. Neurology 72(10):886–892

Miyasaki JM, Al Hassan K, Lang AE, Voon V (2007) Punding prevalence in Parkinson's disease. Mov Disord 22(8):1179–1181

Myslobodsky M, Lalonde FM, Hicks L (2001) Are patients with Parkinson's disease suicidal? J Geriatr Psychiatry Neurol 14(3):120–124

Okun MS, Fernandez HH, Wu SS, Kirsch-Darrow L, Bowers D, Bova F et al (2009) Cognition and mood in Parkinson's disease in subthalamic nucleus versus globus pallidus interna deep brain stimulation: the COMPARE trial. Ann Neurol 65(5):586–595

Pallanti S, Bernardi S, Raglione LM, Marini P, Ammannati F, Sorbi S et al (2010) Complex repetitive behavior: punding after bilateral subthalamic nucleus stimulation in Parkinson's disease. Parkinsonism Relat Disord 16(6):376–380

Parent A, Hazrati LN (1995) Functional anatomy of the basal ganglia. II. The place of subthalamic nucleus and external pallidum in basal ganglia circuitry. Brain Res Brain Res Rev 20(1):128–154

Raucher-Chene D, Charrel CL, de Maindreville AD, Limosin F (2008) Manic episode with psychotic symptoms in a patient with Parkinson's disease treated by subthalamic nucleus stimulation: improvement on switching the target. J Neurol Sci 273(1–2):116–117

Rodrigues AM, Rosas MJ, Gago MF, Sousa C, Fonseca R, Linhares P et al (2010) Suicide attempts after subthalamic nucleus stimulation for Parkinson's disease. Eur Neurol 63(3):176–179

Romito LM, Raja M, Daniele A, Contarino MF, Bentivoglio AR, Barbier A et al (2002) Transient mania with hypersexuality after surgery for high frequency stimulation of the subthalamic nucleus in Parkinson's disease. Mov Disord 17(6):1371–1374

Schupbach WM, Chastan N, Welter ML, Houeto JL, Mesnage V, Bonnet AM et al (2005) Stimulation of the subthalamic nucleus in Parkinson's disease: a 5 year follow up. J Neurol Neurosurg Psychiatry 76(12):1640–1644

Sensi M, Eleopra R, Cavallo MA, Sette E, Milani P, Quatrale R et al (2004) Explosive-aggressive behavior related to bilateral subthalamic stimulation. Parkinsonism Relat Disord 10(4):247–251

Smeding HM, Goudriaan AE, Foncke EM, Schuurman PR, Speelman JD, Schmand B (2007) Pathological gambling after bilateral subthalamic nucleus stimulation in Parkinson disease. J Neurol Neurosurg Psychiatry 78(5):517–519

Temel Y, Visser-Vandewalle V, Aendekerk B, Rutten B, Tan S, Scholtissen B et al (2005) Acute and separate modulation of motor and cognitive performance in parkinsonian rats by bilateral stimulation of the subthalamic nucleus. Exp Neurol 193(1):43–52

Temel Y, Boothman LJ, Blokland A, Magill PJ, Steinbusch HW, Visser-Vandewalle V et al (2007) Inhibition of 5-HT neuron activity and induction of depressive-like behavior by high-frequency stimulation of the subthalamic nucleus. Proc Natl Acad Sci U S A 104(43):17087–17092

Temel Y, Tan S, Vlamings R, Sesia T, Lim LW, Lardeux S et al (2009) Cognitive and limbic effects of deep brain stimulation in preclinical studies. Front Biosci 14:1891–1901

Thobois S, Ardouin C, Lhommee E, Klinger H, Lagrange C, Xie J et al (2010) Non-motor dopamine withdrawal syndrome after surgery for Parkinson's disease: predictors and underlying mesolimbic denervation. Brain 133(Pt 4):1111–1127

Tommasi G, Lanotte M, Albert U, Zibetti M, Castelli L, Maina G et al (2008) Transient acute depressive state induced by subthalamic region stimulation. J Neurol Sci 273(1–2):135–138

Troster AI (2009) Neuropsychology of deep brain stimulation in neurology and psychiatry. Front Biosci 14:1857–1879

Ulla M, Thobois S, Llorca PM, Derost P, Lemaire JJ, Chereau-Boudet I et al (2011) Contact dependent reproducible hypomania induced by deep brain stimulation in Parkinson's disease: clinical, anatomical and functional imaging study. J Neurol Neurosurg Psychiatry 82(6):607–614

Vicente S, Biseul I, Peron J, Philippot P, Drapier S, Drapier D et al (2009) Subthalamic nucleus stimulation affects subjective emotional experience in Parkinson's disease patients. Neuro-psychologia 47(8–9):1928–1937

Volkmann J, Allert N, Voges J, Weiss PH, Freund HJ, Sturm V (2001) Safety and efficacy of pallidal or subthalamic nucleus stimulation in advanced PD. Neurology 56(4):548–551

Volkmann J, Daniels C, Witt K (2010) Neuropsychiatric effects of subthalamic neurostimulation in Parkinson disease. Nat Rev Neurol 6(9):487–498

Voon V, Krack P, Lang AE, Lozano AM, Dujardin K, Schupbach M et al (2008) A multicentre study on suicide outcomes following subthalamic stimulation for Parkinson's disease. Brain 131(Pt 10):2720–2728

Weaver FM, Follett K, Stern M, Hur K, Harris C, Marks WJ Jr et al (2009) Bilateral deep brain stimulation vs best medical therapy for patients with advanced Parkinson disease: a randomized controlled trial. JAMA 301(1):63–73

Weintraub D (2009) Impulse control disorders in Parkinson's disease: prevalence and possible risk factors. Parkinsonism Relat Disord 15(Suppl 3):S110–S113

Weintraub D, Koester J, Potenza MN, Siderowf AD, Stacy M, Voon V et al (2010) Impulse control disorders in Parkinson disease: a cross-sectional study of 3090 patients. Arch Neurol 67(5):589–595

Witjas T, Baunez C, Henry JM, Delfini M, Regis J, Cherif AA et al (2005) Addiction in Parkinson's disease: impact of subthalamic nucleus deep brain stimulation. Mov Disord 20(8):1052–1055

Witt K, Daniels C, Reiff J, Krack P, Volkmann J, Pinsker MO et al (2008) Neuropsychological and psychiatric changes after deep brain stimulation for Parkinson's disease: a randomised, multicentre study. Lancet Neurol 7(7):605–614

Wolters EC, Braak H (2006) Parkinson's disease: premotor clinico-pathological correlations. J Neural Transm Suppl 70:309–319

第 16 章

丘脑底核脑深部刺激在帕金森病
精神病学动物模型中的研究

S. K. H. Tan，H. Hartung，V. Visser-Vandewalle，T. Sharp and Y. Temel

16.1 概述

20 世纪 90 年代初,丘脑底核脑深部刺激(STN DBS)被用于治疗帕金森病 (PD)的运动症状(Limousin et al.,1995;Pollak et al.,1993)。Benabid 和他的同事报道其使运动功能有了很大的改善,这鼓舞了其他临床中心在不久之后使用这种治疗方法(Limousin et al.,1995;Pollak et al.,1993)。STN DBS 推出几年后,各临床中心注意到出现了精神不良反应。首批报告之一是 Rodriguez 等 (1998)提交的。他描述说,在 12 例经 STN DBS 治疗的患者中,有 1 例出现了严重的抑郁症状,随后又报道了更多出现抑郁症状的病例(Houeto et al.,2000; Kumar et al.,1999)。据估计,经 STN DBS 治疗后有 2%～33%的患者会出现抑郁(Appleby et al.,2007;Takeshita et al.,2005;Temel et al.,2006)。此外, 患者术后头几年自杀的风险显著增加(Voon et al.,2008)。大多数报告的作者以非 STN 相关原因引起的精神不良反应来解释,如多巴胺能药物的逐渐减少或

S. K. H. Tan，V. Visser-Vandewalle and Y. Temel
Department of Neuroscience，Maastricht University，Maastricht，The Netherlands

S. K. H. Tan，V. Visser-Vandewalle and Y. Temel (✉)
Department of Neurosurgery，Maastricht University Medical Centre，
PO Box 5800，6202 AZ Maastricht，The Netherlands
e-mail：y. temel@maastrichtuniversity. nl

H. Hartung and T. Sharp
Department of Pharmacology，University of Oxford，Oxford，UK

社会心理环境的变化。尽管这些可能适用于精神不良反应患者的亚组,但令人惊讶的是,这些解释没有考虑到涉及 STN 本身的机制,特别是 STN 具有的边缘功能已经众所周知(Temel et al.,2005)。一个 DBS 期间通过接触产生最好运动效果的急性抑郁症案例支持了 STN 介导的精神效应的观点(Kumar et al.,1999)。随后,其他人重现了导致抑郁的位于 STN 边界内的刺激接触(Tommasi et al.,2008)。

有趣的是,各种功能成像研究表明,STN DBS 诱导了前额叶皮质上与情绪相关区域的活性改变。虽然有认为这些改变是直接调节上游皮质投射的结果,但是应当强调的是,前额叶活性也可以依赖于单胺类的神经传递。因此,我们提出了一种有点违反直觉的机制,即 STN DBS 改变了对脑干单胺系统的下游投射。尤其是与情绪调节有关的 5-羟色胺(5-HT)系统,有大量证据支持功能失调的 5-HT 系统与抑郁障碍相关。例如,早期观察报告称,5-羟基吲哚乙酸(主要的 5-HT 代谢物)在抑郁障碍患者脑脊液中水平较低,最近的影像学研究显示,不同的放射性示踪剂表明皮质和皮质下区域出现异常 5-HT 传输(Asberg et al.,1976;Cannon et al.,2007)。然而在抑郁障碍中,5-HT 系统功能障碍最有说服力的证据是 5-HT 再摄取抑制剂改善抑郁障碍的临床疗效(Taylor et al.,2006)。此外,关于抑郁障碍是 STN DBS 的副作用,一些轶事报道描述了以 5-HT 再摄取抑制剂有效治疗 STN DBS 患者的抑郁症状。这支持了 STN DBS 介导的 5-HT 传输改变的假设,它可能是抑郁副作用产生的关键因素。

STN DBS 如何影响 5-HT 传播和 5-HT 相关行为直到最近才为人所知。随着动物模型的最新进展,各种研究将 STN DBS 与体内电生理、神经化学和行为科学技术相结合,以获得 STN DBS 如何调节 5-HT 系统的详细信息。研究主要集中在中缝背核(DRN)的 5-HT 系统,它包含中枢神经系统的大部分 5-HT 神经元(Steinbusch,1981)。在接下来的章节中,我们将讨论最近在动物研究中的发现,研究 STN DBS 对 DRN 中 5-HT 系统的影响。我们认为 DRN 中的 5-HT 系统对精神副作用的发展负有责任。

16.2 STN DBS 对 5-HT 神经元放电的影响

Temel 等(2007)首次研究了双侧 STN DBS 对 5-HT 系统的影响。他们采用在体细胞外单位点记录技术评估了 STN DBS 对公认的 DRN 5-HT 神经元活性的影响。有趣的是,短暂的 STN DBS(2 min)使麻醉大鼠 5-HT 神经元的放电率(-45%)立即显著降低(图 16.1(a))。此外,绝大多数记录到的 5-HT 神经元(91%)都呈抑制反应。重要的是,STN DBS 仅在高频(100 Hz 或更高)刺

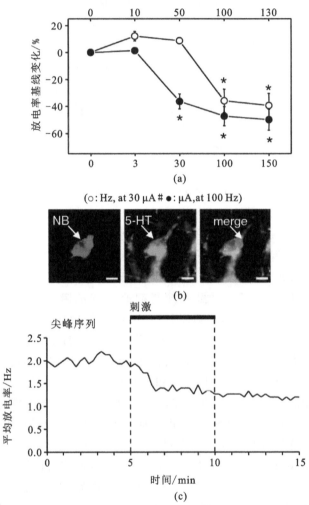

图 16.1 STN DBS 对 DRN 5-HT 神经元活动的抑制作用。(a)STN 刺激频率和幅度对 5-HT 神经元放电率的影响。只有 100 Hz 或更高的高频刺激才能抑制 5-HT 神经元放电。数据表示为平均值±平均值的标准误差($n=6$)。(b)神经生物素(NB)标记的中缝背核(DRN)神经元的显微照片,5-HT 免疫细胞化学(箭头)(比例尺 10 μm)为阳性。(c)在 5 min STN DBS 之前、期间和之后(b)中 DRN 5-HT 神经元的相应平均放电率(15 s bins)(a)来自 Temel et al. ,2007;(b)和(c)来自 Hartung et al. ,2011

激和 30~150 μA 的振幅作用下对 5-HT 神经元产生抑制作用(Temel et al. ,2007)。这些设置可与临床刺激模式相比较(Tan et al. ,2010)。5-HT 神经元的抑制作用似乎与 STN DBS 有关,因为 5-HT 神经元活动停止刺激后不久恢复到基线值。STN DBS 对 5-HT 神经元的抑制作用是否依赖于多巴胺系统的完整性尚不清楚。已经证实,在 PD 中 DRN 的 5-HT 系统会发生退行性改变,6-羟基多巴胺(6-OHDA)PD 模型常伴有 5-HT 改变(Tan et al. ,2011a)。与多巴胺系统完整的大鼠相比,使用 6-OHDA 或利血平的 PD 模型中的 STN DBS 对5-HT 神经元活动产生同样的抑制作用(Temel et al. ,2007)。重要的是,这种抑制作用是 STN 特异性的。刺激远端和邻近的结构并不会对 5-HT 神经元产生抑制作用(Temel et al. ,2007)。此外,STN 内注射类似 DBS 作用的 GABA-A激动剂毒蝇蕈醇可导致类似的 5-HT 神经元抑制(Temel et al. ,2007)。

最近的电生理研究证实了双侧 STN DBS 对 5-HT 神经元活性的抑制作用。在相同的电极和刺激模式(130 Hz,60 μs,100$\sim$200 μA)中,较长的 5 min 刺激持续时间导致记录的 5-HT 神经元的一半(74 个神经元中的 37 个;50%)的发射速率(-26%)显著降低(Hartung et al. ,2011)。在本研究中,用神经生物素标记 10 个抑制神经元,并确认含有 5-HT(图 16.1(b))。有趣的是,大多数被抑制的神经元(74%)在停止刺激后 5 min 内仍然受到抑制。持续的抑制作用超过刺激可能表明,当使用相对较长的 STN DBS 时,神经可塑性发生了变化。在该研究中,一些假定的 5-HT 神经元没有反应(74 个神经元中的 18 个;24%),而另一些神经元被兴奋(74 个神经元中的 19 个;26%)。

16.3　STN DBS 对 5-HT 释放的影响

虽然 STN DBS 对神经元活动具有主要的抑制作用,但需要质疑的是其对5-HT 的释放是否也发生了改变。为了核实这个问题,随后进行了微透析实验。这些研究特别关注在前额叶皮质和海马的 5-HT 释放,后者接受来自 DRN 的密集的 5-HT 神经支配。

根据上述电生理学发现,Navalles 等(2010)发现麻醉大鼠单侧 STN DBS后前额叶皮质和海马 5-HT 释放显著降低。在临床上优选的双侧 STN DBS 也导致前额叶皮质 5-HT 释放显著降低(Tan et al. ,2012)。我们在麻醉和自由运动的动物实验中也观察到这一点。与 STN DBS 对 5-HT 神经元活性的影响相似,已确定 5-HT 释放也独立于多巴胺能完整性(Navailles et al. ,2010;Tan et al. ,2012)。通常情况下,前额叶皮质和海马中 5-HT 释放与情绪调节有关。因此,在 STN DBS 治疗的患者中,前脑 5-HT 释放的降低可能涉及抑郁障碍和其他精神症状的发展。

有趣的是,我们还发现双侧 STN DBS 抑制纹状体 5-HT 的释放(Tan

et al.，2012），其从 DRN（Steinbusch，1981）获得了广泛的 5-HT 神经支配（Steinbusch，1981）。纹状体 5-HT 主要与运动功能有关，最近发现它与左旋多巴诱发的运动障碍也有关（Carta et al.，2007；Rylander et al.，2010）。5-HT 传递的药理学抑制减轻了左旋多巴酚丁胺引起的运动障碍（Carta et al.，2007）。有趣的是，临床数据也显示 PD 患者 STN DBS 后左旋多巴诱发的运动障碍减少（Deuschl et al.，2006；Krack et al.，2003）。虽然这主要与多巴胺能药物的减少有关，但刺激引起的纹状体 5-HT 释放的减少也可能起到了有益的作用。

16.4 STN DBS 抑制 5-HT 系统的解剖学途径

虽然 STN DBS 对 5-HT 的传递有重要影响，但其解剖途径尚不清楚。似乎并不存在从 STN 到 DRN 的直接投射，而连接这两种结构的多突触通路是最有可能的（Peyron et al.，1998）。根据追踪实验获得的信息，可以识别潜在的解剖中继区域。通过对 STN 输出区域和投射到 DRN 的脑区、前额叶皮质、黑质、苍白球腹侧和外侧缰核的映射研究，可以将 STN 输出区和投射到 DRN 的脑区视为潜在的中继站（Groenewegen et al.，1990；Peyron et al.，1998）。为了进一步解决这个问题，我们最近使用一种神经元活动的标志 c-Fos 来映射这些区域的活动变化。c-Fos 在前额叶皮质和外侧缰核的边缘区表达显著增加（图 16.2）（Tan et al.，2011b）。这两种结构通过激活局部 DRN GABA 神经元而对 DRN 5-HT 神经元有很强的抑制作用（Sharp et al.，2007）。DRN 神经元的后一亚群主要分布在外侧 DRN 亚区。有趣的是，我们发现 STN DBS 显著增加了 c-Fos 的表达，主要表现在这些外侧分支中（Tan et al.，2011b）。此外，该区域的 c-Fos

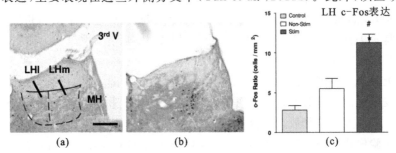

图 16.2 STN DBS 对刺激大鼠(b)和(e)与非刺激对照组(a)和(d)外侧缰核(LH)和内侧前额叶皮质 c-Fos 表达的影响。注意到 c-Fos 在 LH 内侧和内侧前额叶皮质边缘区表达的增加。累积数据为 LH(c)和内侧前额叶皮质(f)平均值的平均±标准差。CG1：扣带回皮质 1，FMI：胼胝体小钳，IL：边缘下皮质，LHl：外侧缰核，LHm：中间外侧缰核，MH：内侧缰核，PrL：前边缘皮质，3rd V：第三脑室，比例尺为 200 μm(Tan et al.，2011b)

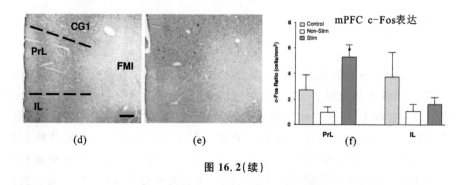

图 16. 2(续)

神经元可被 GABA 神经元标记物双重标记。这些数据表明 STN DBS 激活前额叶皮质和外侧缰核,进而抑制了 DRN 5-HT 系统。然而,其他大脑区域,如腹侧苍白球和黑质,也可能受到影响,并可能对局部活动的减少或变化作出反应,而这些活动不能通过 c-Fos 表达测量来确定。

16.5　STN DBS 对 5-HT 相关行为的影响

虽然先前描述的实验支持了对 5-HT 神经传递的强烈抑制,但必须确定它是否真的解释了 STN DBS 引起的精神症状。各种行为范式可用于评估动物模型中与情绪有关的功能。最常用的模型之一是强迫游泳实验(FST),在这种测试中,当大鼠暴露于不可避免的应激源时就会评估获得性依赖行为(Cryan et al. ,2002)。6-OHDA 处理的大鼠双侧 STN DBS 诱发 FST 中的不动行为增加,这反映了获得性依赖感的增加和抑郁样行为的发展(Tan et al. ,2011b; Temel et al. ,2007)。可以说,帕金森病的运动缺陷可能会干扰 FST。然而,在我们实验中使用的双侧 6-OHDA 模型被证实只会诱发轻微的运动缺陷(Temel et al. ,2007)。STN DBS 在社交互动测试中还增加了交互作用(Tan et al. ,2011b)。在低 5-HT 条件下,观察到了这两种行为改变。

有趣的是,5-HT 再摄取抑制剂西酞普兰可预防 STN DBS 在 FST 中诱发类似抑郁行为(Temel et al. ,2007)。这一发现证实了 STN DBS 相关精神症状的 5-HT 依赖性机制,并可能具有潜在的临床意义。首先,5-HT 再摄取抑制剂可能适合于术后有抑郁症状的 PD 患者。其次,推测 STN DBS 后出现精神症状风险增加的 PD 患者可能受益于药物预处理以增强 5-HT 功能。这也意味着预处理可能会使先前因精神脆弱而不符合 DBS 治疗资格的 PD 患者能够接受这种外科治疗。

16.6　结论和未来展望

动物研究中令人信服的证据表明，STN DBS 对 DRN 5-HT 系统有显著影响。STN DBS 不仅抑制了 5-HT 神经元的活性，而且在前脑中降低了 5-HT 的释放。解剖数据表明，前额叶皮质和外侧缰核可能介导了这种刺激的抑制效果。此外，STN DBS 诱导的抑郁样行为可通过升高 5-HT 水平的抗抑郁药物来预防。因此，这些数据强调 STN 不仅在运动调节中而且在情绪调节中都具有作用。此外，STN DBS 后的精神症状最可能与功能失调的 5-HT 系统有关。当前可用数据支持 STN 和 DRN 5-HT 系统之间的强链接。然而，未来的研究可能需要关注中缝 5-HT 系统和 5-HT 受体的变化，因为这些变化也与情绪调节有关。

参考文献

Appleby BS et al (2007) Psychiatric and neuropsychiatric adverse events associated with deep brain stimulation: a meta-analysis of ten years' experience. Mov Disord 22:1722–1728

Asberg M et al (1976) "Serotonin depression"—a biochemical subgroup within the affective disorders? Science 191:478–480

Cannon DM et al (2007) Elevated serotonin transporter binding in major depressive disorder assessed using positron emission tomography and [11C]DASB; comparison with bipolar disorder. Biol Psychiatry 62:870–877

Carta M et al (2007) Dopamine released from 5-HT terminals is the cause of L-DOPA-induced dyskinesia in parkinsonian rats. Brain 130:1819–1833

Cryan JF et al (2002) Assessing antidepressant activity in rodents: recent developments and future needs. Trends Pharmacol Sci 23:238–245

Deuschl G et al (2006) A randomized trial of deep-brain stimulation for Parkinson's disease. N Engl J Med 355:896–908

Groenewegen HJ, Berendse HW (1990) Connections of the subthalamic nucleus with ventral striatopallidal parts of the basal ganglia in the rat. J Comp Neurol 294:607–622

Hartung H et al (2011) High-frequency stimulation of the subthalamic nucleus inhibits the firing of juxtacellular labelled 5-HT-containing neurones. Neuroscience 186:135–145

Houeto JL et al (2000) Subthalamic stimulation in Parkinson disease: a multidisciplinary approach. Arch Neurol 57:461–465

Krack P et al (2003) Five-year follow-up of bilateral stimulation of the subthalamic nucleus in advanced Parkinson's disease. N Engl J Med 349:1925–1934

Kumar R et al (1999) Comparative effects of unilateral and bilateral subthalamic nucleus deep brain stimulation. Neurology 53:561–566

Limousin P et al (1995) Effect of parkinsonian signs and symptoms of bilateral subthalamic nucleus stimulation. Lancet 345:91–95

Navailles S et al (2010) High-frequency stimulation of the subthalamic nucleus and L-3,4-dihydroxyphenylalanine inhibit in vivo serotonin release in the prefrontal cortex and hippocampus in a rat model of Parkinson's disease. J Neurosci 30:2356–2364

Peyron C et al (1998) Forebrain afferents to the rat dorsal raphe nucleus demonstrated by retrograde and anterograde tracing methods. Neuroscience 82:443–468

Pollak P et al (1993) Effects of the stimulation of the subthalamic nucleus in Parkinson disease. Rev Neurol (Paris) 149:175–176

Rodriguez MC et al (1998) The subthalamic nucleus and tremor in Parkinson's disease. Mov Disord 13(Suppl 3):111–118

Rylander D et al (2010) Maladaptive plasticity of serotonin axon terminals in levodopa-induced dyskinesia. Ann Neurol 68:619–628

Sharp T et al (2007) Important messages in the 'post': recent discoveries in 5-HT neurone feedback control. Trends Pharmacol Sci 28:629–636

Steinbusch HW (1981) Distribution of serotonin-immunoreactivity in the central nervous system of the rat-cell bodies and terminals. Neuroscience 6:557–618

Takeshita S et al (2005) Effect of subthalamic stimulation on mood state in Parkinson's disease: evaluation of previous facts and problems. Neurosurg Rev 28:179–86 (discussion 187)

Tan SK et al (2012) A combined in vivo neurochemical and electrophysiological analysis of the effect of high-frequency stimulation of the subthalamic nucleus on 5-HT transmission. Exp Neurol 233:145–53

Tan S et al (2010) Experimental deep brain stimulation in animal models. Neurosurgery 67:1073–1079 (discussion 1080)

Tan SK et al (2011a) Serotonin-dependent depression in Parkinson's disease: a role for the subthalamic nucleus? Neuropharmacology 61:387–399

Tan SK et al (2011b) High frequency stimulation of the subthalamic nucleus increases c-fos immunoreactivity in the dorsal raphe nucleus and afferent brain regions. J Psychiatr Res 45:1307–1315

Taylor MJ et al (2006) Early onset of selective serotonin reuptake inhibitor antidepressant action: systematic review and meta-analysis. Arch Gen Psychiatry 63:1217–1223

Temel Y et al (2005) The functional role of the subthalamic nucleus in cognitive and limbic circuits. Prog Neurobiol 76:393–413

Temel Y et al (2006) Behavioural changes after bilateral subthalamic stimulation in advanced Parkinson disease: a systematic review. Parkinsonism Relat Disord 12:265–272

Temel Y et al (2007) Inhibition of 5-HT neuron activity and induction of depressive-like behavior by high-frequency stimulation of the subthalamic nucleus. Proc Natl Acad Sci U S A 104:17087–17092

Tommasi G et al (2008) Transient acute depressive state induced by subthalamic region stimulation. J Neurol Sci 273:135–138

Voon V et al (2008) A multicentre study on suicide outcomes following subthalamic stimulation for Parkinson's disease. Brain 131:2720–2728

第 17 章

脑深部刺激的科学记录

Michael X. Cohen

17.1 为科学目的在临床程序上做"背驮"

　　脑深部刺激(DBS)的主要目的是治疗临床疾病。DBS 被广泛用于治疗帕金森病和其他运动障碍(Bronstein et al. ,2010;Flora et al. ,2010)。但使用 DBS 治疗精神疾病的情况却越来越多地得到评估,初步的报告是肯定的。DBS 的精神病学用途包括治疗重度抑郁障碍(Mayberg et al. ,2005;Schlaepfer et al. ,2008)、强迫障碍(Mian et al. ,2010;de Koning et al. ,2011)以及抽搐障碍综合征(Hariz et al. ,2010)。到目前为止,DBS 似乎是一种对大脑和精神疾病来说具有针对性且安全有效的治疗方案。在未来 10 年内,DBS 的普及率和使用 DBS 治疗的疾病可能会大幅增加。

　　这对患者及其家属、医生、保险公司和整个社会来说都是个好消息(后者是由于 DBS 降低了与疾病相关的生产力损失)。对于神经学家、心理学家和临床研究人员来说,这也是个好消息。DBS 手术提供了一个机会来进行前沿研究,直接从无法使用非侵入性技术测量的大脑部分来测量电活动,而对患者、外科医生或精神病学家来说几乎没有额外的成本或副作用。长期以来,人类神经科学家一直梦想在非人类动物身上进行这种侵入性记录,DBS 普及率的增加将促进我们对支持人类认知、情感和知觉过程的复杂电生理动力学的理解取得重大进

M. X. Cohen (✉)
Department of Psychology, University of Amsterdam, Amsterdam, The Netherland
e-mail: mikexcohen@gmail.com

M. X. Cohen
Department of Physiology, University of Arizona, Tucson, USA

展。更有益的是，这项研究不仅将有助于神经科学界，也将通过促进对 DBS 的机制和有效靶点的更好理解而为临床医学界作出贡献。

17.2　脑深部结构电生理活动的记录方法

使用 DBS 记录电生理活动有两个选择。第一个是在 DBS 电极外科植入过程中。在术中当一个或两个 DBS 电极已被植入且手术过程暂停几分钟后，在将 DBS 电极连接到刺激器的导线并置于皮下之前，它们可以连接到脑电图放大器并记录来自 DBS 靶点的电活动。认知实验时可以通过在手术室设置一台电脑显示器来完成，病人可以通过其完成简单的任务。由于这些电极的大小（直径为 1.27 mm，电极间距为 0.5～1.5 mm 的圆柱形导联），单个神经元的电活动无法被区分。因此，这些电极将测量局部场电位（神经元群体的树突活动之和），采样率约为 500～2000 Hz 就可满足需要。这种方法的主要缺点是病人可能使用了镇静剂或刚从麻醉状态醒来，而且在侵入性脑外科手术的中间阶段，可能不是让病人专注于基于计算机认知任务的最佳环境。

记录脑深部结构电生理活动的第二个选择可能是术后记录。在这种情况下，手术分两次进行：第一次，DBS 电极植入；第二次，电池组/刺激器植入胸部。在两次手术之间，也就是几个小时到几天的时间里，电极引线在植入刺激器之前会被连接至外部（通常在头部的顶部或后部）。通过一个特殊的适配器可以将导联插入到标准的脑电图（EEG）放大器中，DBS 电极可用于监测电生理活动。

这种方法的主要优点是患者不在手术中，因此可以在执行认知任务的同时舒适地坐下而不被麻醉，并且如果他们感到疲倦就可以休息。这将转化为数据质量的提高和患者专注于任务的信心。同时记录头皮脑电图也是可能的，尽管可能并非所有电极都可以使用，这取决于植入的位置。例如，如果植入具有背侧入口，则由于缝线和皮肤敏感，在入口点区域上可能无法使用电极。

某些手术在植入 DBS 电极之前会根据放电活动的电生理特性临时植入微丝以确定定位。这些微丝将在植入 DBS 宏触点之前被移除。在这种情况下，可以使用这些电极监测单个神经元在认知任务中的活动（Zaghloul et al.，2009）。在撰写本文时，永久植入的微丝电极（例如，在宏触点的尖端）仍是不可用的，尽管这些设备将提供关于单位点或多位点记录与局部场电位之间关系的极有价值的数据。微丝太小则刺激不足以提供临床益处，这就是为什么使用宏接触的原因。因此，连接在宏触点末端的微丝将提供有用的科学数据，但在治疗效果方面可能有限或没有临床用途。这种微丝是否会造成额外的损伤或干扰刺激目前尚不明确。

使用 DBS 进行临床和神经科学研究还有第三种方法，尽管它不涉及直接记录。这就是在患者执行认知任务的同时打开或关闭刺激器。尽管 DBS 电极不能用于记录，但是可以监测行为和头皮脑电图。在这种情况下，人们可以评估刺激区域的因果关系。这种方法的优点是可以解决因果关系的问题。研究并不限于手术期间的小时间窗，并且大多数患者都可以忍受关闭几小时的刺激。两个主要的不利因素是，由于 DBS 对其他区域的正向和逆向效应复杂，DBS 的影响远远超出了刺激区域（McIntyre et al.，2010），因此结果可能无法直接解释（Mc-Cracken et al.，2007，2009），并且在大多数情况下，实验者和患者对操作是非盲的（即他们知道刺激器是否打开或关闭）。

17.3 我们从 DBS 记录中学到了什么？

这里有太多关于 DBS 记录的科学报告，无法一一回顾。取而代之的是，我们研究中的两个关键发现将得到强调。接受抑郁障碍或强迫障碍治疗的患者的术后伏隔核记录是在简单的再引导决策任务中进行的，结合表面脑电图活动来监测皮层动力学。在多项研究中，我们观察到来自额叶内侧的自上而下的信号（Cohen et al.，2009a），这个信号在奖赏预期期间变得更强（Cohen et al.，2012）。这些发现为内侧额叶皮质和腹侧纹状体之间的快速电生理通信提供了第一个证据，并提示内侧额叶皮质可能会在皮质下结构中偏向于奖赏和与动机相关的处理。其次，我们还一致观察到高频 gamma 振荡，它们被时间锁定到 alpha 相位（Cohen et al.，2009b）。交叉频率耦合（例如，alpha-gamma 耦合）被认为是用于协调多个神经网络的活动基础（Lisman，2005）。事实上，我们已经观察到 alpha-gamma 耦合时间是由被奖赏调制的（Cohen et al.，2009b），并且该耦合强度减小在等待行为转换的指示时是需要的（Cohen et al.，2009a）。这些发现提示纹状体可以使用基于在多个频带中的活动之间的时间上精确相互作用的时间编码方案。这些类型的观察是无法用无创技术（如头皮脑电图和功能磁共振成像）实现的，并且有助于将人类伏隔核处理与非人类动物的理论和实验研究联系起来（Canolty et al.，2010）。

17.4 DBS 记录可能会给未来带来什么？

随着 DBS 作为治疗多种疾病的可行治疗方法的使用和接受程度的提高，DBS 记录将在基础和临床人类神经科学中得到更广泛的应用和认可。未来至少可以对如下四个方面做更多改进。

首先,应该开发和使用更好的实验范式。目前 DBS 研究中使用的许多范式简单明了,包含了很少的条件并能深入到基本的运动/动机过程中。当然,简单的范式保留了患者易于完成的优点,而研究人员也易于解释这些发现。当范式变得更加复杂时,对问题的概括能力变得更加重要,而更好地描述不同患者群体中存在缺陷和完整的过程将有助于解释结果(这一点将在下文进一步讨论)。未来的 DBS 研究可能更好地利用过去 60 年在心理学中发展起来的丰富的认知、知觉、情感和社会实验范式。

其次,应该进行更复杂和生理启发的数据分析。DBS 记录的高信噪比和空间精度意味着可以用 DBS 进行头皮脑电图(EEG)或脑磁图(MEG)难以进行的分析。这些包括对高频振荡、同步和交叉频率耦合的研究。随着我们对脑电图记录的脑电动力学的生理机制和认知意义的理解增加,神经生物学启发的数学和统计数据分析的复杂性也随之增加。

第三,应该进行多模态成像,以了解 DBS 区域如何与其他脑系统相互作用,以形成大规模的皮层下-皮层网络。最容易使用的工具是同时记录的头皮脑电图,由此可以检查皮质和皮质下动力学之间的毫秒分辨率时间相互作用。记录 MEG 也是可能的,尽管这会具有更大的挑战,因为许多医院没有 MEG 扫描仪,并且 MEG 对来自 DBS 电极和刺激器的磁干扰更加敏感(如果在 MEG 记录期间被植入)。同时,功能磁共振成像和 DBS 记录也将提供强有力的见解,并有机会测试关于电生理和血液动力学活动之间关系的基本问题。据我们所知,这些同步记录还没有被执行过,并且仍然需要确定在强和快速波动的磁场内的 DBS 的安全性。多模态成像还可以包括计算模型,其输出可以针对 DBS 活动观察到的输出进行测试。这些记录对于测试和约束神经生物学激励的计算模型是有用的。

第四,新的电极技术可能允许更高质量的记录,或在植入完成后继续记录。例如,可以使用附加在宏触点上的微丝电极来获得更高质量的记录,这样就可以在场电位记录的同时进行单位点或多位点记录。这将允许直接比较微观和介观神经活动。植入完成后继续记录电生理数据的能力将允许在长期治疗期间收集科学和临床数据。

最后,未来的 DBS 研究可能针对多个大脑区域(多脑区)来刺激一个网络,而不是单一的大脑区域。如果 DBS 的影响是通过调节网络级的动态活动而实现的,那么这可能是很重要的。例如,膝下扣带和腹侧纹状体刺激似乎都能有效地缓解抑郁障碍的症状(Mayberg et al.,2005;Schlaepfer et al.,2008)。这意味着是刺激这个相互联系的边缘回路才介导了临床的改善,而不是刺激任何一个特定的大脑区域。我们可以假设以延迟的方式刺激这两个区域,例如腹侧纹状体在扣带回收到脉冲后很快接收到脉冲，可能提供的临床益处会超过刺激任何一个靶点的效果。据我们所知，这种方式还没有经过测试。除了潜在的临床益处，它也将有助于更详细的科学研究。

17.5　为什么精神病学家和外科医生应该对 DBS 记录感兴趣？

DBS 研究的科学益处超出了我们对大脑电生理学的基本理解。更深入地了解 DBS 靶点的功能可能有助于临床获益。例如，记录可以通过将疾病相关的电活动改变定位到特定的触点来帮助优化刺激参数。也就是说，许多 DBS 触点包含四个电极；如果记录可以将疾病相关的活动定位到一个或两个电极，那么刺激的临床效果在这些电极处可能是最稳健的。到目前为止，这并没有得到广泛的研究，可能是因为每个研究中样本量较小。然而，随着 DBS 的患病率和临床获益的增加，具有足够大样本量的研究应开始探讨术中或术后 DBS 记录的电生理活动是否能够预测治疗成功。当然，理想情况是在 DBS 电极植入之前最好有治疗成功的预测因子，但是由于 DBS 的改善机制还有许多未知之处，即使是术后预测因子也很重要，这也是最好的。此外，因为 DBS 经常与其他（例如药理学）治疗结合使用，因此这种可预测性对于确定 DBS 治疗后需要多少药物也是有用的。

17.6　为什么非人类-动物生理学家应该关注 DBS 记录？

动物模型允许更详细和侵入性地研究 DBS 的电生理和化学效应，以及 DBS 可缓解疾病的机制（Tan et al.，2010）。因此，从临床和科学的角度来看，DBS 的动物模型对于更好地制定 DBS 靶向和刺激方案是重要的。

然而，从科学的角度来看，人类 DBS 记录提供了一个难得的机会来测试动物大脑深部区域的功能动力学和电生理特征是否与人类相似。物种之间存在着解剖/功能上的差异，了解人类和其他动物的哪些功能特性是相同的，哪些是不同的，这一点很重要。通常情况下，这样的跨物种功能研究是通过比较动物的单位点峰电位活动和人类的血流动力学反应来完成的。然而，驱动血流动力学活动的神经生理动力学是复杂且不完全被理解的。因此，比较人类和非人类动物的场电位有助于更直接地进行跨物种比较。

17.7 泛化的局限性和问题

不用说,从病人身上得出的任何结论在概括大脑功能正常时都是可疑的。对于 DBS 来说尤其如此,因为记录的区域是 DBS 的靶点,并且它被作为靶点是因为它被认为是病理性的。

一个区域的 DBS 所产生的有效治疗并不一定意味着该区域是功能失调的;有可能是该区域作为节点的较大电路是功能失调的,刺激电路中的任何节点将使整个系统处于更正常的状态。但是由于在许多 DBS 靶点中已经有病理活动的报道,解决这个问题的一个更好方法就是通过经验性的方法来解决这个问题。不幸的是,最好的经验方法是将 DBS 电极植入健康人体中做对照,但这在伦理上是不允许的。这就留下了两种近似的方法。

首先,相同的实验范式可以在匹配的对照受试者中用头皮脑电图进行测试。脑电任务组与非脑电任务组相比,脑电任务组支持的脑电功能有显著性差异。然而,有可能任务相关的皮层动力学和行为是完整的,但 DBS 靶区仍然功能失调,因此这个零结果不能被明确解释。

其次,同一靶区 DBS 的多个患者组(如抑郁障碍、强迫障碍、药物成瘾,所有 DBS 均位于伏隔核)可以在各种任务中进行测试。然后,可以对患者的活动模式进行比较,以检查哪些是特定于疾病的活动模式,哪些是与疾病无关的活动模式。然而,这种方法需要接触到许多疾病种类不同但 DBS 靶点相同的患者。

17.8 伦理考虑

对于 DBS 的临床应用应有重要的伦理考虑,包括哪些患者适合 DBS,同意过程应如何工作,以及在何种情况下谁可以给予同意。许多文献都涉及临床伦理考虑,这些考虑就不在此讨论了。一旦获得了 DBS 手术和临床应用的伦理批准,并且精神科医生和科学家有机会进行科学记录,那么这些记录就应该获得更多的伦理批准。

对于大多数心理学范式(例如,简单的计算机任务),不应存在重大的伦理问题。如果这项研究涉及额外的侵入性程序,例如检测药物对大脑深部活动的影响,可能会引起更严重的关注。一些伦理考虑包括:记录是否需要延长住院时间,感染风险是否增加,以及这些记录是否会推迟 DBS 治疗的开始。

根据我们的经验,大多数患者都乐于合作,乐于进行这些研究并提供数据。他们相信这些结果将对临床和科学界有价值。此外,这种测试在外科手术之间提供了一种受欢迎的分散注意力的方法。

　　研究人员必须关注到患者的精神和身体状态，并且必须意识到，这些数据尽管罕见且重要，但其价值并没有重要到以牺牲患者的舒适度和意愿为代价获得。患者应了解记录的科学价值以及其数据可能发生的情况（例如发表在科学论文中），并应意识到科学记录不一定与 DBS 的临床应用相关。当然，如果这些记录开始用于优化临床记录并且最终提升了疗效，那么参与这些实验确实对患者具有直接的临床益处。无论参与是否会对其治疗过程产生影响，都应在实验之前明确告知患者；如果实验是科学性而非临床性质的，患者必须明白他们的参与是自愿的，他们可以随时退出研究，这对其临床进展没有影响。

17.9　结论

　　DBS 有着巨大的应用前景，越来越多的临床疾病（从运动障碍到情绪障碍）都可将它作为一种治疗选择。使用 DBS 的一个偶然的副产品是进行基础神经科学研究的能力。从清醒的人类大脑深部结构直接记录电活动，为验证假说并将人与动物的研究联系起来以及进行科学和临床相关的研究提供了一个重要而罕见的机会。尽管 DBS 电极的记录有局限性（泛化性有限，缺乏健康对照组），但与非侵入性人类神经成像技术相比它们也具有相当大的优势（空间定位、时间分辨率和高信噪比）。未来的 DBS 研究将使用更复杂的实验范式和数据分析技术，并对多个患者群体的结果进行比较，继续提供关于基本神经认知机制以及这些机制如何在患者群体中被破坏的见解。

参考文献

Bronstein JM, Tagliati M, Alterman RL, Lozano AM, Volkmann J, Stefani A, Horak FB, Okun MS, Foote KD, Krack P, Pahwa R, Henderson JM, Hariz MI, Bakay RA, Rezai A, Marks WJ Jr, Moro E, Vitek JL, Weaver FM, Gross RE, DeLong MR (2010) Deep brain stimulation for Parkinson disease: an expert consensus and review of key issues. Arch Neurol 68:165

Canolty RT, Knight RT (2010) The functional role of cross-frequency coupling. Trends Cogn Sci 14:506–515

Cohen MX, Axmacher N, Lenartz D, Elger CE, Sturm V, Schlaepfer TE (2009a) Nuclei accumbens phase synchrony predicts decision-making reversals following negative feedback. J Neurosci 29:7591–7598

Cohen MX, Axmacher N, Lenartz D, Elger CE, Sturm V, Schlaepfer TE (2009b) Good vibrations: cross-frequency coupling in the human nucleus accumbens during reward processing. J Cogn Neurosci 21:875–889

Cohen MX, Bour L, Mantione M, Figee M, Vink M, Tijssen MA, Rootselaar AF, Munckhof PV, Richard Schuurman P, Denys D (2012) Top–down-directed synchrony from medial frontal cortex to nucleus accumbens during reward anticipation. Hum Brain Mapp 33:246–252 de Koning PP, Figee M, van den Munckhof P, Schuurman PR, Denys D (2011) Current status of deep brain stimulation for obsessive-compulsive disorder: a clinical review of different targets. Curr Psychiatry Rep 13:274–282

Flora ED, Perera CL, Cameron AL, Maddern GJ (2010) Deep brain stimulation for essential tremor: a systematic review. Mov Disord 25:1550–1559

Hariz MI, Robertson MM (2010) Gilles de la Tourette syndrome and deep brain stimulation. Eur J Neurosci 32:1128–1134

Lisman J (2005) The theta/gamma discrete phase code occurring during the hippocampal phase precession may be a more general brain coding scheme. Hippocampus 15:913–922

Mayberg HS, Lozano AM, Voon V, McNeely HE, Seminowicz D, Hamani C, Schwalb JM, Kennedy SH (2005) Deep brain stimulation for treatment-resistant depression. Neuron 45:651–660

McCracken CB, Grace AA (2007) High-frequency deep brain stimulation of the nucleus accumbens region suppresses neuronal activity and selectively modulates afferent drive in rat orbitofrontal cortex in vivo. J Neurosci 27:12601–12610

McCracken CB, Grace AA (2009) Nucleus accumbens deep brain stimulation produces region-specific alterations in local field potential oscillations and evoked responses in vivo. J Neurosci 29:5354–5363

McIntyre CC, Hahn PJ (2010) Network perspectives on the mechanisms of deep brain stimulation. Neurobiol Dis 38:329–337

Mian MK, Campos M, Sheth SA, Eskandar EN (2010) Deep brain stimulation for obsessive-compulsive disorder: past, present, and future. Neurosurg Focus 29:E10

Schlaepfer TE, Cohen MX, Frick C, Kosel M, Brodesser D, Axmacher N, Joe AY, Kreft M, Lenartz D, Sturm V (2008) Deep brain stimulation to reward circuitry alleviates anhedonia in refractory major depression. Neuropsychopharmacology 33:368–377

Tan S, Vlamings R, Lim L, Sesia T, Janssen ML, Steinbusch HW, Visser-Vandewalle V, Temel Y (2010) Experimental deep brain stimulation in animal models. Neurosurgery 67:1073–1079 (discussion 1080)

Zaghloul KA, Blanco JA, Weidemann CT, McGill K, Jaggi JL, Baltuch GH, Kahana MJ (2009) Human substantia nigra neurons encode unexpected financial rewards. Science 323:1496–1499

第 18 章

脑深部刺激过程中神经递质的释放

Osama A. Abulseoud, Emily J. Knight and Kendall H. Lee

18.1 概述

尽管新的精神疾病药物疗法的发展使患者受益匪浅,但在治疗疾病的漫长过程中,其中许多疗法不是完全有效的,或者不能很好地耐受。针对这些不足,在过去 15 年中,立体定向和功能性神经外科技术取得了重大进展,这促使精神疾病的治疗有了新策略(Remple et al.,2008;Poewe,2009)。在这些较新的外科治疗方法中,电刺激特定的脑核,通常称为脑深部刺激(DBS),已成为传统药理学治疗的一种很有前途的替代方法。特别是 DBS 现在已被 FDA 批准用于治疗强迫障碍(OCD)(Greenberg et al.,2006),目前其正在接受能否治疗难治性抑郁障碍(Mayberg et al.,2005)和抽动障碍综合征(Maciunas et al.,2007)的调查。

尽管 DBS 具有良好的临床疗效,但其作用机制尚不完全清楚。由于 DBS 和消融术(即丘脑底切除术)在治疗帕金森病和原发性震颤方面同样有效,因此最初假设病理性多动神经元的刺激诱发静默是其主要作用机制(Benabid

O. A. Abulseoud
Department of Psychiatry and Psychology, Mayo Clinic, Rochester, MN, USA

E. J. Knight
Mayo Graduate School, Rochester, MN, USA

K. H. Lee (✉)
Department of Neurosurgery and Physiology, Mayo Clinic, Rochester, MN, USA
e-mail: lee. kendall@mayo. edu

K. H. Lee
Neuroengineering Laboratory, Mayo Clinic, Rochester, MN, USA

et al. ,1987,2000)。早期 DBS 期间电生理活动测量的工作进一步支持了这一观点(Beurrier et al. ,2001;Magarinos-Ascone et al. ,2002)。然而,最近的研究报告了输出核的激活(见 Garcia et al. ,2005 及本章后文)。这一令人困惑的悖论显然已通过数学模型得到解决。这表明由于神经元件的兴奋性不同,躯体抑制和轴突激活在 DBS 电极位置都是有预期的(McIntyre et al. ,1998;McIntyre et al. ,2004a)。轴突激活假说对 DBS 在精神疾病中的作用机制有着巨大的影响(McIntyre et al. ,2004b,c;Johnson et al. ,2008)。事实上,DBS 应该引起神经活动和神经回路内互联结构中神经化学传递的变化,这些变化最终将成为临床获益的基础。然而,我们对 DBS 的这些局部和远端效应的理解仍然很不完整,这在很大程度上是因为在将测量模式结合起来进行神经活性和化学特异性传感方面存在技术上的困难。

18.2　DBS 引起远端神经活动的变化

电生理学研究清楚地证明了在 DBS 期间与轴突激活一致的靶神经元中的活性调节。例如,在丘脑底核(STN)刺激之后(Hashimoto et al. ,2003;Kita et al. ,2005;Miocinovic et al. ,2006)以及黑质网状和致密黑质中记录了苍白球的内侧和外侧中的这些目标神经元效应(Smith et al. ,1992;Benzaouz et al. ,2000;Maurice et al. ,2003)。此外,伏隔核(NAc)DBS 抑制大鼠模型中抑制眶额叶神经元的激发(McCracken et al. ,2007)。虽然确定的是,电生理方法的缺点是必须先验地选择靶点,并且只能同时评估很少的靶点。而作为替代,对于神经活动的同步整体评估,脑成像技术更为可取。

因此,PET 和功能性磁共振成像(fMRI)脑成像协议已经被用于评估 DBS 在全局网络层面的影响。例如,利用 PET、$H_2^{15}O$ 和 ^{18}F 氟脱氧葡萄糖(^{18}F-FDG) PET 进行的一些临床研究支持 DBS 的轴突激活假说(Ceballos-Baumann, 2003)。PET 和 $H_2^{15}O$ PET 记录局部脑血流量(CBF)的变化(Hershey et al. , 2003;Sestini et al. ,2005),而 ^{18}F-FDG PET 测量区域脑葡萄糖代谢(Eidelberg et al. ,2000),两者都被认为反映了局部神经元活动的改变或测量区域输入的改变(Grafton et al. ,1997)。使用 PET CBF 的研究表明,与正常对照组相比,难治性抑郁障碍患者的前额叶皮质和前扣带回 CBF 增加,前额叶皮质 CBF 降低(Mayberg et al. ,2005)。在扣带回下 DBS 后,CBF 在膝下扣带回下降,在前额骨和背扣带回增加(Mayberg et al. ,2005)。使用 ^{18}F-FDG PET 后,伏隔核(NAc)DBS 也被证明降低了对治疗难治性抑郁障碍患者膝下扣带回和前额叶区的代谢(Bewernick et al. ,2010)和强迫障碍(Nuttin et al. ,2003;Abelson

et al.,2005;Van Laere et al.,2006)。综上所述,这些结果表明 DBS 的净效应
是调节输出电路的活动,支持轴突激活假说。

利用 fMRI 的临床研究也支持轴突激活假说。fMRI 测量血液氧合水平依
赖性(BOLD)对比(Ogawa et al.,1990),提供了在正常生理条件下脑内血液氧
合的活体实时解剖图(Babiloni et al.,2009;van Eijsden et al.,2009)。首次尝
试在 STN DBS 期间对 4 例帕金森病患者应用 1.5T fMRI(Jech et al.,2001)。
基底神经节复合体,如苍白球、丘脑、黑质、运动前皮质和背外侧前额叶皮质均有
明显的信号激活。在最近的一项 fMRI 研究中,Philips 等(2006)对 5 例帕金森
病患者的双侧植入 DBS 电极。他们报告说,所有受试者的同侧基底节区和 6 个
测试电极同侧丘脑中都出现了 BOLD 信号激活。重要的是,在一个案例中报告
刺激内囊前肢和腹侧纹状体治疗强迫症会导致同侧额中回、背内侧丘脑、壳核、
前扣带回、尾状核头、苍白球和对侧小脑的 BOLD 信号激活(Baker et al.,
2007)。在对强迫症患者的另一项研究中,1 例患者在内囊前肢双侧 DBS 后进
行了 fMRI 检查,结果显示其脑桥、纹状体、右侧额叶皮质和左侧颞上回都被激
活(Nuttin et al.,2003)。结合 PET 的结果,这些 fMRI 研究为轴突激活假说提
供了进一步的支持。

18.3   DBS 引起局部和远端神经递质释放

如前所述,轴突激活假说有很强的电生理学和影像学证据,已经有研究使用
微透析来验证 DBS 期间神经递质在各种传出靶点释放的假说(Bruet et al.,
2001;Windels et al.,2003;Hamani et al.,2010)。例如,在抑郁大鼠模型中使
用微透析技术,通过腹内侧前额叶皮质的 DBS 证明了海马体中 5-HT 的释放
(Hamani et al.,2010)。然而,相对较大尺寸的微透析探针已被证明会破坏探针
附近的组织,导致与使用化学微传感器的替代测量技术相比,低估了细胞外神经
递质的水平(Clapp-Lilly et al.,1999;Borland et al.,2005)。因此,替代微透析
的方法将是评估 DBS 期间神经递质释放的必要方法。事实上,化学微传感器提
供了一个更小的探针(直径为 5～10 μm,而微透析探针的直径为 200～
400 μm),已经在完整和帕金森病大鼠 6-羟基多巴胺模型中显示了 STN DBS
诱发的纹状体多巴胺释放(Lee et al.,2006;Blaha et al.,2008;Covey et al.,
2009)。后一种发现在几个层面上很重要。例如,DBS 期间的神经递质释放很
难用微透析来确定,这一结果强调了在化学记录中需要一个小尺寸的探针(Paul
et al.,2000;Bruet et al.,2001;Meissner et al.,2003)。

对 DBS 机制的基本认识最终将是进一步发展该技术和外科手术程序的关

键,从而大大改善患者的预后。为了研究 DBS 的神经化学效应,我们的实验室开发了一种名为无线瞬时神经递质浓度传感器(WINCS)的新装置,专门设计用于监测实验和临床 DBS 手术过程中的神经化学物质释放(图 18.1)。因此,研究课题的安全性、信号保真度以及与现有 DBS 手术程序的集成是 WINCS 发展过程中的关键优先事项。该装置符合 FDA 公认的医用电气设备的安全标准,它由一个相对较小的无线可消毒的电池驱动单元组成,可与碳纤维微电极(CFM)或基于酶的微传感器接口,用于实时监测脑内神经递质的释放(Agnesi et al. ,2009;Bledsoe et al. ,2009;Shon et al. ,2010a)。对于神经递质释放的研究,WINCS 设备与其他商用无线记录系统相比具有显著的优势,因为它提供了(1)具有优越的模拟-数字转换、更大内部存储器和更快时钟速度的先进微处理器;(2)使用先进的蓝牙模块进行无线通信的无线可编程波形参数(扫描偏置、范围和速率);(3)微处理器的更高精度的电压基准;(4)保持电池寿命、电压传感和低功耗警报的低功率模式;最重要的是(5)在图像采集期间,MRI 扫描仪的内部已被证明具有兼容性和功能性。

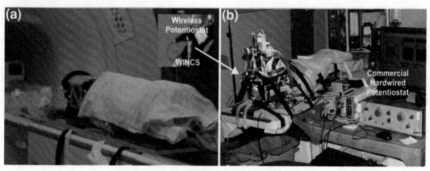

图 18.1　猪磁共振成像(a)和实验装置(b),用于特定部位电刺激诱发多巴胺和腺苷释放的神经化学记录。图中显示了两个电位计:一个是商用的硬接线恒电位仪,另一个是在放大图中连接在头部框架上的无线恒电位仪,它与磁共振成像兼容

一种可能对 DBS 机制很重要的神经化学物质是腺苷。利用生物发光技术,Bekar 等(2008)在活体丘脑切片和暴露的小鼠皮层中使用高频刺激触发了刺激电极周围细胞外 ATP 水平的突然升高。切片实验中细胞外 Ca^{2+} 的去除(以防止 ATP 的突触释放)导致 ATP 生物发光增强,提示 ATP 的释放主要是非突触性的,可能是由胞浆 ATP 的外流引起的。此外,这组实验表明,ATP 释放的胞外水解与胞外腺苷水平升高有关,腺苷 A1 受体的激活抑制了丘脑的兴奋性传递,减少了震颤和 DBS 引起的副作用。

Cechova 和 Venton(2008)用化学微传感器测量了黑纹状体多巴胺能束附

近电刺激时纹状体中腺苷的释放。我们的小组（Agnesi et al.，2009）将腺苷生物传感器与基于 WINCS 的固定电位安培技术结合应用于小动物模型，记录不同频率刺激丘脑腹外侧后腺苷的局部释放。细胞外腺苷浓度随着电流强度或频率的增加而相应增加，并在刺激之间恢复到刺激前的基线水平。重要的是，细胞外腺苷浓度的增加似乎与神经活动增加导致的 CBF 升高相匹配（Brundege et al.，1997；Phillis，2004）。

除腺苷外，我们还使用基于 WINCS 的固定电位电流测定记录，在对大型动物（猪）运动皮层进行高频刺激后诱发局部谷氨酸释放。与腺苷类似，细胞外谷氨酸浓度随着电流强度的增加而相应地增加，并在两次刺激之间回到刺激前水平（Agnesi et al.，2009）。此外，我们已经证明了 WINCS 在背缝核制备的切片中检测 5-HT 释放的能力（Griessenauer et al.，2010）。

我们已经证明，STN DBS 可在猪尾状核远端诱发释放多巴胺和腺苷（Shon et al.，2010b）。最近，我们在碳纤维微电极（CFM）上建立了用快速扫描循环伏安法测定麻醉雄性 Sprague-Dawley 大鼠电诱发多巴胺水平的方法。在我们的小动物实验中，我们将 CFM 植入氨基甲酸乙酯（乌拉坦）麻醉大鼠的 NAc 核心，并在短时（2 s）电刺激时用植入同侧前脑内侧束电极进行快速扫描循环伏安记录。在高频（100 Hz）刺激下，多巴胺在刺激期间和刺激后立即明显释放（图18.2）。彩图（图 18.2(a)）和背景消减伏安图（图 18.2(c)）显示了在刺激内侧前脑束期间和之后立即从 NAc 释放多巴胺的情况（图 18.2(d)），伏安峰值约为0.6 V，表示多巴胺氧化（图 18.2(b)）。

综上所述，监测神经递质释放的研究有力表明，化学微传感器非常适合在局部和神经网络内建立 DBS 的神经化学相关物。结合脑影像学证据表明特定脑区的神经活动增强，现有数据也表明神经递质的释放可能是 DBS 疗效的中介因素。然而，在功能性磁共振成像（fMRI）和化学微传感器同时测量的同一脑区神经递质释放与功能激活之间的因果关系尚待探讨。

18.4　对精神疾病发病机制及治疗的最新认识：DBS 机制的启示

尽管 DBS 治疗的神经系统疾病很复杂，但精神疾病的神经生物学基础仍然要复杂得多。一般来说，精神药物能够调节特定神经递质的可利用性或作为特定神经递质受体的配体（Nestler et al.，2002）。然而事实上，精神疾病在本质上是慢性的，并且大部分症状的改善只有在经过几个月的长期刺激后才会出现（Greenberg et al.，2006），认为治疗益处可能来自于神经元网络内发生的潜在

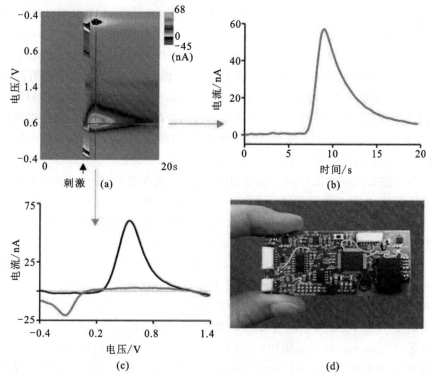

图 18.2　无线瞬时神经递质浓度传感器系统(WINCS)快速扫描循环伏安法测定麻醉大鼠伏隔核内碳纤维微电极的多巴胺释放。(a)电刺激(100 Hz,0.5 ms 脉宽,2 s)诱发伏隔核多巴胺释放。彩色图显示刺激期间和刺激后立即出现多巴胺释放现象。(b)在+0.6 V下的电流和时间曲线。(c)背景减去多巴胺的伏安图显示了多巴胺释放的测量(图(a)中的红线)。黑线表示正向电位产生的电流,红线表示反向电位产生的电流。(d)WINCS装置的照片

长期变化(可塑性)(Lujan et al.,2008)。因此,目前尚不清楚 DBS 调节神经递质的能力,这种能力是否可能会立即发生,以及如何改善精神障碍。然而,在难治性抑郁障碍中,刺激膝下扣带回皮质可改善症状(Mayberg et al.,2005)或NAc 已经有了很好的记录(Schlaepfer et al.,2008;Malone et al.,2009)。

　　虽然在症状变化和相应的神经递质变化之间建立必要的联系还需要进一步的努力,但是目前在对精神疾病的发病机制和治疗的研究中已经涉及到了几种神经递质,包括血清素(Willner,1985;Nagayama et al.,1995,1991)、多巴胺(Dunlop et al.,2007)和谷氨酸盐(Mitchell et al.,2010)。这些相同的神经递质也可能是 DBS 治疗效果的基础。例如,作为抗抑郁药物的一个标志,5-HT(Nichols et al.,2008)在抑郁障碍动物模型中得到了很好的研究(Willner,

1985；Nagayama，1991）。随着微透析技术的使用，中心血清素水平已被证明在长期使用抗抑郁药物如氟西汀、帕罗西汀和西酞普兰治疗后会增加（Dawson et al.，2002）。尽管微透析技术可能低估了细胞外神经递质的水平，5-HT水平的升高并不能完全解释这些抗抑郁药物的作用机制，即由于5-HT水平立即升高而使药物对抑郁症状有延迟作用。然而，正如Hamani等（2010）所证实的，5-HT可能是DBS治疗机制中一种重要的神经递质。他们发现，在刺激大鼠前额叶腹内侧皮质后，大鼠海马中的5-HT水平升高。此外，我们报道了通过WINCS对大鼠中缝背核5-HT传递的DBS相关调节（Griessauer et al.，2010）。

多巴胺失调在抑郁障碍中的作用也成为近期关注的焦点（Dunlop et al.，2007），研究表明多巴胺可能参与DBS的治疗效果（Vernaleken et al.，2009；Walker et al.，2009；Falowski et al.，2011）。事实上，使用Western blot分析提取的组织，Falowski等（2011）在大鼠抑郁模型中证实NAc DBS降低了前额叶皮质酪氨酸羟化酶的表达，提示DBS对单胺系统具有调节作用。此外，用高压液相色谱法检测到前额叶皮质去甲肾上腺素和多巴胺水平的降低，接受NAc DBS的大鼠表现出抑郁和焦虑行为的减少（Falowski et al.，2011）。同样地，在过去的40年里，抽动障碍综合征患者多巴胺功能的改变已经被研究过，但结果仍有争议（Steeves et al.，2010）。然而，一项研究发现，双侧丘脑刺激可使[18]F-PET测量的多巴胺结合电位从开启到关闭降低16.3%，表明丘脑刺激导致多巴胺释放增加（Vernaleken et al.，2009）。

除了单胺类外，谷氨酸是另一种关键的神经递质，已被证明既与抑郁障碍相关的神经生物学过程有关（Mitchell et al.，2010），又受到DBS的调制（Agnesi et al.，2010）。事实上，我们的实验室已经证明，局部丘脑刺激会导致大鼠谷氨酸的释放（Agnesi et al.，2010）。综上所述，这些结果正开始支持几个神经递质系统在DBS治疗精神疾病的疗效中所起的作用。

18.5 结论

轴突激活假说对我们如何探讨DBS治疗精神障碍的作用机制有重要意义。与刺激部位的局部抑制作用相反，主要的效应似乎是刺激传出的靶神经元和随后神经网络活动的变化。越来越多的证据表明，这些变化包括神经递质的局部释放和神经网络中不同节点的释放。然而，尽管人们似乎越来越多地接受这一总体方案，但哪些区域受到影响，它们是如何受到影响的，以及是什么神经递质介导了这些变化，这些问题在很大程度上仍然没有答案。对这些问题的回答可能有助于改进DBS在治疗精神疾病方面的应用。

参考文献

Abelson JL, Curtis GC, Sagher O, Albucher RC, Harrigan M, Taylor SF, Martis B, Giordani B (2005) Deep brain stimulation for refractory obsessive-compulsive disorder. Biol Psychiatry 57(5):510–516

Agnesi F, Tye SJ, Bledsoe JM, Griessenauer CJ, Kimble CJ, Sieck GC, Bennet KE, Garris PA, Blaha CD, Lee KH (2009) Wireless instantaneous neurotransmitter concentration system-based amperometric detection of dopamine, adenosine, and glutamate for intraoperative neurochemical monitoring. J Neurosurg 111(4):701–711

Agnesi F, Blaha CD, Lin J, Lee KH (2010) Local glutamate release in the rat ventral lateral thalamus evoked by high-frequency stimulation. J Neural Eng 7(2):26009

Babiloni C, Pizzella V, Gratta CD, Ferretti A, Romani GL (2009) Fundamentals of electroencefalography, magnetoencefalography, and functional magnetic resonance imaging. Int Rev Neurobiol 86:67–80

Baker KB, Kopell BH, Malone D, Horenstein C, Lowe M, Phillips MD, Rezai AR (2007) Deep brain stimulation for obsessive-compulsive disorder: using functional magnetic resonance imaging and electrophysiological techniques: technical case report. Neurosurgery 61(5 Suppl 2):E367–E368; discussion E368

Bekar L, Libionka W, Tian GF, Xu Q, Torres A, Wang X, Lovatt D, Williams E, Takano T, Schnermann J, Bakos R, Nedergaard M (2008) Adenosine is crucial for deep brain stimulation-mediated attenuation of tremor. Nat Med 14(1):75–80

Benabid AL, Pollak P, Louveau A, Henry S, de Rougemont J (1987) Combined (thalamotomy and stimulation) stereotactic surgery of the VIM thalamic nucleus for bilateral Parkinson disease. Appl Neurophysiol 50(1–6):344–346

Benabid AL, Koudsie A, Benazzouz A, Fraix V, Ashraf A, Le Bas JF, Chabardes S, Pollak P (2000) Subthalamic stimulation for Parkinson's disease. Arch Med Res 31(3):282–289

Benazzouz A, Gao DM, Ni ZG, Piallat B, Bouali-Benazzouz R, Benabid AL (2000) Effect of high-frequency stimulation of the subthalamic nucleus on the neuronal activities of the substantia nigra pars reticulata and ventrolateral nucleus of the thalamus in the rat. Neuroscience 99(2):289–295

Beurrier C, Bioulac B, Audin J, Hammond C (2001) High-frequency stimulation produces a transient blockade of voltage-gated currents in subthalamic neurons. J Neurophysiol 85(4):1351–1356

Bewernick BH, Hurlemann R, Matusch A, Kayser S, Grubert C, Hadrysiewicz B, Axmacher N, Lemke M, Cooper-Mahkorn D, Cohen MX, Brockmann H, Lenartz D, Sturm V, Schlaepfer TE (2010) Nucleus accumbens deep brain stimulation decreases ratings of depression and anxiety in treatment-resistant depression. Biol Psychiatry 67(2):110–116

Blaha CD, Lester DB, Ramsson ES, Lee KH, Garris PA (2008) Striatal dopamine release evoked by subthalamic stimulation in intact and 6-OHDA-lesioned rats: relevance to deep brain stimulation in Parkinson's disease. In: Proceedings of the 12th international conference on In Vivo methods, University of British Columbia, Vancouver, Canada, pp 395–397

Bledsoe JM, Kimble CJ, Covey DP, Blaha CD, Agnesi F, Mohseni P, Whitlock S, Johnson DM, Horne A, Bennet KE, Lee KH, Garris PA (2009) Development of the wireless instantaneous neurotransmitter concentration system for intraoperative neurochemical monitoring using fast-scan cyclic voltammetry. J Neurosurg 111(4):712–723

Borland LM, Shi G, Yang H, Michael AC (2005) Voltammetric study of extracellular dopamine near microdialysis probes acutely implanted in the striatum of the anesthetized rat. J Neurosci Methods 146(2):149–158

Bruet N, Windels F, Bertrand A, Feuerstein C, Poupard A, Savasta M (2001) High frequency stimulation of the subthalamic nucleus increases the extracellular contents of striatal dopamine in normal and partially dopaminergic denervated rats. J Neuropathol Exp Neurol 60(1):15–24

Brundege JM, Dunwiddie TV (1997) Role of adenosine as a modulator of synaptic activity in the central nervous system. Adv Pharmacol 39:353–391

Ceballos-Baumann AO (2003) Functional imaging in Parkinson's disease: activation studies with PET, fMRI and SPECT. J Neurol 250(Suppl 1):I15–I23

Cechova S, Venton BJ (2008) Transient adenosine efflux in the rat caudate-putamen. J Neurochem 105(4):1253–1263

Clapp-Lilly KL, Roberts RC, Duffy LK, Irons KP, Hu Y, Drew KL (1999) An ultrastructural analysis of tissue surrounding a microdialysis probe. J Neurosci Methods 90(2):129–142

Covey DP, Garris PA (2009) Using fast-scan cyclic voltammetry to evaluate striatal dopamine release elicited by subthalamic nucleus stimulation. Conf Proc IEEE Eng Med Biol Soc 2009:3306–3309

Dawson LA, Nguyen HQ, Smith DL, Schechter LE (2002) Effect of chronic fluoxetine and WAY-100635 treatment on serotonergic neurotransmission in the frontal cortex. J Psychopharmacol 16(2):145–152

Dunlop BW, Nemeroff CB (2007) The role of dopamine in the pathophysiology of depression. Arch Gen Psychiatry 64(3):327–337

Eidelberg D, Edwards C (2000) Functional brain imaging of movement disorders. Neurol Res 22(3):305–312

Falowski SM, Sharan A, Reyes BA, Sikkema C, Szot P, Van Bockstaele EJ (2011) An Evaluation of Neuroplasticity and Behavior Following Deep Brain Stimulation of the Nucleus Accumbens in an Animal Model of Depression. Neurosurgery 69(6):1281–1290

Garcia L, D'Alessandro G, Bioulac B, Hammond C (2005) High-frequency stimulation in Parkinson's disease: more or less? Trends Neurosci 28(4):209–216

Grafton ST, DeLong M (1997) Tracing the brain's circuitry with functional imaging. Nat Med 3(6):602–603

Greenberg BD, Malone DA, Friehs GM, Rezai AR, Kubu CS, Malloy PF, Salloway SP, Okun MS, Goodman WK, Rasmussen SA (2006) Three-year outcomes in deep brain stimulation for highly resistant obsessive-compulsive disorder. Neuropsychopharmacology 31(11):2384–2393

Griessenauer CJ, Chang SY, Tye SJ, Kimble CJ, Bennet KE, Garris PA, Lee KH (2010) Wireless Instantaneous Neurotransmitter Concentration System: electrochemical monitoring of serotonin using fast-scan cyclic voltammetry—a proof-of-principle study. J Neurosurg 113(3):656–665

Hamani C, Diwan M, Macedo CE, Brandao ML, Shumake J, Gonzalez-Lima F, Raymond R, Lozano AM, Fletcher PJ, Nobrega JN (2010) Antidepressant-like effects of medial prefrontal cortex deep brain stimulation in rats. Biol Psychiatry 67(2):117–124

Hashimoto T, Elder CM, Okun MS, Patrick SK, Vitek JL (2003) Stimulation of the subthalamic nucleus changes the firing pattern of pallidal neurons. J Neurosci 23(5):1916–1923

Hershey T, Revilla FJ, Wernle AR, McGee-Minnich L, Antenor JV, Videen TO, Dowling JL, Mink JW, Perlmutter JS (2003) Cortical and subcortical blood flow effects of subthalamic nucleus stimulation in PD. Neurology 61(6):816–821

Jech R, Urgosik D, Tintera J, Nebuzelsky A, Krasensky J, Liscak R, Roth J, Ruzicka E (2001) Functional magnetic resonance imaging during deep brain stimulation: a pilot study in four patients with Parkinson's disease. Mov Disord 16(6):1126–1132

Johnson MD, Miocinovic S, McIntyre CC, Vitek JL (2008) Mechanisms and targets of deep brain stimulation in movement disorders. Neurotherapeutics 5(2):294–308

Kita H, Tachibana Y, Nambu A, Chiken S (2005) Balance of monosynaptic excitatory and disynaptic inhibitory responses of the globus pallidus induced after stimulation of the subthalamic nucleus in the monkey. J Neurosci 25(38):8611–8619

Lee KH, Blaha CD, Harris BT, Cooper S, Hitti FL, Leiter JC, Roberts DW, Kim U (2006) Dopamine efflux in the rat striatum evoked by electrical stimulation of the subthalamic nucleus: potential mechanism of action in Parkinson's disease. Eur J Neurosci 23(4):1005–1014

Lujan JL, Chaturvedi A, McIntyre CC (2008) Tracking the mechanisms of deep brain stimulation for neuropsychiatric disorders. Front Biosci 13:5892–5904

Maciunas RJ, Maddux BN, Riley DE, Whitney CM, Schoenberg MR, Ogrocki PJ, Albert JM, Gould DJ (2007) Prospective randomized double-blind trial of bilateral thalamic deep brain stimulation in adults with Tourette syndrome. J Neurosurg 107(5):1004–1014

Magarinos-Ascone C, Pazo JH, Macadar O, Buno W (2002) High-frequency stimulation of the subthalamic nucleus silences subthalamic neurons: a possible cellular mechanism in Parkinson's disease. Neuroscience 115(4):1109–1117

Malone DA Jr, Dougherty DD, Rezai AR, Carpenter LL, Friehs GM, Eskandar EN, Rauch SL, Rasmussen SA, Machado AG, Kubu CS, Tyrka AR, Price LH, Stypulkowski PH, Giftakis JE, Rise MT, Malloy PF, Salloway SP, Greenberg BD (2009) Deep brain stimulation of the ventral capsule/ventral striatum for treatment-resistant depression. Biol Psychiatry 65(4):267–275

Maurice N, Thierry AM, Glowinski J, Deniau JM (2003) Spontaneous and evoked activity of substantia nigra pars reticulata neurons during high-frequency stimulation of the subthalamic nucleus. J Neurosci 23(30):9929–9936

Mayberg HS, Lozano AM, Voon V, McNeely HE, Seminowicz D, Hamani C, Schwalb JM, Kennedy SH (2005) Deep brain stimulation for treatment-resistant depression. Neuron 45(5):651–660

McCracken CB, Grace AA (2007) High-frequency deep brain stimulation of the nucleus accumbens region suppresses neuronal activity and selectively modulates afferent drive in rat orbitofrontal cortex in vivo. J Neurosci 27(46):12601–12610

McIntyre CC, Grill WM (1998) Sensitivity analysis of a model of mammalian neural membrane. Biol Cybern 79(1):29–37

McIntyre CC, Grill WM, Sherman DL, Thakor NV (2004a) Cellular effects of deep brain stimulation: model-based analysis of activation and inhibition. J Neurophysiol 91(4):1457–1469

McIntyre CC, Mori S, Sherman DL, Thakor NV, Vitek JL (2004b) Electric field and stimulating influence generated by deep brain stimulation of the subthalamic nucleus. Clin Neurophysiol 115(3):589–595

McIntyre CC, Savasta M, Kerkerian-Le Goff L, Vitek JL (2004c) Uncovering the mechanism(s) of action of deep brain stimulation: activation, inhibition, or both. Clin Neurophysiol 115(6):1239–1248

Meissner W, Harnack D, Reese R, Paul G, Reum T, Ansorge M, Kusserow H, Winter C, Morgenstern R, Kupsch A (2003) High-frequency stimulation of the subthalamic nucleus enhances striatal dopamine release and metabolism in rats. J Neurochem 85(3):601–609

Miocinovic S, Parent M, Butson CR, Hahn PJ, Russo GS, Vitek JL, McIntyre CC (2006) Computational analysis of subthalamic nucleus and lenticular fasciculus activation during therapeutic deep brain stimulation. J Neurophysiol 96(3):1569–1580

Mitchell ND, Baker GB (2010) An update on the role of glutamate in the pathophysiology of depression. Acta Psychiatr Scand 122(3):192–210

Nagayama H, Tsuchiyama K, Yamada K, Akiyoshi J (1991) Animal study on the role of serotonin in depression. Prog Neuropsychopharmacol Biol Psychiatry 15(6):735–744

Nestler E, Duman R (2002) Neuropsychopharmacology: the fifth generation of progress: an official publication of the American College of Neuropsychopharmacology. K. Davis, Lippincott Williams and Wilkins, Philadelphia

Nichols DE, Nichols CD (2008) Serotonin receptors. Chem Rev 108(5):1614–1641

Nuttin BJ, Gabriels LA, Cosyns PR, Meyerson BA, Andreewitch S, Sunaert SG, Maes AF, Dupont PJ, Gybels JM, Gielen F, Demeulemeester HG (2003) Long-term electrical capsular stimulation in patients with obsessive-compulsive disorder. Neurosurgery 52(6):1263–1272; discussion 1272–1264

Ogawa S, Lee TM, Nayak AS, Glynn P (1990) Oxygenation-sensitive contrast in magnetic resonance image of rodent brain at high magnetic fields. Magn Reson Med 14(1):68–78

Paul G, Reum T, Meissner W, Marburger A, Sohr R, Morgenstern R, Kupsch A (2000) High frequency stimulation of the subthalamic nucleus influences striatal dopaminergic metabolism in the naive rat. NeuroReport 11(3):441–444

Phillips MD, Baker KB, Lowe MJ, Tkach JA, Cooper SE, Kopell BH, Rezai AR (2006) Parkinson disease: pattern of functional MR imaging activation during deep brain stimulation of subthalamic nucleus–initial experience. Radiology 239(1):209–216

Phillis JW (2004) Adenosine and adenine nucleotides as regulators of cerebral blood flow: roles of acidosis, cell swelling, and KATP channels. Crit Rev Neurobiol 16(4):237–270

Poewe W (2009) Treatments for Parkinson disease–past achievements and current clinical needs. Neurology 72(7 Suppl):S65–S73

Remple MS, Sarpong Y, Neimat JS (2008) Frontiers in the surgical treatment of Parkinson's disease. Expert Rev Neurother 8(6):897–906

Schlaepfer TE, Cohen MX, Frick C, Kosel M, Brodesser D, Axmacher N, Joe AY, Kreft M, Lenartz D, Sturm V (2008) Deep brain stimulation to reward circuitry alleviates anhedonia in refractory major depression. Neuropsychopharmacology 33(2):368–377

Sestini S, Ramat S, Formiconi AR, Ammannati F, Sorbi S, Pupi A (2005) Brain networks underlying the clinical effects of long-term subthalamic stimulation for Parkinson's disease: a 4-year follow-up study with rCBF SPECT. J Nucl Med 46(9):1444–1454

Shon YM, Chang SY, Tye SJ, Kimble CJ, Bennet KE, Blaha CD, Lee KH (2010a) Comonitoring of adenosine and dopamine using the Wireless Instantaneous Neurotransmitter Concentration System: proof of principle. J Neurosurg 112(3):539–548

Shon YM, Lee KH, Goerss SJ, Kim IY, Kimble C, Van Gompel JJ, Bennet K, Blaha CD, Chang SY (2010b) High frequency stimulation of the subthalamic nucleus evokes striatal dopamine release in a large animal model of human DBS neurosurgery. Neurosci Lett 475(3):136–140

Smith ID, Grace AA (1992) Role of the subthalamic nucleus in the regulation of nigral dopamine neuron activity. Synapse 12(4):287–303

Steeves TD, Ko JH, Kideckel DM, Rusjan P, Houle S, Sandor P, Lang AE, Strafella AP (2010) Extrastriatal dopaminergic dysfunction in Tourette syndrome. Ann Neurol 67(2):170–181

van Eijsden P, Hyder F, Rothman DL, Shulman RG (2009) Neurophysiology of functional imaging. Neuroimage 45(4):1047–1054

Van Laere K, Nuttin B, Gabriels L, Dupont P, Rasmussen S, Greenberg BD, Cosyns P (2006) Metabolic imaging of anterior capsular stimulation in refractory obsessive-compulsive disorder: a key role for the subgenual anterior cingulate and ventral striatum. J Nucl Med 47(5):740–747

Vernaleken I, Kuhn J, Lenartz D, Raptis M, Huff W, Janouschek H, Neuner I, Schaefer WM, Grunder G, Sturm V (2009) Bithalamical deep brain stimulation in Tourette syndrome is associated with reduction in dopaminergic transmission. Biol Psychiatry 66(10):e15–e17

Walker RH, Koch RJ, Moore C, Meshul CK (2009) Subthalamic nucleus stimulation and lesioning have distinct state-dependent effects upon striatal dopamine metabolism. Synapse 63(2):136–146

Willner P (1985) Antidepressants and serotonergic neurotransmission: an integrative review. Psychopharmacology (Berl) 85(4):387–404

Windels F, Bruet N, Poupard A, Feuerstein C, Bertrand A, Savasta M (2003) Influence of the frequency parameter on extracellular glutamate and gamma-aminobutyric acid in substantia nigra and globus pallidus during electrical stimulation of subthalamic nucleus in rats. J Neurosci Res 72(2):259–267

第 19 章

非神经元细胞在脑深部刺激机制中的潜在作用

胶质细胞是什么？它们的功能是什么？它们能成为脑深部刺激的参与者么？

Vinata Vedam-Mai，Michael S. Okun and Elly M. Hol

19.1 概述

　　胶质细胞通常被称为神经胶质细胞或胶质，是周围神经系统和中枢神经系统(CNS)中的非神经元细胞。它们能够维持动态平衡，为大脑神经元提供支持和保护，并负责形成髓鞘。胶质细胞有多种类型：星形胶质细胞、少突胶质细胞、小胶质细胞、少突胶质细胞前体细胞或 NG2 细胞。胶质细胞通常根据其解剖结构、生理特征和所表达的标记进行分类。按照其名称希腊语的意义，胶质是神经系统的黏合剂。然而，它们的功能还包括：(1)包围神经元并将其固定在适当的位置；(2)向神经元提供营养；(3)起到绝缘作用；(4)协助吞噬。多年来，人们一

V. Vedam-Mai (✉) and M. S. Okun
Department of Neurology, Movement Disorders Center, McKnight Brain Institute,
University of Florida College of Medicine, 100 S. Newell Drive,
Gainesville, FL 32610, USA
e-mail：vinved@neurosurgery. ufl. edu

E. M. Hol
Netherlands Institute for Neuroscience, Royal Netherlands Academy of Arts and Sciences,
Amsterdam, The Netherlands

E. M. Hol
Center for Neuroscience, Swammerdam Institute for Life Sciences,
University of Amsterdam, Amsterdam, The Netherlands

直认为胶质细胞在神经传递中不起积极作用;然而,星形胶质细胞可以调节神经传递的现象越来越明显,这些细胞发挥作用的机制也越来越明确(Panatier et al.,2011;Volterra et al.,2005;Wang et al.,2008)。

在啮齿动物的 CNS 中,每个星形胶质细胞支持并调节大约 100000 个突触;在人类的 CNS 中,该数目甚至更高,其中大约 200 万个突触由 1 个星形胶质细胞所支持(Oberheim et al.,2006)。这个事实意味着单个星形胶质细胞可能控制着大量神经元的功能。众所周知,长期以来星形胶质细胞因为参与谷氨酸的摄取而在谷氨酸-谷氨酰胺循环中起着至关重要的作用。合成的谷氨酰胺被神经元用于谷氨酸和 GABA 的从头合成。由于其独特的形态,星形胶质细胞在向血管投射的过程中,末端"尾足"终止于血管壁(Wang et al.,2008)。因此,推测星形胶质细胞为神经元提供代谢支持,尽管尚不清楚这到底是如何实现的(Allaman et al.,2011)。星形胶质细胞能够通过离子通道、受体和转运蛋白来感知神经元活动,并引起钙水平的局部增加(在神经胶质细胞内),以及更普遍的细胞内钙水平的增加(Grosche et al.,1999),因此星形胶质细胞可以处理并因此对神经元活性作出响应(Perea et al.,2005)。NG2 细胞存在于整个人脑,包括灰质区和白质区(Dawson et al.,2003)。与星形胶质细胞一样,NG2 神经胶质细胞也表达神经递质的受体(Papay et al.,2004;Lin et al.,2004)。这表明神经元活动会影响它们的行为。最近的研究表明,NG2 细胞参与了与邻近神经元的快速信号传导,这是通过直接突触实现的(Paukert et al.,2006)。这种信号的实际机制已经在不同的大脑区域被描述过,比如海马体、皮层和小脑。通过突触,NG2 细胞内有 Ca^{2+} 信号,并且 Ca^{2+} 内流可通过神经元活动进行调节(Paukert et al.,2006)。似乎 NG2 细胞有能力检测邻近的神经元活动,并通过神经递质实现这一点。体外受体激活已被证明可诱导 Ca^{2+} 内流,导致早期基因表达、增殖和谱系进展(Kirchhoff et al.,1992;Gallo et al.,1994;Knutson et al.,1997;Velez-Fort et al.,2010;Nishiyama et al.,2009)。因此,我们可以得出如下结论:(1)胶质细胞表达与神经元相似的电压敏感通道以及代谢性和离子性神经递质受体通道,这种特性使它们能够传递和接收神经活性信号;(2)胶质细胞之间通过钙波进行交流;(3)神经胶质细胞具有动态的双向性神经元和神经胶质细胞之间的沟通导致我们定义了一个"三方突触",其中包括胶质细胞作为与神经元沟通的主动参与者(Eroglu et al.,1992,2010;Sakry et al.,2011)。

19.2　什么是脑深部刺激?

脑深部刺激(DBS)是现代法国神经外科医生 Benabid 和他在格勒诺布尔的

同事于 1987 年建立的一种替代性立体定向方法(尽管许多科学家在此之前进行了脑刺激)。由于控制是通过使用电极损伤目标脑组织来完成的,因此外科医生需要调整物理频率,并试图刺激与目标相邻的周围区域,以确保最佳部位已被锁定,不良事件也受到限制。正是在这样的测试过程中,Benabid 发现他可以通过高频刺激(HFS)来抑制震颤。到 20 世纪 90 年代末,丘脑底核(STN)和内侧苍白球已成为治疗帕金森病的重要靶点。今天,DBS 是一个非常强大的工具,可用于治疗许多神经和精神疾病。尽管它的首次使用距今已经有几十年了,而且它的临床应用也呈指数级增长,但其潜在机制及其对神经网络的整体影响仍然难以解释。

　　虽然有一些关于这个主题的假设和评论,但对于 DBS 究竟是如何工作的仍然很不清楚。早期的假设是 DBS 可以激活周围和受刺激区域的神经元(Windels et al. ,2000;Matsunaga et al. ,2001)。然而,后来有人认为 DBS 实际上抑制了刺激部位的神经元活动,从而导致被刺激结构/核的输入总量减少,但 DBS 似乎也能激发纤维(Vitek,2002;Boraud et al. ,1996;Wu et al. ,2001;Dostrovsky et al. ,2000;Beurrier et al. ,2001)。虽然刺激电极附近的神经元在 HFS 过程中可以被抑制,但那些较远的神经元实际上可以被激活,这使得作用机制变得相当复杂(Vitek,2002)。此外,鉴于神经系统的复杂性以及在实际刺激部位周围存在的不同细胞类型的接近性和特性,可以想象 DBS 受到通过神经元网络工作的胶质细胞的影响(Vedam-Mai et al. ,2011)。考虑到它们在检测神经元活动方面的接近性和作用,神经胶质细胞很可能参与了 DBS 诱导的神经元功能的调控。

19.3　高频 DBS 的细胞假说

19.3.1　神经胶质能被电刺激吗?

　　通常情况下,神经细胞会对环境作出反应,而当环境发生变化时,神经细胞会作出特别的反应。这些细胞反应可以是分子的,也可以是物理的。众所周知,电刺激会影响神经元体和轴突,但也有证据表明,神经胶质细胞可以通过分子反应对电刺激作出反应(Yanagida et al. ,2000)。因此,即使已知 DBS 在哪个脑区有作用,也很难说哪些细胞受到 DBS 的影响而产生治疗效果。

　　Kojima 等(1992)和其他人已经报道,物理压力(如电刺激)可导致细胞功能的调节(Yanagida et al. ,2000)。他们描述了在体外实验中由于以低频电刺激细胞而使得特定基因(神经生长因子、c-fos、c-jun)的表达上调(Koyama et al. ,1997)。此外,他们还讨论了 Ca^{2+} 内流引起的电刺激激活 PC12 细胞分化为神经元的可能性,这是激活不同的第二信使系统的结果(Kimura et al. ,1998)。有几个关于电诱导细胞和分子效应的报告(Kojima et al. ,1992;Koyama et al. ,1997;Kimura et al. ,1998)。然而,下游和长期效应的影响机制需要进一步仔细研究。

有人提出,星形胶质细胞膜反应可以反映 HFS 范式下的突触事件,如原代海马星形胶质细胞体外培养的结果(Bekar et al. ,2005)。这种反映神经元活动的能力可能有助于星形胶质细胞对突发的高频信号作出反应,并可能使胶质细胞功能与神经元活动同步(Bekar et al. ,2005)。

对 DBS 作用机制的研究多集中于刺激(抑制)靶区神经元活动的变化,以及靶区和回路的兴奋。然而,DBS 可能会对神经网络中的神经元和胶质细胞都产生影响,这种组合可能有助于提高其治疗效果。

有关 DBS 机制的主要假说是 STN 中的兴奋性细胞被电刺激所抑制,而另一种假设是星形胶质细胞或 NG2 细胞被激活,导致胶质递质分泌,进而抑制 STN 中的兴奋性细胞。为了试图梳理这些不同的可能性,一些研究人员使用不同的方法探讨了这个问题,包括在偏侧帕金森病大鼠中的光遗传学:Gradinaru 等(2009)认为,STN 星形胶质细胞的直接激活(光)可导致 STN 神经元的抑制。

19.4 STN DBS、神经递质和神经胶质

胶质细胞可能是参与 DBS 的最佳候选细胞之一。如先前所讨论的,这些细胞主动参与神经信号传导,并且可以通过星形胶质网络在刺激时传播钙波(Giaume et al. ,2010)。星形胶质细胞可以被高频直接刺激,但它们也可能与植入的刺激电极反应(Tawfik et al. ,2010)。这些活性星形胶质细胞在植入电极附近的存在可能导致神经信号的改变。值得注意的是,特定神经源性龛位中的星形胶质细胞亚群是成人大脑中的神经干细胞,而且已经有研究表明,损伤可能会诱导神经源性龛以外的皮质星形胶质细胞的干细胞特性。综上所述可得出一个有吸引力的假设,即 DBS 对大脑功能的影响可以通过星形胶质细胞对神经元网络的作用直接诱导,或者通过星形胶质细胞样神经干细胞直接诱导,所述星形胶质细胞能够分裂和形成更多的星形胶质细胞、神经元和少突胶质细胞,以响应于 HFS(综述,见 Vedam-Mai et al. ,2011)。

早期对星形胶质细胞与神经元相互作用的研究利用电刺激激发长距离钙信号(Nedergaard,1994)。众所周知,电刺激脑组织会激活胶质细胞,导致细胞内胞浆 Ca^{2+} 浓度增加(Schipke et al. ,2004)。局部胶质细胞激活可导致通过邻近星形胶质细胞之间的间隙连接传播 Ca^{2+} 波,间隙连接可通过大脑中的胶质网络

传播(多达几厘米)(Schipke et al.,2004;Zahs et al.,1997;Bowser et al.,2004;Charles et al.,2005;Hamann et al.,2005)。Ca^{2+} 浓度的升高可引起胶质递质的释放,如 ATP/腺苷、谷氨酸、D-丝氨酸和前列腺素 E_2 等。胶质传递素的释放反过来可以调节神经元兴奋性,以及调节突触传递和可塑性(Nedergaard,1994;Bezzi et al.,2001;Newman,2003;Dani et al.,1992)。

　　一种可能对 STN DBS 效应有重要意义的神经化学物质是腺苷。腺苷是一种遍布大脑的神经调节剂,并被认为通过 G 蛋白偶联受体发挥突触后效应(Fukumitsu et al.,2005;Jacobson et al.,2006)。特别令人感兴趣的是 A1 腺苷受体,它有降低腺苷环化酶活性的趋势,从而打开钾通道导致神经元的超极化,进而使神经元活性降低。Bekar 等(2008)证明腺苷是丘脑 DBS 的产物,因此能够抑制震颤。此外,腺苷也被认为是丘脑 DBS 治疗原发性震颤的潜在介质(Shah et al.,2010)。在电刺激黑纹状体多巴胺能束周围的过程中,可以用化学微传感器测量纹状体中腺苷的释放(Shah et al.,2010)。重要的是,据报道细胞外腺苷水平的增加似乎与脑血流量的增加相匹配,后者是由神经活动增加引起的(Shah et al.,2010)。Chang 等(2009)通过化学微传感器测量发现 STN DBS 可引起纹状体中腺苷的释放。此外,已知腺苷在星形胶质细胞信号传导中发挥作用,鉴于最近对 DBS 对胶质细胞局部效应的研究,其作用可能更加明显(Tawfik et al.,2010;Bekar et al.,2005;Haydon et al.,2006)。

　　将 DBS 电极插入大脑的过程本身会导致腺苷和谷氨酸的释放,这是由于机械刺激引起星形细胞激活的结果(Newman et al.,1997;Kozlov et al.,2006)。这种效应称为微丘脑损毁效应,在某些情况下是由 DBS 电极的插入引起的,足以改善患者的临床症状。

　　Steiner 等(2008)研究了作为 DBS 模型的单侧 STN 损伤对黑质(SN)细胞可塑性和增殖的影响。他们证明,该病变能够诱导小胶质细胞的增殖,也能诱导NG2 细胞共同表达星形胶质细胞标志 S100β,显示其胶质来源。在其他实验中,Steiner 等(2006)在健康大鼠的 SN 中进行了 6-羟基多巴胺的释放,并通过体育锻炼将动物置于一个丰富的环境中。他们证明,丰富的环境加上体力活动,导致损伤后大鼠的 SN 细胞增殖增加(Steiner et al.,2006)。研究还表明,与标准条件下的动物相比,在较丰富的体力活动环境下,大鼠新生的 NG2 细胞数量显著增加。然而,他们没有阐明增殖诱导的分子机制,也没有研究这些新生的 NG2 细胞在 SN 中的最终命运。这项研究和其他研究共同提供了一些证据,证明在大脑完整以及损伤时(Buffo et al.,2008),这些 NG2 细胞都存在于基底节区(Halassa et al.,2010),从而表明其潜在的修复潜力,可纳于治疗策略中。

　　NG2 细胞已被证实能够与神经元形成突触连接,还有证据表明 NG2 细胞通过这些连接可以通过钙信号和胶质递质释放与神经元直接通信(Bergles et al.,2000;Kulik et al.,1999)。

上述实验的结果表明,某些刺激可导致神经递质和胶质递质的释放,从而改变由此产生的神经反应的时空特征。因此,谷氨酸和腺苷被认为是神经胶质对神经元信号传递的关键介质。对此至关重要的是,胶质细胞通过钙波的流入反应神经元的活动,然后引起谷氨酸的释放。Tawfik 等(2010)的研究表明,当将 HFS 应用于丘脑切片(来自雪貂)时,丘脑切片会立即释放谷氨酸和腺苷,并在刺激停止后立即恢复至正常水平。他们从实验中得出结论,神经递质/胶质递质至少部分是从非神经元来源释放出来的。他们进一步指出,谷氨酸的释放很可能是从星形胶质细胞释放出的 Ca^{2+} 依赖的方式。因此,HFS 介导的谷氨酸释放和腺苷释放可能对消除同步神经网络振荡具有重要意义,就像震颤和癫痫发作一样。

19.5 神经精神障碍和 DBS

DBS 正逐渐成为治疗顽固性神经精神疾病的一种治疗方案。然而,要确定神经精神障碍的合适靶点是很困难的,因为解释这些疾病的大脑网络比较复杂。

此外,由于动物模型的有限可用性,很难将大脑作为神经精神病学 DBS 的靶点。目前可用的手术靶点是根据疾病的病理生理学选择的。腹前内囊和伏隔核目前正在被作为治疗强迫障碍和抑郁障碍的靶点(Van Laere et al.,2006),扣带回下皮层白质被认为是治疗抑郁障碍的靶点(Lujan et al.,2008)。Mayberg 等(2005)和 Greenberg 等(2006)为治疗临床抑郁障碍进行了临床试验。Mayberg 等(2005)的研究显示,下扣带回(Brodmann 区 25)白质 DBS 治疗难治性抑郁障碍可给患者带来持续改善。他们进行了 PET 扫描,显示大脑网络受到影响,这意味着抗抑郁药物有其好处。他们的发现与由此产生的异常升高的基线扣带回活动的抑制是一致的,即刺激的效果可能是激活抑制性 GABA 能传入的结果。他们进一步暗示,神经网络的特性可能会发生长期的变化,即使在刺激停止后这也是一种长期的刺激范式。根据实验的初步结果和 OCD 模型的神经影像学研究结果,Greenberg 等选择腹囊/腹侧纹状体(VC/VS)作为 DBS 治疗强迫障碍的靶点(Rauch et al.,2006)。Rauch 等(2006)在患者中进行了一系列[15]O PET 成像实验,观察到急性高频 DBS 导致眶额皮质、前扣带回皮质、纹状体、苍白球和丘脑的灌注量较对照组增加。他们的结论是,急性 DBS 在这个靶点(VC/VS)在某种程度上与激活负责强迫障碍的神经回路有关。Van Laere 等(2006)提出了[18]F -脱氧葡萄糖 PET 对一系列强迫障碍患者膝下扣带皮质植入前代谢的影响,并认为其与 VC/VS DBS 治疗强迫障碍的疗效相关。更大样本及其结果的确认将有助于患者的选择。这些以及进一步的研究对于确定其他神经精神障碍的合适靶核以及正确理解 DBS 的神经和分子机制至关重要。

19.6   新出现的总体方案

目前已知,大脑中的胶质细胞积极参与突触通信(Bezzi et al. ,2016)。三方突触假说(包括突触前、突触后神经元和胶质细胞)改变了我们研究神经递质及其对神经网络影响的方法(Perea et al. ,2005)。现在有证据表明 DBS 可以直接激活胶质细胞以诱导胶质递质释放。这反过来对三方突触以及胶质和神经元网络都有全局影响(Perea et al. ,2005)。这种效应似乎具有兴奋性,包括神经胶质和神经元,以及神经网络活动的下游变化,而不是先前提出的 DBS 刺激部位的局部抑制作用(Shah et al. ,2010)。

虽然这个建议的总体方案已经被接受,但仍有几个问题尚未得到答复:哪些因素受到 DBS 的影响? 它们怎样受到影响? 哪些神经递质负责介导这些变化? 因此,表征 DBS 对神经传递的神经胶质效应将为我们提供更好的对其作用机制和效果的理解,从而为我们提供更好的患者护理工具。具体而言,我们需要统一的方法来梳理和定义 DBS 介导的神经胶质活化和神经网络活性的紧密关系。

参考文献

Allaman I, Belanger M, Magistretti PJ (2011) Astrocyte-neuron metabolic relationships: for better and for worse. Trends Neurosci 34:76–87. doi:10.1016/j.tins.2010.12.001

Bekar LK et al (2005) Complex expression and localization of inactivating Kv channels in cultured hippocampal astrocytes. J Neurophysiol 93:1699–1709. doi:10.1152/jn.00850.2004

Bekar L et al (2008) Adenosine is crucial for deep brain stimulation-mediated attenuation of tremor. Nat Med 14:75–80. doi:10.1038/nm1693

Bergles DE, RobertsJD, Somogyi P, Jahr CE (2000) Glutamatergic synapses on oligodendrocyte precursor cells in the hippocampus. Nature 405:187–191. doi:10.1038/35012083

Beurrier C, Bioulac B, Audin J, Hammond C (2001) High-frequency stimulation produces a transient blockade of voltage-gated currents in subthalamic neurons. J Neurophysiol 85:1351–1356

Bezzi P, Volterra A (2001) A neuron-glia signalling network in the active brain. Curr Opin Neurobiol 11:387–394

Bezzi P, Domercq M, Vesce S, Volterra A (2001) Neuron-astrocyte cross-talk during synaptic transmission: physiological and neuropathological implications. Prog Brain Res 132:255–265. doi:10.1016/S0079-6123(01)32081-2

Boraud T, Bezard E, Bioulac B, Gross C (1996) High frequency stimulation of the internal globus pallidus (GPi) simultaneously improves parkinsonian symptoms and reduces the firing frequency of GPi neurons in the MPTP-treated monkey. Neurosci Lett 215:17–20

Bowser DN, Khakh BS (2004) ATP excites interneurons and astrocytes to increase synaptic inhibition in neuronal networks. J Neurosci 24:8606–8620. doi:10.1523/JNEUROSCI.2660-04.2004

Buffo A et al (2008) Origin and progeny of reactive gliosis: a source of multipotent cells in the injured brain. Proc Natl Acad Sci U S A 105:3581–3586. doi:10.1073/pnas.0709002105

Chang SY, Shon YM, Agnesi F, Lee KH (2006) Microthalamotomy effect during deep brain stimulation: potential involvement of adenosine and glutamate efflux. Conf Proc IEEE Eng Med Biol Soc 2009:3294–3297. doi:10.1109/IEMBS.2009.5333735

Charles A (2005) Reaching out beyond the synapse: glial intercellular waves coordinate metabolism. Sci STKE 2005:pe6. doi:10.1126/stke.2702005pe6

Dani JW, Chernjavsky A, Smith SJ (1992) Neuronal activity triggers calcium waves in hippocampal astrocyte networks. Neuron 8:429–440

Dawson MR, Polito A, Levine JM, Reynolds R (2003) NG2-expressing glial progenitor cells: an abundant and widespread population of cycling cells in the adult rat CNS. Mol Cell Neurosci 24:476–488

Dostrovsky JO et al (2000) Microstimulation-induced inhibition of neuronal firing in human globus pallidus. J Neurophysiol 84:570–574

Eroglu C, Barres BA (2010) Regulation of synaptic connectivity by glia. Nature 468:223–231. doi:10.1038/nature09612

Fukumitsu N et al (2005) Adenosine A1 receptor mapping of the human brain by PET with 8-dicyclopropylmethyl-1-11C-methyl-3-propylxanthine. J Nucl Med 46:32–37

Gallo V, Patneau DK, Mayer ML, Vaccarino FM (1994) Excitatory amino acid receptors in glial progenitor cells: molecular and functional properties. Glia 11:94–101. doi:10.1002/glia.440110204

Giaume C, Koulakoff A, Roux L, Holcman D, Rouach N (2010) Astroglial networks: a step further in neuroglial and gliovascular interactions. Nat Rev Neurosci 11:87–99. doi:10.1038/nrn2757

Gradinaru V, Mogri M, Thompson KR, Henderson JM, Deisseroth K (2009) Optical deconstruction of parkinsonian neural circuitry. Science 324:354–359. doi:10.1126/science.1167093

Greenberg BD et al (2006) Three-year outcomes in deep brain stimulation for highly resistant obsessive-compulsive disorder. Neuropsychopharmacology 31:2384–2393. doi:10.1038/sj.npp.1301165

Grosche J et al (1999) Microdomains for neuron-glia interaction: parallel fiber signaling to Bergmann glial cells. Nat Neurosci 2:139–143. doi:10.1038/5692

Halassa MM, Haydon PG (2010) Integrated brain circuits: astrocytic networks modulate neuronal activity and behavior. Annu Rev Physiol 72:335–355. doi:10.1146/annurev-physiol-021909-135843

Hamann M, Rossi DJ, Mohr C, Andrade AL, Attwell D (2005) The electrical response of cerebellar Purkinje neurons to simulated ischaemia. Brain 128:2408–2420. doi:10.1093/brain/awh619

Haydon PG, Carmignoto G (2006) Astrocyte control of synaptic transmission and neurovascular coupling. Physiol Rev 86:1009–1031. doi:10.1152/physrev.00049.2005

Jacobson KA, Gao ZG (2006) Adenosine receptors as therapeutic targets. Nat Rev Drug Discov 5:247–264. doi:10.1038/nrd1983

Kimura K, Yanagida Y, Haruyama T, Kobatake E, Aizawa M (1998) Gene expression in the electrically stimulated differentiation of PC12 cells. J Biotechnol 63:55–65

Kirchhoff F, Kettenmann H (1992) GABA triggers a [Ca2+]i increase in murine precursor cells of the oligodendrocyte lineage. Eur J Neurosci 4:1049–1058

Knutson P, Ghiani CA, Zhou JM, Gallo V, McBain CJ (1997) K+ channel expression and cell proliferation are regulated by intracellular sodium and membrane depolarization in oligodendrocyte progenitor cells. J Neurosci 17:2669–2682

Kojima J et al (1992) Electrically promoted protein production by mammalian cells cultured on the electrode surface. Biotechnol Bioeng 39:27–32. doi:10.1002/bit.260390106

Koyama S, Haruyama T, Kobatake E, Aizawa M (1997) Electrically induced NGF production by astroglial cells. Nat Biotechnol 15:164–166. doi:10.1038/nbt0297–164

Kozlov AS, AnguloMC, Audinat E, Charpak S (2006) Target cell-specific modulation of neuronal activity by astrocytes. Proc Natl Acad Sci USA 103:10058–10063. doi:10.1073/pnas.0603741103

Kulik A, Haentzsch A, Luckermann M, Reichelt W, Ballanyi K (1999) Neuron-glia signaling via alpha(1) adrenoceptor-mediated Ca(2 +) release in Bergmann glial cells in situ. J Neurosci 19:8401–8408

Lin SC, Bergles DE (2004) Synaptic signaling between neurons and glia. Glia 47:290–298. doi:10.1002/glia.20060

Lujan JL, Chaturvedi A, McIntyre CC (2008) Tracking the mechanisms of deep brain stimulation for neuropsychiatric disorders. Front Biosci 13:5892–5904

Matsunaga K, Uozumi T, Hashimoto T, Tsuji S (2001) Cerebellar stimulation in acute cerebellar ataxia. Clin Neurophysiol 112:619–622

Mayberg HS et al (2005) Deep brain stimulation for treatment-resistant depression. Neuron 45:651–660. doi:10.1016/j.neuron.2005.02.014

Nedergaard M (1994) Direct signaling from astrocytes to neurons in cultures of mammalian brain cells. Science 263:1768–1771

Newman EA (2003) Glial cell inhibition of neurons by release of ATP. J Neurosci 23:1659–1666

Newman EA, Zahs KR (1997) Calcium waves in retinal glial cells. Science 275:844–847

Nishiyama A, Komitova M, Suzuki R, Zhu X (2009) Polydendrocytes (NG2 cells): multifunctional cells with lineage plasticity. Nat Rev Neurosci 10:9–22. doi:10.1038/nrn2495

Oberheim NA, Wang X, Goldman S, Nedergaard M (2006) Astrocytic complexity distinguishes the human brain. Trends Neurosci 29:547–553. doi:10.1016/j.tins.2006.08.004

Panatier A et al (2011) Astrocytes are endogenous regulators of basal transmission at central synapses. Cell. doi:10.1016/j.cell.2011.07.022

Papay R et al (2004) Mouse alpha1B-adrenergic receptor is expressed in neurons and NG2 oligodendrocytes. J Comp Neurol 478:1–10. doi:10.1002/cne.20215 (2004)

Paukert M, Bergles DE (2006) Synaptic communication between neurons and NG2+ cells. Curr Opin Neurobiol 16:515–521. doi:10.1016/j.conb.2006.08.009

Perea G, Araque A (2005) Properties of synaptically evoked astrocyte calcium signal reveal synaptic information processing by astrocytes. J Neurosci 25:2192–2203. doi:10.1523/JNEUROSCI.3965-04.2005

Perea G, Araque A (2005) Synaptic regulation of the astrocyte calcium signal. Journal of neural transmission 112:127–135. doi:10.1007/s00702-004-0170-7

Rauch SL (2003) Neuroimaging and neurocircuitry models pertaining to the neurosurgical treatment of psychiatric disorders. Neurosurg Clin N Am 14:213–223, vii–viii

Rauch SL et al (2006) A functional neuroimaging investigation of deep brain stimulation in patients with obsessive-compulsive disorder. Journal of Neurosurgery 104:558–565. doi:10.3171/jns.2006.104.4.558

Sakry D, Karram K, Trotter J (2011) Synapses between NG2 glia and neurons. J Anat 219:2–7. doi:10.1111/j.1469-7580.2011.01359.x

Schipke CG, Kettenmann H (2004) Astrocyte responses to neuronal activity. Glia 47:226–232. doi:10.1002/glia.20029

Shah RS et al (2010) Deep brain stimulation: technology at the cutting edge. J Clin Neurol 6:167–182. doi:10.3988/jcn.2010.6.4.167

Steiner B et al (2006) Enriched environment induces cellular plasticity in the adult substantia nigra and improves motor behavior function in the 6-OHDA rat model of Parkinson's disease. Exp Neurol 199:291–300. doi:10.1016/j.expneurol.2005.11.004

Steiner B et al (2008) Unilateral lesion of the subthalamic nucleus transiently provokes bilateral subacute glial cell proliferation in the adult rat substantia nigra. Neurosci Lett 430:103–108. doi:10.1016/j.neulet.2007.10.045

Tawfik VL et al (2010) Deep brain stimulation results in local glutamate and adenosine release: investigation into the role of astrocytes. Neurosurgery 67:367–375. doi:10.1227/01.NEU.0000371988.73620.4C

Van Laere K et al (2006) Metabolic imaging of anterior capsular stimulation in refractory obsessive-compulsive disorder: a key role for the subgenual anterior cingulate and ventral striatum. J Nucl Med 47:740–747

Vedam-Mai V et al (2011) Deep brain stimulation and the role of astrocytes. Mol Psychiatry. doi:10.1038/mp.2011.61

Velez-Fort M, Maldonado PP, Butt AM, Audinat E, Angulo MC (2010) Postnatal switch from synaptic to extrasynaptic transmission between interneurons and NG2 cells. J Neurosci 30:6921–6929. doi:10.1523/JNEUROSCI.0238-10.2010

Vitek JL (2002) Mechanisms of deep brain stimulation: excitation or inhibition. Mov Disord 17(Suppl 3):S69–S72

Volterra A, Meldolesi J (2005) Astrocytes, from brain glue to communication elements: the revolution continues. Nat Rev Neurosci 6:626–640. doi:10.1038/nrn1722

Wang DD, Bordey A (2008) The astrocyte odyssey. Progress in neurobiology 86:342–367. doi:10.1016/j.pneurobio.2008.09.015

Windels F et al (2000) Effects of high frequency stimulation of subthalamic nucleus on extracellular glutamate and GABA in substantia nigra and globus pallidus in the normal rat. Eur J Neurosci 12:4141–4146

Wu YR, Levy R, Ashby P, Tasker RR, Dostrovsky JO (2001) Does stimulation of the GPi control dyskinesia by activating inhibitory axons? Mov Disord 16:208–216

Yanagida Y, Mizuno A, Motegi T, Kobatake E, Aizawa M (2000) Electrically stimulated induction of hsp70 gene expression in mouse astroglia and fibroblast cells. J Biotechnol 79:53–61

Zahs KR, Newman EA (1997) Asymmetric gap junctional coupling between glial cells in the rat retina. Glia 20:10–22

第 20 章

脑深部刺激的动物研究

Matthijs G. P. Feenstra and Damiaan Denys

20.1 脑深部刺激动物研究的目标

"作用机制还不太清楚"——在精神病学和神经病学关于脑深部刺激(DBS)的报道中,没有哪个短语会被如此更频繁地重复。所有研究人员一致认为,需要阐明 DBS 的作用机制以确定其充分的潜力。虽然这是 DBS 研究的主要目标之一,但仅通过临床研究达到这一目标的可能性是极小的。在本章中,我们将讨论动物研究是否有助于提供这个答案。

转化研究的特点是临床和临床前科学家之间的积极互动,目的是实施新的治疗或改进现有的临床疗法。在精神病学的 DBS 病例中,在临床前就开始了强迫障碍(OCD)、抽动障碍综合征(Tourette 综合征)和重度抑郁障碍(MDD)的临床试验。最初的目标是在历史上确立的神经外科手术的基础上选择的。使用动物模型的临床前研究可以为临床医生提供基于证据的反馈,验证实验中的大脑目标和刺激参数。虽然其主要目的是为了更好地了解 DBS 的作用机制,但动物研究也有必要为新的治疗应用、新靶点和精神障碍刺激参数的优化提供实验依据。

M. G. P. Feenstra (✉) and D. Denys
Netherlands Institute for Neuroscience, Royal Netherlands Academy
of Arts and Sciences, Amsterdam, The Netherlands
e-mail: m. feenstra@nin. knaw. nl

M. G. P. Feenstra and D. Denys
Department of Psychiatry, Academic Medical Center,
University of Amsterdam, Amsterdam, The Netherlands

D. Denys
e-mail: ddenys@gmail. com

20.2 DBS 中动物研究的优势与劣势

为什么 DBS 在动物中的研究比临床研究更能满足这些目标？这是基于如下三个基本的优点。首先，在动物中，可以在正常和病理性大脑的刺激之间进行比较。显然，由于伦理原因，DBS 对正常大脑的影响没有临床数据，DBS 对正常生理功能和行为影响的探索完全取决于动物研究。如适用于任何新的治疗，在正常的、健康的控制中进行测试对于目标的、侵入性的脑刺激的评价是不可缺少的。要了解 DBS 在健康动物中的作用，不仅需要阐明 DBS 的作用机制，而且还需要获得副作用和安全措施的指标。另一个主要优点是有可能进行侵入性测量以确定 DBS 对细胞和分子过程的影响。尽管在人类脑活动的非侵入性成像和电生理记录方面取得了巨大的进展，但对细胞活性和可塑性的侵入性测量（例如基因表达、神经递质释放和细胞增殖）是强制性的，以提供对 DBS 作用机制更深入的了解。这些技术被限制在活体动物的实验或其大脑的死后评估中。最后，动物研究允许对广泛范围的刺激电极和参数进行耗时和细致的测试，包括新颖的方法。在此方向的临床研究受到患者的可用性、安全性方面和高成本的限制。因此，临床研究将是相当保守的，而动物研究将通过测试新的靶点、电极式参数而更具创新性。

另一方面，DBS 对动物的研究也存在着内在的局限性。为了实现上述目标，除了在对照动物中进行测试外，还需要对建立良好的特定精神障碍动物模型进行研究。虽然啮齿类动物目前有许多精神障碍的动物模型，但它们都有"实质性限制"，这自相矛盾地反映出我们仍缺乏对临床状态所依据的神经生物学机制的了解（Nestler et al.，2010）。因此，在啮齿类动物和非人灵长类动物中，基于类似人类原因的动物模型，即具有结构有效性的动物模型，是很稀缺的。除此之外，动物模型很少模拟特定精神疾病的所有临床症状，有些症状由于其主观、典型的人性因素是不可能模仿或研究的，即使是在非人灵长类动物中。

第二个问题是，尽管啮齿类动物大脑的组织结构在许多方面与人脑相似，但解剖结构的差异阻碍了某些临床使用的刺激靶点向啮齿类动物大脑的转化。这方面的一个例子是啮齿动物中与精神病患者 DBS 最重要的靶点之一内囊前肢的不同解剖结构。在人类和非人灵长类动物的大脑中，尾状核和壳核之间有一条宽的白质带。在啮齿类动物中，虽然许多孤立的白质束穿过所有纹状体结构，但该条带不存在。因此，要么需要刺激更大体积的啮齿动物纹状体组织以模拟刺激灵长类动物内囊前肢的效果，要么必须在不同的、更为尾端的位置刺激内囊。对非人灵长类动物的研究当然可以为特定的解剖学或功能性问题提供更好的答案,但伦理、实践和财务限制阻碍了其在灵长类物种中的广泛应用。

临床研究中与动物发现相关的第三个主要问题是刺激程序本身。经常观察到用于动物研究的 DBS 电极表现出很大的变化,并且其在人类对应物的结构和应用中通常是不同的(也参见 Gubellini et al. ,2009)。精神病学的所有临床研究均采用了 3~5 个电极设计,其仅在尺寸方面有不同。相反,对于啮齿动物研究已经使用了 10~20 个电极设计,且在所有可能的方面都不同,例如材料、厚度、长度和接触点的数量。当前动物研究的主要缺失是没有可用的关于在行为或生理实验中使用的不同电极设计直接比较的研究报告。此外,动物的刺激几乎从未连续施用,如在临床中,啮齿动物通常仅在实验期间或每天几小时内刺激 1~2 周。

20.3　DBS 中的动物研究展望

综上所述,我们认为动物研究的优势尚未得到充分利用。值得注意的是,很少有研究检查 DBS 后精神功能或行为的基本方面。然而,也有一个结论是,由于局限性,DBS 对啮齿类动物的研究不能完全回答临床医生提出的所有问题。虽然不同电极的问题可以很容易地解决,但解剖上的差异是啮齿动物所固有的,改进的精神疾病动物模型的开发是转化研究固有的关键问题,而不仅仅是 DBS 研究中具有。

我们建议,在健康对照组和疾病模型中仔细选择刺激目标和特定的脑功能来检查可能有助于至少部分地克服这些限制。精神疾病根据现象学和临床症状进行分类,并采用观察评分量表来衡量症状的严重程度,如社交恐惧症和偏执。这些症状不适合在实验动物中进行研究,因为它们是主观的,且通常是人性层面的。这妨碍了将人类行为转化为动物研究和阐明作用机制。另一种方法是将临床状况分解为更基本、更广泛的维度或行为表现,如焦虑或认知僵化,这更适合于将其转化为动物研究。焦虑是一个独立于疾病的神经行为学领域的例子,它的转化方法是可用的(Davis et al. ,2010;Aupperle et al. ,2010)。另一个在对照组和帕金森病动物中被成功探索的例子是关于注意力的,它是在丘脑底核进行刺激(Baunez,2011;Temel et al. ,2009)。只有当一个领域既可以从人类转化到动物,反之也亦然时,才能为成功的研究提供基础。近年来,在精神病学的内在表型研究中(Gottesman et al. ,2003;Chamberlain et al. ,2009)和作为设计精神疾病动物模型的基础,都提倡采用类似的方法(Gould et al. ,2006;Kellendonk et al. ,2009;Fernando et al. ,2011)。

下面我们将讨论两个高度相关且都以 DBS 成功实施治疗的精神疾病领域:

即焦虑和奖赏加工。

20.4　焦虑

焦虑是许多精神疾病的核心症状。最近的研究表明，DBS 对难治性强迫障碍患者的抗焦虑作用令人印象深刻。在启动刺激后，焦虑评分在几分钟内迅速并大幅下降（Denys et al. ，2010）。然而，令人费解的是，对伏隔核和腹侧前内囊的刺激是如何迅速减少焦虑症状的，以及 DBS 是否会影响特定类型的焦虑。最近的动物研究已经允许对明确定义的焦虑亚型进行分类，这些亚型可以根据脑区和神经元回路中特定的神经生物学底物加以区分。

焦虑的一个重要分类是基于条件性焦虑与非条件性焦虑或先天焦虑之间的区别（Millan，2003）。在条件性焦虑中，一种原本中立的暗示通过与这种情况的偶然性关联来预测一种诱发恐惧的情况（在啮齿动物中，这通常是指电击引起的疼痛）。非条件性焦虑是指自身引起恐惧或厌恶的情况。条件反射恐惧强烈地基于涉及杏仁核的回路，当环境（如盒子或房间）是预测线索时，海马体会更多地参与。这些回路最初是在啮齿动物的研究中定义的，但在人类中被保存下来，显示出这一方法具有转化潜力（Alvarez et al. ，2008）。提示条件反射可能是恐惧症和创伤后应激障碍的一种模型，而语境条件则被认为是治疗一般焦虑障碍的一种模型（Luyten et al. ，2011）。Davis 等（2010）提出了一种有点不同的分类。他将阶段恐惧描述为对短期威胁的回应，而持续恐惧或"焦虑"则描述为对持续威胁的缓慢、持久的反应。在他们看来，持续的恐惧是由终纹床核（BNST）介导的，而阶段恐惧则依赖于杏仁核的中央核。有趣的是，在这些脑区中，只有 BNST 可能与 DBS 反应有关，因为伏隔核/腹侧前内囊与人脑的 BNST 相邻（另见第 4 章）。然而，最近的动物研究表明，刺激附近的其他目标也可能有选择性的抗焦虑作用。在刺激伏隔核和尾状核边界的区域后，恐惧条件得到改善（Rodriguez-Romaguera et al. ，2012），而刺激前内囊对条件性焦虑和非条件性焦虑有不同的影响（van Dijk et al. ，2012）。

这些例子表明，基于特定神经行为结构的测量可能为临床研究提供新的方向。现在似乎很重要的是，DBS 在精神病人中引起的抗焦虑作用是否可以归类为条件性恐惧的增强消退或非条件性恐惧的主要措施的减少。一旦在动物和人类身上检测到类似的影响，真正的行动机制就可以开始了——这些靶点中的电脉冲如何导致特定类型的焦虑减少？

20.5　奖赏

奖赏加工在强迫障碍、重度抑郁障碍和成瘾性疾病中受到损害。最近有报道称强迫障碍患者在预期奖赏时大脑活动会改变,类似于以前在 MDD 和物质成瘾方面的发现(Figee et al.,2011)。在与强迫障碍有关的临床或动物研究中,没有报道 DBS 对奖赏加工的影响。然而,奖赏加工的各个方面,例如预期,可以在啮齿类动物和人类之间进行转换,因此可以作为一维方法来研究 DBS 在动物模型和人类中的作用。在药物成瘾方面,DBS 已经在啮齿类动物的寻找奖赏模式上进行了测试,并提供了改变觅食动机的例子(见第 14 章)。

研究奖赏系统的一个特别有趣的范式是颅内自我刺激或大脑刺激奖赏(Olds,1958;Milner,1991;Carlezon et al.,2007)。通过在外侧下丘脑中的前脑内侧束(MFB)刺激的偶发短(例如 0.5 s)的刺激来增强操作响应。各种不同的动物物种被激发以按压杠杆或执行另一动作来接收这些刺激。该范式可用于测试药物的奖赏效应。在有药物奖赏存在下,刺激在较低的电流强度或更低的频率中变得增强(Kornetsky et al.,1992)。自我刺激在围绕或连接到 MFB 的广泛种类的脑区域中是有效的。普遍的假设是,对 MFB 的髓纤维的刺激负责增强效应,并且这可能涉及直接或间接的突触路径,其影响腹侧被盖区的多巴胺神经元(Milner,1991)。有趣的是,现在精神病学中用于 DBS 的目标接近这些途径。因此,所带来的问题是 DBS 的有益效果是否由于 MFB 的激活提供了直接的奖赏效应(Oshima et al.,2010)。值得注意的是,在 20 世纪 50 年代早期的人类大脑刺激研究明确地使用了自我刺激模式作为精神病的治疗方法(Bishop et al.,1963;Heath,1963)。这些研究降低了现有的伦理标准,认为大脑刺激可能会在人类中获得和啮齿类动物一样的奖赏(Baumeister,2000;Hariz et al.,2010)。最近一份报告显示,非人灵长类将在伏隔核/腹侧前内囊区中工作几小时以接受脑刺激(Bichot et al.,2011)。在大鼠中开发了类似的程序(Rokosik et al.,2011)。所有这些研究中的刺激参数都属于精神病学中用于治疗 DBS 的参数范围。然而,在自我刺激和 DBS 之间存在两个重要的差异。首先,在刺激过程中,对象具有主动与被动作用;其次,使用短周期与电脉冲的连续呈现。因此,关键问题是被动接受连续刺激是否具有类似于主动发起短期刺激的刺激效果。考虑到所涉及的可转化范例,在啮齿动物研究中这将是一个理想的问题。先前的啮齿动物结果指出短期和连续刺激之间存在一些可能的差异。当刺激激活时,只要大鼠握住杠杆,大多数大鼠的刺激都保持在 0.5 s 以下(Milner,1991)。其他实验者观察到,大鼠学会逃避更长的刺激,并建议这可能表明存在缓慢增加的平均伤害感受效应(Pollock et al.,1990)。另一条证据表明(实验者诱导的)，脑刺激对多巴胺能活性的影响强烈依赖于刺激的时间密度。多巴胺释放的影响是重要的，因为最近的研究表明多巴胺能神经元活性的激活足以支持自我刺激(Witten et al.,2011)。每隔 12 s 进行一次 0.5 s 的刺激训练导致多巴胺外流持续增加，而每 1.5 s 一次的类似训练产生了更高的初始峰值，但随后降低到基线水平(Hernandez et al.,2006)。这些数据表明了短期持续刺激与(几乎)持续刺激之间的根本区别，因为后者最初可能具有类似于大脑刺激奖赏但不能耐受的效果。这些可能的平均和不持久的效应难以与 DBS 在精神病学中的成功临床应用相一致。因此，如果临床 DBS 的作用机制涉及增强效应(如大脑刺激奖赏)，这仍是一个悬而未决的问题。转化研究可以澄清这个问题。

20.6　结论

到目前为止，动物研究如何教会我们有关 DBS 的研究？几位作者提供了证据证明，在啮齿类动物中 DBS 能够改变选择性地建模精神疾病症状的病理条件(见第 7、11 和 14 章)。其他作者确定了临床 DBS 治疗效果和副作用的可能作用机制(见第 11 和 16 章)。还有人提出了新的解剖靶点或刺激参数来治疗强迫障碍(见第 7 章)或药物成瘾(见第 14 章)。尽管目前尚不清楚这些结果是否会导致成功的转化研究，即如果它们会导致临床治疗的改进，但它们确实表明在精神病学中 DBS 的转化研究可以更好地解释 DBS 的作用机制和新的靶点。为了实现这一承诺，重要的是要专注于神经行为领域的应用，比如焦虑和奖赏，这些领域已经被证明具有转化研究价值，而不是失调。只有在临床和动物研究中使用等效的实验范式才有可能将人类行为转化为动物行为，反之亦然。遗憾的是，使用不同电极和刺激参数以及来自不同实验室的结果妨碍了结果的解释和比较。使用更标准化的方法应有助于体现这些研究的价值并加速它们的进展。

参考文献

Alvarez RP, Biggs A, Chen G, Pine DS, Grillon C (2008) Contextual fear conditioning in humans: cortical-hippocampal and amygdala contributions. J Neurosci 28:6211–6219

Aupperle RL, Paulus MP (2010) Neural systems underlying approach and avoidance in anxiety disorders. Dialogues Clin Neurosci 12:517–531

Baumeister AA (2000) The Tulane electrical brain stimulation program a historical case study in medical ethics. J Hist Neurosci 9:262–278

Baunez C (2011) A few examples of the contribution of animal research in rodents for clinical application of deep brain stimulation. Prog Brain Res 194:105–116

Bichot NP, Heard MT, Desimone R (2011) Stimulation of the nucleus accumbens as behavioral reward in awake behaving monkeys. J Neurosci Methods 199:265–272

Bishop MP, Elder ST, Heath RG (1963) Intracranial self-stimulation in man. Science 140:394–396

Carlezon WA Jr, Chartoff EH (2007) Intracranial self-stimulation (ICSS) in rodents to study the neurobiology of motivation. Nat Protoc 2:2987–2995

Chamberlain SR, Menzies L (2009) Endophenotypes of obsessive–compulsive disorder: rationale, evidence and future potential. Expert Rev Neurother 9:1133–1146

Davis M, Walker DL, Miles L, Grillon C (2010) Phasic vs sustained fear in rats and humans: role of the extended amygdala in fear vs anxiety. Neuropsychopharmacology 35:105–135

Denys D, Mantione M, Figee M, van den Munckhof P, Koerselman F, Westenberg H, Bosch A, Schuurman R (2010) Deep brain stimulation of the nucleus accumbens for treatment-refractory obsessive-compulsive disorder. Arch Gen Psychiatry 67:1061–1068

Fernando AB, Robbins TW (2011) Animal models of neuropsychiatric disorders. Annu Rev Clin Psychol 7:39–61

Figee M, Vink M, de Geus F, Vulink N, Veltman DJ, Westenberg H, Denys D (2011) Dysfunctional reward circuitry in obsessive-compulsive disorder. Biol Psychiatry 69:867–874

Gould TD, Gottesman II (2006) Psychiatric endophenotypes and the development of valid animal models. Genes Brain Behav 5:113–119

Gottesman II, Gould TD (2003) The endophenotype concept in psychiatry: etymology and strategic intentions. Am J Psychiatry 160:636–645

Gubellini P, Salin P, Kerkerian-Le Goff L, Baunez C (2009) Deep brain stimulation in neurological diseases and experimental models: from molecule to complex behavior. Prog Neurobiol 89:79–123

Hariz MI, Blomstedt P, Zrinzo L (2010) Deep brain stimulation between 1947 and 1987: the untold story. Neurosurg Focus 29:E1

Heath RG (1963) Electrical self-stimulation of the brain in man. Am J Psychiatry 120:571–577

Hernandez G, Hamdani S, Rajabi H, Conover K, Stewart J, Arvanitogiannis A, Shizgal P (2006) Prolonged rewarding stimulation of the rat medial forebrain bundle: neurochemical and behavioral consequences. Behav Neurosci 120:888–904

Kellendonk C, Simpson EH, Kandel ER (2009) Modeling cognitive endophenotypes of schizophrenia in mice. Trends Neurosci 32:347–358

Kornetsky C, Bain G (1992) Brain-stimulation reward: a model for the study of the rewarding effects of abused drugs. NIDA Res Monogr 124:73–93

Luyten L, Vansteenwegen D, van Kuyck K, Gabriëls L, Nuttin B (2011) Contextual conditioning in rats as an animal model for generalized anxiety disorder. Cogn Affect Behav Neurosci 11:228–244

Millan MJ (2003) The neurobiology and control of anxious states. Prog Neurobiol 70:83–244

Milner PM (1991) Brain-stimulation reward: a review. Can J Psychol 45:1–36

Nestler EJ, Hyman SE (2010) Animal models of neuropsychiatric disorders. Nat Neurosci 13:1161–1169

Olds J (1958) Self-stimulation of the brain; its use to study local effects of hunger, sex, and drugs. Science 127:315–324

Oshima H, Katayama Y (2010) Neuroethics of deep brain stimulation for mental disorders: brain stimulation reward in humans. Neurol Med Chir (Tokyo) 50:845–852

Pollock J, Kornetsky C (1990) Pharmacologic evidence for nociception resulting from noncontingent "rewarding" brain stimulation. Physiol Behav 47:761–765

Rodriguez-Romaguera J, Do Monte FH, Quirk GJ (2012) Deep brain stimulation of the ventral striatum enhances extinction of conditioned fear. Proc Natl Acad Sci USA 109:8764–8769

Rokosik SL, Napier TC (2011) Intracranial self-stimulation as a positive reinforcer to study impulsivity in a probability discounting paradigm. J Neurosci Methods 198:260–269

Temel Y, Tan S, Vlamings R, Sesia T, Lim LW, Lardeux S, Visser-Vandewalle V, Baunez C (2009) Cognitive and limbic effects of deep brain stimulation in preclinical studies. Front Biosci 14:1891–1901

van Dijk A, Klanker M, Hamelink R, Feenstra M, Denys D (2012) Differential anxiolytic effects during deep brain stimulation in striatal areas and the internal capsule. FENS abstr 2630

Witten IB, Steinberg EE, Lee SY, Davidson TJ, Zalocusky KA, Brodsky M, Yizhar O, Cho SL, Gong S, Ramakrishnan C, Stuber GD, Tye KM, Janak PH, Deisseroth K (2011) Recombinase-driver rat lines: tools, techniques, and optogenetic application to dopamine-mediated reinforcement. Neuron 72:721–733

第 21 章

脑深部刺激神经影像学在精神疾病中的应用

Martijn Figee，Pepijn van den Munckhof，Rick Schuurman and Damiaan Denys

21.1 概述

直到 20 世纪 90 年代，精神外科几乎完全使用消融损毁术。靶向是基于解剖研究和动物实验，并通过将临床效果与尸检结果相关联而进一步发展的（Moniz，1936；Talairach et al.，1949）。1999 年，Vandewalle 等（1999）和 Nuttin 等（1999）介绍了使用脑深部刺激（DBS）作为一种治疗抽动障碍综合征（TS）和强迫障碍（OCD）的实验方法。丘脑的 TS 靶点是基于 Hassler 和 Dieckman（1970）的丘脑切开靶点，其中内囊前肢（ALIC）的 OCD 靶点是基于治疗难治性强迫障碍的内囊切开靶点（Bingley et al.，1977）。与此同时，精神疾病的神经影像学从基本的结构计算机断层成像和磁共振成像（MRI）技术发展到更复杂的功能模式，包括正电子发射断层成像（PET）、功能性磁共振成像（fMRI）和弥散张量成像（DTI）。这些技术极大地扩展了我们对精神疾病发病机制的认识，也帮助我们了解了 DBS 的治疗方法。神经影像学也有助于确定潜在的新的精神疾

M. Figee (✉) and D. Denys
Department of Psychiatry and Neurosurgery, Academic Medical Center,
Amsterdam, The Netherlands
e-mail：m. figee@amc. uva. nl

P. van denMunckhof and R. Schuurman
Department of Neurosurgery, Academic Medical Center, Amsterdam, The Netherlands

D. Denys
Netherlands Institute for Neuroscience, Royal Netherlands Academy of Arts and Sciences,
Amsterdam, The Netherlands

病的 DBS 靶点。本章将讨论强迫障碍（OCD）、重度抑郁障碍（MDD）、成瘾和抽动障碍综合征（TS）的神经影像学研究，以及这些疾病中与 DBS 相关的脑变化。

21.2　强迫障碍

21.2.1　强迫障碍的神经影像学

　　大量的结构和功能影像学研究已经将强迫障碍与皮层纹状体-丘脑皮质网络（CSTC）疾病联系起来（Whiteside et al.，2004；Menzies et al.，2008；Radua et al.，2010）。最一致的结构影像学表现为基底节灰质体积增加，尤其是尾状核和壳核，其与前扣带回皮质（ACC）和眶额叶皮质（OFC）的灰质体积减少有关（Radua et al.，2010；Menzies et al.，2008）。DTI 显示额叶内侧皮质和胼胝体的白质束异常（Bora et al.，2011）。在 ACC 和 ALIC 中，提示皮质-皮层连接（Lehman et al.，2011）、额叶皮质-腹侧纹状体连接中断，包括伏隔核（NAc）、丘脑和脑干（Lehman et al.，2011）。功能成像研究发现尾状核头部和静息状态下的OFC 过度活跃（Whiteside et al.，2004），以及强迫障碍症状激发期间丘脑、背外侧前额叶皮质、顶叶皮质、ACC 和边缘区活动过度（Rotge et al.，2008）。选择性5-HT 再摄取抑制剂或认知行为疗法治疗后强迫障碍症状的改善与 OFC 和尾状核的过度活动减少以及这些结构之间的功能相关性有关（Saxena et al.，2000）。后一个发现表明，强迫障碍不仅与 CSTC 节点的过度活跃有关，而且与这些节点之间的功能耦合增强有关。这一观点得到了静息状态功能性磁共振成像研究的支持，该研究揭示了 CSTC 节点之间的过度耦合，尤其是腹侧纹状体和 OFC 之间的耦合（Harrison et al.，2009；Sakai et al.，2010）。其中后者与症状严重程度相关（Harrison et al.，2009）。在背侧纹状体和腹侧纹状体之间也发现了增强的耦合，这也被认为是强迫性觅药行为的基础（Belin et al.，2008）。强迫障碍和成瘾性疾病都与奖赏加工中的 NAc 功能障碍有关（Figee et al.，2011；Hommer et al.，2011）。前额叶皮质和腹侧纹状体的激活与健康的奖赏加工有关（Knutson et al.，2011），而背侧纹状体有助于习惯性的行为控制（Tricomi et al.，2009）。额叶和纹状体之间以及腹侧纹状体和背侧纹状体之间的耦合增加可能反映出从健康的目标导向行为向强迫性习惯的转变。

　　总之，OCD 的神经影像学研究证实了所有 CSTC 节点的功能障碍，包括OFC、ACC、基底节区和丘脑的结构异常和过度活跃，都与这些节点之间的白质连接和功能连通性失调有关。

21.2.2　神经影像学与 DBS 治疗强迫障碍

目前,治疗难治性强迫障碍的 DBS 靶点都位于 CSTC 网络中(de Koning et al.,2011):ALIC、VC/VS、NAc、丘脑底核(STN)和丘脑下脚(ITP)。那么,这些靶点的有效性如何? DBS 如何调节强迫障碍的 CSTC 脑功能障碍呢?

21.2.2.1　ALIC 与 VC/VS

以 ALIC 和 VC/VS 为靶点的双侧 DBS 对患者的症状应答率为 45%,对 31 例患者中的 19 例有效(症状改善超过 35%定义为"有效")(de Koning et al.,2011)。两项研究描绘了急性 ALIC 刺激引起的脑功能改变,但尚未出现临床效果。1 例强迫障碍患者电极植入 10 天后,高频 ALIC 刺激诱发双侧纹状体、桥脑、额叶、颞叶和枕叶皮质的血氧依赖性激活(Nuttin et al.,2003)。6 例强迫障碍患者电极植入 2 周后,高频 VC/VS 刺激诱发背侧纹状体(壳核)、腹侧苍白球、丘脑、膝下 ACC(sgACC)和内侧 OFC 的激活,^{15}O-CO$_2$ PET 的结果证实了这一点(Rauch et al.,2006)。低频刺激没有激发出不同于非刺激的激活模式,这支持了普遍认为只有高频 DBS 才能有效治疗精神疾病的假设。值得注意的是,在双侧 VC/VS 刺激后,壳核和 OFC 的即刻变化是右侧的,这是令人费解的,因为 ALIC 的右侧包含的束比左侧的束少而宽(Axer et al.,1999)。在这两项急性 DBS 成像研究中没有提到确切的刺激位置,但可以从相关的临床数据中推断出在单极和双极模式下腹侧纹状体/NAc 以及更多的背侧内囊电极接触受到刺激(Greenberg et al.,2006)。慢性 ALIC DBS 的临床反应与刺激 3～6 周后 2 例强迫障碍患者(Abelson et al.,2005)及连续刺激 3 个月后 2 例强迫障碍患者(Nuttin et al.,2003)OFC 中 PET 活性的降低有关。在后一项研究中,OFC 失活也在另一例无应答者身上表现,这似乎与单极或双极刺激、高电压(9 V)或低电压(4 V 和 5.5 V)以及白质刺激(2 例患者)或 NAc 灰质刺激(1 例患者)无关。6 例强迫障碍患者术前及连续刺激 3～26 个月后进行葡萄糖 PET 扫描(van Laere et al.,2006)。慢性 ALIC DBS 在 sgACC(Brodmann32 区)、右背外侧前额叶皮质和右侧前岛叶的活性降低。ALIC 将额叶皮质区与基底节、丘脑和脑干连接,它们最初都被 ALIC 刺激激活。然而,慢性和治疗性 ALIC DBS 似乎对额叶皮质区具有明确的抑制作用并能使 OFC 的过度活跃正常化。

21.2.2.2　伏隔核

以 NAc 为靶点的双侧 DBS 对患者的症状改善率为 51%,19 例患者中有 11 例患者的症状得到缓解,而针对右侧 NAc 的单侧 DBS 对患者的症状改善率仅为 21%,10 例患者中只有 1 例患者有应答(de Koning et al.,2011)。与直接针对 NAc 的 DBS 相关的脑功能改变尚未有过报道。然而，在比利时的一项研究中发现(Nuttin et al.，2003；van Laere et al.，2006)，ALIC 刺激可能也涉及 NAc 刺激，因为它们在几个电极接触点上使用了大型的四极电极(Medtronic 的 Pisces Quad 388，触点长 3 mm，与相邻触点相隔 6 mm)和多个电极点高压(最多 10.5 V)，包括位于 NAc 内的最腹侧触点。这些患者在 ALIC 电极植入前表现出双侧 NAc 过度活动，经慢性刺激治疗后恢复正常(van Laere et al.，2006)。

21.2.2.3　丘脑底核

丘脑底核(STN)的双侧 DBS 靶向导致 31%症状改善，16 例患者中 12 例有应答(Mallet et al.，2008)，但应答者标准没有 ALIC、VC/VS 和 NAC 研究严格(分别为 25%以及 35%症状改善)。尽管不存在 STN 直接参与强迫障碍的神经影像学证据，但 STN DBS 可通过间接抑制 CSTC 通路使额叶过度活跃正常化从而有效治疗强迫障碍。事实上，Le Jeune(2010)发现，10 例强迫障碍患者在 STN DBS 期间，以葡萄糖 PET 测量所得 ACC 活性降低，与 ALIC 结果相似，治疗效果与 OFC 过度活跃的减少相关。

21.2.2.4　丘脑下脚

双侧丘脑下脚(ITP)DBS 的症状改善率为 49%，5 例患者中有 5 例有应答(Jiménez-Ponce et al.，2008)。ITP DBS 可能改变 OFC 的活性，因为 ITP 是丘脑和 OFC 之间的主要连接点(Axer et al.，1999)，尽管在 OCD 中没有 ITP DBS 的功能成像数据。

21.2.2.5　小结

总之，目前用于治疗难治性强迫障碍的 DBS 靶点均位于 CSTC 网络内，症状改善率为 44%，71 例患者中 47 例有应答。针对 ALIC、VC/VS 和 STN 的 DBS 在连接的 CSTC 网络中引起局部和全局功能改变，其临床反应与 OFC 多动症的正常化有关。靶向于 NAc 的 DBS 似乎使疾病相关的 NAc 过度活跃正常化，从而恢复局部的奖赏功能，减少了过度的额纹状体耦合。

21.3　重度抑郁障碍

21.3.1　重度抑郁障碍的神经影像学

与强迫障碍相比，重度抑郁障碍(major depressive disorder，MDD)的症状和潜在的大脑回路不太一致，它更不均匀，涉及调节心情和情绪、奖赏加工和动机、注意力和记忆、压力反应、精力、睡眠、食欲和性欲的大脑系统(Drevets et al. ,1995,2008)。支持 MDD 中这些不同过程的皮质系统的特点是有背侧运动和感觉回路,包括前运动神经前部、颞叶、感觉皮质、腹侧奖赏和包含腹侧 ACC、OFC、腹侧纹状体、海马体、杏仁核以及延伸到与下丘脑和脑干的内脏网络的情绪调节回路(Drevets et al. ,2008)。

结构 MRI 研究一直与 MDD 与皮质回路内的容量不足相关,例如 OFC、sgACC、颞上回和基底节的体积减少,以及可能继发于疾病的杏仁核和海马体的体积减少(Lorenzetti et al. ,2009;Drevets et al. ,2008)。静息状态下的 fMRI 和 PET 发现显示背内侧和背外侧前额叶皮质活动减弱,同时腹侧皮质回路过度活跃。过度活跃在 sgACC 中尤为明显,它与抑郁障碍的严重程度有关,可以通过药物治疗来逆转(Sacher et al. ,2011)。在边缘和皮质结构之间发现了功能连接的增加和减少(Hasler et al. , 2011)。DTI 研究报告显示,额叶和颞叶皮质之间以及 ACC 纤维之间存在功能失调的白质束(Maller et al. ,2010)。

抑郁的快感缺乏可以被看作是寻求奖赏和参与世界各个方面的动机减弱状态(Alcaro et al. ,2011)。根据这一规律,MDD 患者中常观察到腹侧纹状体对奖赏和功能失调的中脑多巴胺能神经传导的反应减弱(Pizzagalli et al. ,2009;Robinson et al. ,2011;Nestler et al. ,2006)。脑干、腹侧纹状体和边缘系统功能障碍可能导致 MDD 患者的特征性情绪障碍,过度活跃的 sgACC 反映了其对病理性边缘反应的调节能力受损。

综上所述,MDD 患者的神经影像学研究揭示了大脑皮质的疾病:sgACC、OFC、颞叶皮质、杏仁核和海马体的体积减少与过度活跃,以及背皮质区的活动减少。大脑皮层和边缘结构之间以及额叶和颞叶之间存在功能失调的白质连接和功能连接。

21.3.2 神经影像学与 DBS 治疗 MDD

目前,用于 MDD 的三个 DBS 靶点中有两个位于腹侧皮质网络中:NAc 和 VC/VS。胼胝体扣带回(SCG)连接背侧和腹侧神经网络。

21.3.2.1 伏隔核

以 NAc 为靶点的双侧 DBS 治疗 1 年后 MDD 患者的症状改善率为 36%,10 例患者中 5 例有效(降低 50%)(Bewernick et al. ,2010)。与强迫障碍患者相似,MDD 患者在奖赏加工期间也会减弱 NAc 反应,这可能反映出其快感缺失(Pizzagalli et al. ,2009)。在 NAc 核心和外壳中最低的 2 个触点处,一周的急性刺激没有产生主观的抗抑郁作用;然而,在描述性的病例研究中,一例患者报告了有访问科隆大教堂的突然冲动,另一例患者希望重新开始她以前的保龄球爱好(Schlaepfer et al. ,2008)。与手术前的水平相比这些即刻享乐的改进伴随着

NAc 代谢的增加，PET 的结果也证实了这一点。急性 NAc DBS 还增加了杏仁核连接区的代谢，降低了内侧和背部皮质区的活动。7 例 MDD 患者在 6 个月的慢性 NAc 刺激后，局部 NAc 代谢无明显变化。然而，与非应答者相比，在其连接的腹侧网络上的代谢似乎已经正常化，而在应答者中，OFC、sgACC、丘脑和杏仁核的代谢降低（Bewernick et al. ,2010）。在 ACC 后核和尾状核中发现代谢降低，在中央前回发现代谢增加。与 DBS 治疗强迫障碍的神经影像学检查结果相平行，NAc 的急性刺激似乎恢复了其局部功能，看起来减少了连接前枕骨和边缘网络中的过度活动。

21.3.2.2　VC/VS

在一项开放性研究中，双侧 VC/VS DBS 治疗 1 年后患者的症状改善率为47%，15 例 MDD 患者中有 7 例有应答（Malone et al. ,2009）。由于强迫障碍中VC/VS 刺激可调节额叶皮质区、基底神经节、丘脑和脑干，并可改善情绪，因此可能会影响 MDD 中类似的脑区。然而，MDD 中没有 VC/VS DBS 的功能成像数据。

21.3.2.3　胼胝体扣带回

以 SCG 为靶点的双侧 DBS（包括 sgACC）治疗 1 年后患者的症状改善率为49%，49 例 MDD 患者中有 22 例有应答（Lozano et al. ,2008,2011；Puigdemont al. ,2011）。SCG 与参与 MDD 疾病的所有皮质神经网络节点相连，包括sgACC、ACC、OFC、NAc、下丘脑、杏仁核和脑干。此外，SCG 还含有与背外侧前额叶、颞叶和顶叶皮质相连的皮质-皮质纤维。因此，SCG DBS 被发现可以调节所有这些节点的大脑活动。Mayberg 等（2005）通过[15]O-H$_2$O PET 证实了 5 例 MDD 患者的 sgACC 过度活跃和背部皮质区域的活动降低。在随后将电极植入 SCG 的 3 例患者中，治疗性 DBS 降低了 sgACC 的活性，增加了背侧前额叶皮质的低活性。作者以[18]F-氟脱氧葡萄糖 PET 对 8 个 SCG DBS 应答者的第二个样本再现了这一结果（Lozano et al. ,2008）。然而，在本研究中，DBS 不仅降低了 SCG 灰质的代谢，而且增加了相邻白质的活性，提示 SCG DBS 可能通过直接激活局部白质来抑制或激活灰质网络节点。SCG DBS 还降低 OFC、内侧额叶皮质、前岛叶和下丘脑的活动，并增加前后扣带、运动前区和顶叶区的代谢（Mayberg et al. ,2005；Lozano et al. ,2008）。

21.3.2.4　前脑内侧束

Coenen 等（2009）使用 DTI 研究帕金森病患者 STN 刺激后的暂时性轻躁狂机制。他们发现躁狂症和刺激与前脑内侧束（MFB）有白质联系的 STN 电极接触有关。基于该观察结果，以及 MFB 连接到多巴胺能腹侧被盖区和用于

MDD 的所有有效 DBS 靶标的事实，Coenen 等（2011）最近提出将 MFB 作为 MDD 治疗的潜在 DBS 靶点。

21.3.2.5　小结

综上所述，治疗难治性 MDD 的 DBS 靶点位于腹侧皮质神经网络（NAc 和 VC/VS），其症状改善率为 42％，有效率为 12/25。当 DBS 靶点位于背侧和腹侧神经网络（SCG）时，可诱导症状改善 48％，有效率为 22/49。NAc DBS 可通过恢复 NAc 功能，立即诱导 MDD 的享乐改善，随后使 OFC、sgACC、丘脑和杏仁核的过度活动正常化。与 NAc DBS 相似，刺激 SGC 白质可以使 OFC 和 sgACC 的 MDD 过度活动正常化；然而，在下丘脑也发现了额外的变化。此外，SCG DBS 独特地刺激皮质纤维，使背外侧前额叶皮质和顶叶皮质的低活性恢复正常。

21.4　成瘾

成瘾性疾病受试者的影像学研究表明，过度使用药物与 NAc 和腹侧被盖区的多巴胺能活性增加相关（Koob et al.，2010）。这些奖赏区域中的活动减少可能导致驱动强迫性药物服用的快感戒断效应，与背外侧前额叶皮质、OFC 和 ACC 的活性破坏相关，这反映了抑制控制和冲动。尽管所有这些脑结构都可能成为成瘾的 DBS 靶标，但只有 ALIC/NAc 实际上被靶向于总共 7 例成瘾患者（Luigjes et al.，2012）。此外，STN DBS 对成瘾行为的有益影响在帕金森病的治疗中有报道（Luigjes et al.，2012）。没有对成瘾患者的 DBS 治疗机制进行影像学研究。正如本章其他部分所报告的，NAc DBS 可能使 NAc 和未连接的额叶区中功能失调的活动正常化，这可能是通过减少渴求、增加天然增强剂的显著性和改善抑制性控制来治疗成瘾性疾病（Bewernick et al.，2010）。最后，与对照组相比，SCG DBS 可能对成瘾性疾病有效，因为静脉注射哌醋甲酯后 sgACC 代谢会增加（Volkow et al.，2005）。

21.5　抽动障碍综合征

21.5.1　抽动障碍综合征的神经影像学

抽动障碍综合征（tourette syndrome，TS）被假设是由于对构成抽搐发作的躯体感觉"先兆性冲动"和相关运动行为的抑制失败引起的（Mink，2001）。结构 MRI 研究报告了儿童和成人 TS 患者尾状核体积减少，TS 合并强迫障碍患者的壳核和苍白球体积减少（Peterson et al.，2003；Bloch et al.，2005）。然而，在药物性成人 TS 患者中,基于高精度表面的不同形态 MRI 技术未能显示基底节或丘脑的体积差异(Wang et al.,2007)。最近在成人 TS 患者中基于体素的脑形态计量学显示,OFC 内侧、ACC、前额叶腹外侧皮质、盖、杏仁核和海马体的灰质体积减少,而初级体感皮层、壳核和右背侧运动前皮质的体积增加(Draganski et al.,2010)。虽然这些皮质灰质改变与强迫障碍合并症无关,但伏隔核[①](NAc)体积与强迫障碍的症状严重程度呈负相关。DTI 分析显示胼胝体、内囊前肢和后肢,以及长联合纤维通路(如上纵束)的白质束异常(Draganski et al.,2010;Neuner et al.,2010)。

功能性磁共振成像(fMRI)研究发现 TS 相关的脑区活动过度,这些区域被认为是前兆冲动的特征,如体感和顶叶后皮质、壳核、杏仁核和海马体(Wang et al.,2011)。此外,在整个运动通路,包括初级运动皮质、前额叶皮质、补充运动区、ACC 后部、壳核、苍白球、丘脑和黑质均观察到活动过度(Bohlhalter et al.,2006;Wang et al.,2011)。相反,对运动通路施加自上而下控制的 CSTC 网络节点,如尾状核和 ACC 的前部,则表现为低活性(Wang et al.,2011)。

总之,最近对 TS 患者的 fMRI 研究已经确认了 CSTC 回路中的病理活动、先前的感觉先兆冲动以及对这两种现象的抑制失败。基底节体积与结构性 MRI 相互矛盾的结果可以通过使用不同的测量技术来解释,或者,也可以反映过度活跃的先兆性冲动/抽搐和低活性抑制性 CSTC 电路的并行存在。

21.5.2　神经影像学与 DBS 治疗 TS

迄今为止,已有四种 DBS 靶点用于治疗难治性 TS:丘脑内侧部分、苍白球内部、苍白球外部和 ALC/NAc(综述见 Ackermans et al.,本文)。报告中患者的症状改善率在 24%～95% 之间。到目前为止,只有一个小组使用神经影像学来研究 TS 治疗性 DBS 引起的大脑变化(Vernaleken et al.,2009;Kuhn et al.,2012)。对 3 例在 6 个月内使用丘脑 DBS 反应良好的 TS 患者进行扫描,同时用 [^{18}F]fallypride PET 检测纹状体和纹状体外多巴胺 $D_{2/3}$ 受体结合。在 DBS 的作用下,TS 患者的丘脑、颞叶皮质、尾状核和壳核的 $D_{2/3}$ 受体的有效性高于健康对照组,这可能反映了 $D_{2/3}$ 受体上调是慢性 DBS 的结果。当 DBS 关闭 1 h 后,两名双侧受刺激患者的丘脑 $D_{2/3}$ 受体可用性降低了 7%～18%,表明停止 DBS 后多巴胺能的传递增加。左侧受刺激患者的 $D_{2/3}$ 受体结合在左侧丘脑下降了 6.4%,而其在对侧右侧丘脑增加了 28%。相反,在双侧丘脑 DBS 患者中,当 DBS 关闭时壳核 $D_{2/3}$ 受体可用性增加,但在单侧丘脑刺激患者中降低。这些结果

---

① 原文为腹侧纹状体,伏隔核是腹侧纹状体的一部分,也是基底核的一部分。——译者注

表明,治疗性丘脑 DBS 可调节运动纹状体回路中的多巴胺能传递:双侧丘脑刺激导致丘脑局部多巴胺水平下降,壳核增加,而单侧刺激后导致的结果则相反。

21.6　结论与未来展望

　　结构和功能性神经影像学研究揭示了强迫障碍、重度抑郁障碍、成瘾和抽动障碍综合征中皮质-纹状体-边缘网络的功能障碍。研究 DBS 治疗作用机制的功能成像研究有限,且主要集中在强迫障碍和 MDD(图 21.1—21.4)。ALC、

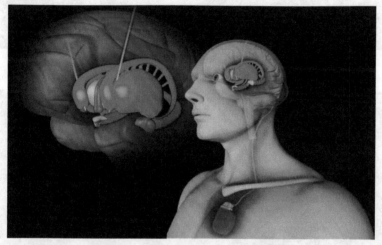

图 21.1　电极和刺激器的植入位置示例

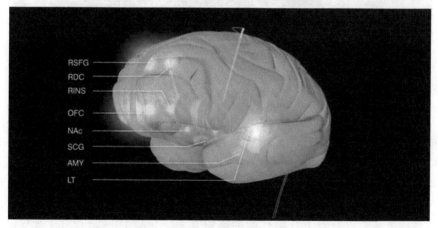

图 21.2　内囊靶点的伏隔核/腹侧纹状体/前肢。RSFG:右侧额上回,RDC:右侧背侧皮质,RINS:右侧岛叶,OFC:眶额叶皮质,NAc:伏隔核,SCG:膝胝体回,AMY:杏仁核,LT:左丘脑

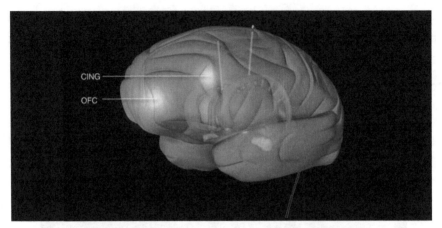

图 21.3 丘脑底核靶区。CING：扣带，OFC：眶额皮质

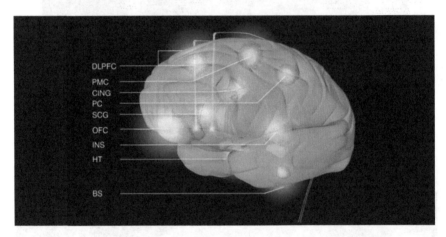

图 21.4 胼胝体下回靶。DLPFC：背外侧前额叶皮质，PMC：运动前皮质，CING：扣带，PC：顶叶皮质，SCG：胼胝体回，OFC：眶额皮质，INS：岛叶，HT：下丘脑，BS：脑干

VC/VS 和 NAc 的 DBS 使 OFC 和 ACC 的额叶横突耦合和过度活动正常化，这可能通过恢复目标定向行为和改善情绪、认知和行为控制来治疗强迫障碍和 MDD。DBS 诱导的局部 NAc 活动的恢复似乎与强迫障碍和 MDD 的即时享乐及动机变化有关。与腹侧纹状体 DBS 类似，MDD 中的 SCG DBS 使 OFC 和 sgACC 过度活动正常化，尽管其特殊的抗抑郁作用也可能与逆转背侧和顶叶皮质区域的低活性以及对下丘脑代谢的影响有关。丘脑 DBS 治疗 TS 调节运动纹状体区的多巴胺能传输。虽然没有关于 DBS 成瘾的影像学资料，但 NAc DBS 可能是最佳选择，因为它使腹侧纹状体奖赏系统和额叶抑制控制区的活动

正常化。从来没有尝试过刺激 SCG 来治疗成瘾性疾病,这种方式可能会使 sgACC 的过度活动在对强迫性药物的反应中正常化。

尽管近年来在精神病学神经影像学领域取得了进展,但目前大多数的精神病学 DBS 靶点并不是基于神经影像学的结果。在 MDD 患者中,只有 SCG 是根据 fMRI 和 PET 结果来确定的。最近,基于对帕金森病 STN DBS 后情绪变化的纤维追踪成像,MFB 被提出作为一种新的 MDD 靶点。对目前 DBS 靶点的作用机制的阐明和对更好的脑靶点的探索,将有助于进一步研究病变网络的基线/术前活动、活性电极触点的确切神经解剖学位置和刺激参数,DBS 可引起病变网络和相应调制网络的改变(这可能可以解释 DBS 相关的副作用)。神经影像学和 DBS 的结合提供了一个独特的研究工具来理解精神疾病患者的大脑网络以及如何有效地调节它们。

感谢 Rob Kreuger 为插图所做的工作。

参考文献

Abelson JL, Curtis GC, Sagher O, Albucher RC, Harrigan M, Taylor SF, Martis B et al (2005) Deep brain stimulation for refractory obsessive–compulsive disorder. Biol Psychiatry 57(5):510–516

Alcaro A, Panksepp J (2011) The SEEKING mind: primal neuro-affective substrates for appetitive incentive states and their pathological dynamics in addictions and depression. Neurosci Biobehav Rev 35(9):1805–1820

Axer H, Lippitz BE, Von Keyserlingk DG (1999) Morphological asymmetry in anterior limb of human internal capsule revealed by confocal laser and polarized light microscopy. Psychiatry Res 91(3):141–154

Belin D, Everitt BJ (2008) Cocaine seeking habits depend upon dopamine-dependent serial connectivity linking the ventral with the dorsal striatum. Neuron 57(3):432–441

Bewernick BH, Hurlemann R, Matusch A, Kayser S, Grubert C, Hadrysiewicz B, Axmacher N et al (2010) Nucleus accumbens deep brain stimulation decreases ratings of depression and anxiety in treatment-resistant depression. Biol Psychiatry 67(2):110–116

Bingley T, Leksell L, Meyerson BA (1977) Long-term results of stereotactic capsulotomy in chronic obsessive–compulsive neurosis. In: Sweet WH, Obrador S, Martin-Rodrigues JG (eds) Neurosurgical treatment in psychiatry, pain and epilepsy. University Park Press, Baltimore, pp 287–289

Bloch MH, Leckman JF, Zhu H, Peterson BS (2005) Caudate volumes in childhood predict symptom severity in adults with Tourette syndrome. Neurology 65(8):1253–1258

Bohlhalter S, Goldfine A, Matteson S, Garraux G, Hanakawa T, Kansaku K et al (2006) Neural correlates of tic generation in Tourette syndrome: an event-related functional MRI study. Brain 129(Pt 8):2029–2037

Bora E, Harrison BJ, Fornito A, Cocchi L, Pujol J, Fontenelle LF, Velakoulis D et al (2011) White matter microstructure in patients with obsessive–compulsive disorder. J Psychiatry Neurosci 36(1):42–46

Coenen VA, Honey CR, Hurwitz T, Rahman AA, McMaster J, Burgel U, Madler B (2009) Medial forebrain bundle stimulation as a pathophysiological mechanism for hypomania in subthalamic nucleus deep brain stimulation for Parkinson's disease. Neurosurgery 64: 1106–1114 (1105–1114)

Coenen VA, Schlaepfer TE, Maedler B, Panksepp J (2011) Cross-species affective functions of the medial forebrain bundle-Implications for the treatment of affective pain and depression in humans. Neurosci Biobehav Rev 35:1971–1981

de Koning PP, Figee M, van den Munckhof P, Schuurman PR, Denys D (2011) Current status of deep brain stimulation for obsessive–compulsive disorder: a clinical review of different targets. Curr Psychiatry Rep 13(4):274–282

Draganski B, Martino D, Cavanna AE, Hutton C, Orth M, Robertson MM et al (2010) Multispectral brain morphometry in Tourette syndrome persisting into adulthood. Brain 133(Pt 12):3661–3675

Drevets WC, Price JL, Furey ML (2008) Brain structural and functional abnormalities in mood disorders: implications for neurocircuitry models of depression. Brain Struct Funct 213(1–2):93–118

Figee M, Vink M, de Geus F, Vulink N, Veltman DJ, Westenberg H, Denys D (2011) Dysfunctional reward circuitry in obsessive–compulsive disorder. Biol Psychiatry 69(9):867–874

Greenberg BD, Malone DA, Friehs GM, Rezai AR, Kubu CS, Malloy PF, Salloway SP et al (2006) Three-year outcomes in deep brain stimulation for highly resistant obsessive–compulsive disorder. Neuropsychopharmacology 31(11):2384–2393

Harrison BJ, Soriano-Mas C, Pujol J, Ortiz H, López-Solà M, Hernández-Ribas R, Deus J et al (2009) Altered corticostriatal functional connectivity in obsessive–compulsive disorder. Arch Gen Psychiatry 66(11):1189–1200

Hassler R, Dieckmann G (1970) Traitement stéréotaxique des tics et cris inarticulés ou copralalique considérés comme phénomène d'obsession motrice au cour de la maladies de Gilles de la Tourette. Rev Neurol 123(2):89–100

Hasler G, Northoff G (2011) Discovering imaging endophenotypes for major depression. Mol Psychiatry 16(6):604–619

Hommer DW, Bjork JM, Gilman JM (2011) Imaging brain response to reward in addictive disorders. Ann N Y Acad Sci 1216: 50–61

Jiménez-Ponce F, Velasco-Campos F, Castro-Farfán G, Nicolini H, Velasco AL, Salín-Pascual R, Trejo D et al (2008) Preliminary study in patients with obsessive–compulsive disorder treated with electrical stimulation in the inferior thalamic peduncle. Neurosurgery 65(2):203–209

Knutson B, Fong GW, Adams CM, Varner JL, Hommer D (2001) Dissociation of reward anticipation and outcome with event-related fMRI. NeuroReport 12:3683–3687

Koob GF, Volkow ND (2010) Neuropsychopharmacology 35(1):217–238

Kuhn J, Janouschek H, Raptis M, Rex S, Lenartz D, Neuner I, Mottaghy FM et al (2012) In Vivo evidence of deep brain stimulation-induced dopaminergic modulation in Tourette's syndrome. Biol Psychiatry 71(5):e11–e13

Le Jeune F, Vérin M, N'Diaye K, Drapier D, Leray E, Du Montcel ST, Baup N et al (2010) Decrease of prefrontal metabolism after subthalamic stimulation in obsessive–compulsive disorder: a positron emission tomography study. Biol Psychiatry 68(11):1016–1022

Lehman JF, Greenberg BD, McIntyre CC, Rasmussen SA, Haber SN (2011) Rules ventral prefrontal cortical axons use to reach their targets: implications for diffusion tensor imaging tractography and deep brain stimulation for psychiatric illness. J Neurosci 31(28):10392–10402

Lorenzetti V, Allen NB, Fornito A, Yucel M (2009) Structural brain abnormalities in major depressive disorder: a selective review of recent MRI studies. J Affect Disord 117(1–2): 1–17

Lozano AM, Mayberg HS, Giacobbe P, Hamani C, Craddock RC, Kennedy SH (2008) Subcallosal cingulate gyrus deep brain stimulation for treatment-resistant depression. Biol Psychiatry 64(6):461–467

Lozano AM, Giacobbe P, Hamani C, Rizvi SJ, Kennedy SH, Kolivakis TT, Debonnel G et al (2012) A multicenter pilot study of subcallosal cingulate area deep brain stimulation for treatment-resistant depression. J Neurosurg 116(2):315–322

Luigjes J, van den Brink W, Feenstra M, van den Munckhof P, Schuurman PR, Schippers R, Mazaheri A, De Vries TJ, Denys D (2012) Deep brain stimulation in addiction: a review of potential brain targets. Mol Psychiatry 17(6):572–583

Maller JJ, Thomson RH, Lewis PM, Rose SE, Pannek K, Fitzgerald PB (2010) Traumatic brain injury, major depression, and diffusion tensor imaging: making connections. Brain Res Rev 64(1):213–240

Mallet L, Polosan M, Jaafari N, et al (2008) Subthalamic nucleus stimulation in severe obsessive-compulsive disorder. N Engl J Med 359(20):2121–2134

Malone DA, Dougherty DD, Rezai AR, Carpenter LL, Friehs GM, Eskandar EN, Rauch SL et al (2009) Deep brain stimulation of the ventral capsule/ventral striatum for treatment-resistant depression. Biol Psychiatry 65(4):267–275

Mayberg HS, Lozano AM, Voon V, McNeely HE, Seminowicz D, Hamani C, Schwalb JM, et al (2005). Deep brain stimulation for treatment-resistant depression. Neuron 45(5):651–660

Menzies L, Chamberlain SR, Laird AR, Thelen SM, Sahakian BJ, Bullmore ET (2008) Integrating evidence from neuroimaging and neuropsychological studies of obsessive–compulsive disorder: the orbitofronto-striatal model revisited. Neurosci Biobehav Rev 32(3):525–549

Mink JW (2001) Neurobiology of basal ganglia circuits in Tourette syndrome: faulty inhibition of unwanted motor patterns? Adv Neurol 85:113–122

Moniz AE (1936) Essai d'un traitement chirurgical de certaines psychoses. Bulletin de l'Academie de Médecine (Paris) 115:385–392

Nestler EJ, Carlezon WA (2006) The mesolimbic dopamine reward circuit in depression. Biol Psychiatry 59(12):1151–1159

Neuner I, Kupriyanova Y, Stöcker T, Huang R, Posnansky O, Schneider F, Tittgemeyer M, Shah NJ (2010) White-matter abnormalities in Tourette syndrome extend beyond motor pathways. Neuroimage 51(3):1184–1193

Nuttin B, Cosyns P, Demeulemeester H, Gybels J, Meyerson B (1999) Electrical stimulation in anterior limbs of internal capsules in patients with obsessive–compulsive disorder. Lancet 354(9189):1526

Nuttin BJ, Gabriëls LA, Cosyns PR, Meyerson BA, Andréewitch S, Sunaert SG, Maes AF et al (2003) Long-term electrical capsular stimulation in patients with obsessive–compulsive disorder. Neurosurgery 52(6):1263–1274

Peterson BS, Thomas P, Kane MJ, Scahill L, Zhang H, Bronen R et al (2003) Basal ganglia volumes in patients with Gilles de la Tourette syndrome. Arch Gen Psychiatry 60(4):415–424

Pizzagalli DA, Holmes AJ, Dillon DG, Goetz EL, Birk JL, Bogdan R, Dougherty DD, Iosifescu DV, Rauch SL, Fava M (2009) Reduced caudate and nucleus accumbens response to rewards in unmedicated individuals with major depressive disorder. Am J Psychiatry 166:702–710

Puigdemont D, Perez-Egea R, Portella MJ, Molet J, de Diego-Adelino J, Gironell A, Radua J, Gomez-Anson B, Rodriguez R, Serra M, de Quintana C, Artigas F, Alvarez E, Perez V (2012) Deep brain stimulation of the subcallosal cingulate gyrus: further evidence in treatment-resistant major depression. Int J Neuropsychopharmacol 15(1):121–133

Radua J, van den Heuvel OA, Surguladze S, Mataix-Cols D (2010) Meta-analytical comparison of voxel-based morphometry studies in obsessive–compulsive disorder vs other anxiety disorders. Arch Gen Psychiatry 67(7):701–711

Rauch SL, Dougherty DD, Malone D, Rezai A, Friehs G, Fischman AJ, Alpert NM et al (2006) A functional neuroimaging investigation of deep brain stimulation in patients with obsessive–compulsive disorder. J Neurosurg 104(4):558–565

Robinson OJ, Cools R, Carlisi CO, Sahakian BJ, Drevets WC (2011) Ventral striatum response during reward and punishment reversal learning in unmedicated major depressive disorder. Am J Psychiatry 2011:1–8

Rotge J, Guehl D, Dilharreguy B, Cuny E, Tignol J, Bioulac B, Allard M et al (2008) Examen critique Provocation of obsessive–compulsive symptoms : a quantitative voxel-based meta-analysis of functional neuroimaging studies. J Psychiatry Neurosci 33(33):405–412

Sacher J, Neumann, J, Fünfstück T, Soliman A, Villringer A, Schroeter ML (2011). Mapping the depressed brain: A meta-analysis of structural and functional alterations in major depressive disorder. J affect disord 140(2):142–148

Sakai Y, Narumoto J, Nishida S, Nakamae T, Yamada K, Nishimura T, Fukui K (2010) Corticostriatal functional connectivity in non-medicated patients with obsessive–compulsive disorder. Eur Psychiatry

Saxena S, Rauch SL (2000) Functional neuroimaging and the neuroanatomy of obsessive–compulsive disorder. Psychiatric Clin N Am 57(Suppl 8(3)):26–35

Schlaepfer TE, Cohen MX, Frick C, Kosel M, Brodesser D, Axmacher N, Joe AY et al (2008) Deep brain stimulation to reward circuitry alleviates anhedonia in refractory major depression. Neuropsychopharmacology 33(2):368–377

Talairach J, Hécaen H, David M (1949) Lobotomie préfrontale limitée par électrocoagulation des fibres thalamo-forntales à leur émergence du bras antérieur de la capsule interne. In: Proceedings of the 4th Congrès Neurologique International, Masson, Paris, p 141

Tricomi E, Balleine BW, O'Doherty JP (2009) A specific role for posterior dorsolateral striatum in human habit learning. Eur J Neurosci 29(11):2225–2232

van der Vandewalle V, Linden C, Groenewegen HJ, Caemaert J (1999) Stereotactic treatment of Gilles de la Tourette syndrome by high frequency stimulation of thalamus. Lancet 353(9154):724

Van Laere K, Nuttin B, Gabriels L, Dupont P, Rasmussen S, Greenberg BD, Cosyns P (2006) Metabolic imaging of anterior capsular stimulation in refractory obsessive–compulsive disorder: a key role for the subgenual anterior cingulate and ventral striatum. J Nucl Med 47(5):740–747

Vernaleken I, Kuhn J, Lenartz D, Raptis M, Huff W, Janouschek et al (2009) Bithalamic deep brain stimulation in Tourette syndrome is associated with reduction in dopaminergic transmission. Biol Psychiatry 66(10):e15–e17

Volkow ND, Wang GJ, Ma Y, Fowler JS, Wong C, Ding YS et al (2005) Activation of orbital and medial prefrontal cortex by methylphenidate in cocaine-addicted subjects but not in controls: relevance to addiction. J Neurosci 25:3932–3939

Wang L, Lee DY, Bailey E, Hartlein JM, Gado MH, Miller MI et al (2007) Validity of large-deformration high dimensional brain mapping of the basal ganglia in adults in Tourette syndrome. Psychiatry Res 154(2):181–190

Wang Z, Maia TV, Marsh R, Colibazzi T, Gerber A, Peterson BS (2011) The neural circuits that generate tics in Tourette's syndrome. Am J Psychiatry 168(12):1326–1337

Whiteside SP, Port JD, Abramowitz JS (2004) A meta-analysis of functional neuroimaging in obsessive–compulsive disorder. Psychiatry Interpers Biol Process 132:69–79

第22章

神经精神障碍治疗的光遗传学策略：回路功能分析及临床意义

Daniel L. Albaugh and Garret D. Stuber

22.1 光遗传学工具简介

光遗传学涉及将外源的视黄蛋白引入到由基因定义的细胞群体中，以操纵或报告它们的电兴奋性或细胞内信号对特定波长光的响应(Fenno et al.,2011；Yizhar et al.,2011；Zhang et al.,2010)。越来越多的视蛋白酶蛋白被用于这些目的，包括光门控阳离子通道的通道视紫红质-2(ChR2)通道蛋白和氯泵视紫红质通道蛋白(NpHR)，以及最近开发的光门控 G 蛋白偶联受体 OptoXR 家族(允许对细胞内信号级联进行更长时间尺度的控制)(Airan et al.,2009；Zhang et al.,2007；Boyden et al.,2005)。虽然这些技术在系统神经科学中的应用还处于起步阶段，但在以前所未有的特异性操纵神经回路方面已经取得了巨大的成功(Stuber et al.,2010,2011；Tye et al.,2011；Ciocchi et al.,2010；Haubensak et al.,2010；Tecuapetla et al.,2010；Tsai et al.,2009)。视蛋白可以以多种方式从基因上导入神经元，例如在转基因动物中表达或病毒介导的基因转运(Yizhar et al.,2011；Zhang et al.,2010)。此外，利用 Cre 重组酶技术或特异性

D. L. Albaugh
Curriculum in Neurobiology, University of North Carolina at Chapel Hill,
Chapel Hill, NC, USA

G. D. Stuber (✉)
Departments of Psychiatry & Cell and Molecular Physiology, UNC Neuroscience Center,
University of North Carolina at Chapel Hill, Chapel Hill, NC, USA
e-mail: gstuber@med.unc.edu
http://www.stuberlab.org

基因启动子,病毒介导的视黄酶表达可以被实验限制在病毒载体注射位点附近不同的细胞亚群中。因此,即使在高度异质的神经组织中,也可以在相对隔离的生理相关时间尺度上操纵单个细胞类型。另外的回路特异性来源于光导纤维的靶向作用,这些光纤被用来将光传递到体内的脑深部结构,激活神经元表达的视蛋白。这些可长期植入脑组织的光纤可以放置在病毒注射部位或传入纤维内,选择性地刺激或抑制视蛋白表达细胞的胞体或远端轴突末梢(Yizhar et al.,2011)(图 22.1)。当结合在一起时,分子和神经解剖学的特异性所提供的光遗传学工具可以是相当强大的。

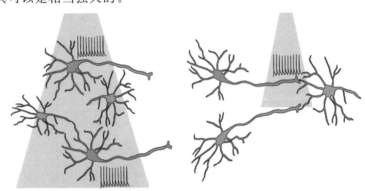

(a)光遗传调控基因定义神经元   (b)光遗传调控末梢轴突纤维

图 22.1   神经电路元件的光生调制。(a)一个基因定义的表达视蛋白的神经元,如视紫红质-2(ChR2)通道蛋白用橙色显示,而在基因上不同的相邻神经元则显示为绿色。当适宜波长的光引入神经组织(以蓝色表示)时,只有表达 ChR2 的神经元直接兴奋,而不表达ChR2 的神经元(以绿色表示)由于光照而没有直接的放电变化。(b)光刺激纤维可直接放置在光素表达神经元的末端,选择性地激活或不激活源自基因靶向神经元的纤维,同时使该区域的其他纤维不受影响

鉴于光化学激活/失活的高时间精度以及细胞靶向特异性,光化学策略相对于传统的药理学、电刺激和放免手段的优势应该是显而易见的。因此,光遗传学将迅速拓宽我们对指导健康和疾病中生理过程和行为的神经回路的理解。在这一章中,我们回顾了系统神经科学中的一些进展,这些进展是通过光学工具来实现的,重点是研究奖赏和焦虑的神经回路。我们还讨论了以光遗传学作为脑深部刺激(DBS)治疗神经精神疾病的一种补充技术的前景。

22.2   奖赏

虽然光遗传学策略是最近才发展起来的,但它使我们对奖赏加工的神经回

路和以这些回路失调为特征的各种神经精神表型的理解有了迅速的进展（例如，抑郁和成瘾性疾病）。光遗传学工具在这一研究领域的应用主要集中在基底节腹侧纹状体以及投射到前脑的中脑多巴胺能系统。伏隔核（NAc）是一个由多种细胞类型组成的异质结构（大多数是选择性表达 D1 或 D2 多巴胺受体亚型的中型棘状神经元），接受来自多个来源的传入神经支配，例如腹侧被盖区（VTA）、杏仁核、海马体、丘脑和前额叶皮质（Sesack et al. , 2010）。考虑到这种复杂的神经连接性，在以奖赏系统功能失调为特征的疾病中，找出由特定细胞类型和电路介导的行为表型是一项艰巨的任务。然而，最近光遗传学在这些神经回路的不同节点上的应用已经证明了神经回路元件在控制奖赏寻求行为中的重要作用。

在最近的一项研究中，我们应用光遗传学工具研究了杏仁核基底外侧核（BLA）到 NAc 的神经传递在控制奖赏行为中的作用。以前的研究表明，电刺激BLA 可以改变 NAc 多巴胺的释放，BLA 的失活降低了线索诱导的行为反应（Floresco et al. , 1998；Jones et al. , 2010；Ambroggi et al. , 2008）。然而，对于BLA-to-NAc 投影如何影响奖赏寻求行为的机制性理解一直是难以捉摸的。因为 BLA 的主要神经元投射到不同的靶区，包括杏仁核中央核（CeA）与恐惧和焦虑有关的靶点（见第 22.3 节），BLA 的非选择性操作可能会干扰许多不同神经行为活动的多个回路。通过选择性激活源于 BLA 的 NAc 中视蛋白表达的谷氨酸能纤维，我们能够评估 BLA 到 NAc 投射选择性激活的动机特性。在一项操作性任务中，短暂的光刺激（使用 ChR2）依赖于鼻子戳行为，我们发现光刺激BLA-to-NAc 通路很容易增强行为反应，但是来自内侧前额叶皮质的另一个谷氨酸输入却不能激活。此外，利用巴甫洛夫条件反射范式探讨了由该途径介导的自然奖赏的加工过程，在该范式中，多模态离散线索预测了蔗糖的可用性，并将其注入操作室的井中。训练后，正常小鼠表现出对奖赏预测线索的预期舔食行为，以及奖赏传递后的完美舔食行为。值得注意的是，利用锁定在线索呈现期的 NpHR 时间对 BLA-to-NAc 途径的光生抑制作用，消除了预期和奖赏性消费舔食的发展。因此，BLA-to-NAc 通路中的神经活动对奖赏寻求行为起着强有力的控制作用，在非条件和线索介导的奖赏寻求过程中起着重要作用。虽然这项研究是第一次揭示了解剖上不同的谷氨酸盐输入到 NAc 的作用，但是更多的研究已经使用光遗传学工具进一步描述了多巴胺能输入在调节生理反应和奖赏相关行为中的作用。

光遗传学工具的一个独特优势在于其在生理尺度上（或更快）合成具有时间分辨率的区域或回路刺激的无与伦比的空间特异性。先前的研究表明多巴胺能神经元表现出两种放电模式：低频强直活动（约 3～8 Hz）和高频相"爆发"放电模式(15~20 Hz)(Grace et al.,1984a,b)。虽然使用单点和多点电极阵列的相关分析已经证明，VTA 中多巴胺神经元的突发性放电与预测它们的奖赏和线索是时间锁定的(有关综述，见 Schultz et al.,1997；Wanat et al.,2009)，但是要想在体内选择性地模拟 VTA 多巴胺能神经元的这种放电模式，仍需要一种光遗传学方法(Tsai et al.,2009)。在 VTA 的多巴胺能神经元中选择性地表达 ChR2，可以在活体内对突发性放电进行光学控制，同时使用条件位置偏爱范式测量对这种刺激的任何情感反应。在几次训练过程中，小鼠经历了一对刺激诱导的突发性放电与一个单独条件区分隔间的配对的区域性调节室。经过这项训练后，在没有任何刺激的情况下，进入整个小室的小鼠表现出明显的条件反射性位置偏好，反映了爆发放电的奖赏性质，并证明了在没有任何额外增强剂的情况下这种放电对行为调节的充分性。值得注意的是，一个类似的使用强直刺激的位置条件调节范式揭示了这种放电模式无法调节位置偏好。另外的研究也表明，VTA 多巴胺能神经元的直接光生激活也能支持操作性的自我刺激行为(Adamantidis et al.,2011；Witten et al.,2011)。综上所述，这些研究已经证明了直接激活多巴胺能神经元活动在控制奖赏相关行为中的决定性作用。

多巴胺产生神经元的光生激活也提供了多巴胺能纤维刺激纹状体突触后的重要信息。例如，尽管间接证据表明，来自 VTA 的多巴胺能末梢具有协同释放谷氨酸作为神经递质的能力，需要一种策略来选择性地刺激来自多巴胺产生神经元的轴突纤维，同时不刺激邻近的其他谷氨酸能传入物(Stuber et al.,2010；Tecuapetla et al.,2010)。利用转基因小鼠结合重组酶驱动的 ChR2 表达，有可能如上所述选择性地将 ChR2 导入中脑多巴胺能神经元。随着时间的推移，ChR2 沿着 VTA 多巴胺产生神经元的轴突纤维运输，这些神经元支配纹状体的腹侧和背侧。从这些区域的突触后中棘神经元的全细胞膜片钳记录显示，光刺激多巴胺能纤维可以导致检测到的兴奋性突触后电流，该电流被 a-氨基-3-羟基-5-甲基-4-异恶唑丙酸受体拮抗剂阻断。因此，在这个案例中使用光遗传学策略提供了第一个直接证据证明谷氨酸盐从多巴胺能终末投射到腹侧纹状体。

除了有助于我们理解奖赏的基本环路机制外，最近使用光遗传学工具的工作也显示出光刺激脑回路治疗奖赏功能障碍的潜在临床益处。利用社会失败压力诱发的抑郁模型，Covington 等(2010)在慢性失败者小鼠的行为测试中，前额叶皮质的光诱发爆发放电模式。这类小鼠通常表现出各种奖赏相关的缺陷，包括蔗糖偏好和社会交往行为的减少。值得注意的是，观察到光刺激可以阻止这些抑郁样行为，在这两个测试中接受这种刺激的应激小鼠的表现与非应激对照组相当。这一发现补充了其他人使用标准电极的临床前研究(例如，Hamani et al.,2012)，并认为前额叶皮质可能是 DBS 治疗奖赏相关障碍的有效靶点(另见 Luigjes et al., 2012)。然而，值得注意的是，上述抗抑郁作用的细胞和回路机制仍不清楚，因此光遗传学工具提供的靶向特异性优势目前无法在临床前治疗环境中实现。实际上，Covington 等使用的载体是全神经源性的，同时刺激谷氨酸能锥体细胞和 GABA 能中间神经元，并且没有对回路特异性刺激效应进行分析。迫切需要进一步的转化研究来阐明这种治疗效果的最佳时间刺激模式和相关靶点，这些效果可能严重依赖于特定回路的刺激。

22.3　焦虑相关障碍

　　焦虑相关障碍是神经精神疾病中最常见的一类，因此受到了行为神经科学界的广泛关注。已经开发了多种动物模型来解剖焦虑的神经回路，通常包括在啮齿动物中应用恐惧条件反射范式，这被认为类似于人类的疾病(Shin et al.，2010)。这一领域的许多研究都集中在杏仁复合体上，它由几个解剖和功能上不同的细胞核组成，包括 BLA 和 CeA，以及横跨头颈部区域的网状细胞团(Pape et al.，2010)。切片电生理学分析表明，BLA 和嵌入的细胞团聚集在 CeA(恐惧表达中假定的行为输出中心)上的强烈调节性输入，包括从 BLA 到 CeA 的不可逆兴奋性投射(Pape et al.，2010；Likhtik et al.，2008)。杏仁核内高度的核间连接性，以及不同核团及其分支的紧密空间接近性(例如，BLA 和 CeA 都有外侧和内侧亚核)，使得将这些杏仁核回路与行为联系起来的尝试变得复杂起来(Pape et al.，2010)。例如，尽管损毁研究已经确认 BLA 和 CeA 都是条件恐惧表达中的重要调节因子(Goosens et al.，2001；Campeau et al.，1995)，但数据不能说明是否有任何不同的回路或亚核参与了行为。光遗传学工具提供了更大程度的回路水平的特异性，并在基于焦虑和恐惧的学习环境中提供了杏仁核微电路的回路功能分析(Tye et al.，2011；Ciocchi et al.，2010；Haubensak et al.，2010；Johansen et al.，2010)。

　　一种光遗传学的方法最近被用来确定兴奋性投射从 BLA 到 CeA 在无条件焦虑中的作用(Tye et al.，2011)。小鼠被暴露在一个开阔的场地或一个高高的迷宫范式中，其中焦虑的测量分别是在靠近墙壁的时间或在封闭场地和迷宫中的时间(Ramos，2008)。视蛋白在 BLA 中的靶向表达，以及激活 CeA 的 BLA 纤维的光刺激，使得作者能够评估 BLA-to-CeA 投射中回路刺激或抑制的任何焦虑改变特性。有趣的是，这种途径的兴奋被发现是抗焦虑的，这是一种行为效应，与内侧 CeA(CeM)中 c-fos 表达减少(神经活动的大体组织学指标)相关。再加上切片电生理数据显示，由兴奋性 BLA 输入到 CeA 内侧核(CeL)的抑制神经元产生的外 CeA(CeL；或 CeM)的光诱发前馈抑制，数据表明 BLA 对 CeL

的激发通过抑制 CeL 到 CeM 的投射来解除 CeM 的抑制,可能导致无条件焦虑的结果。NpHR 介导的 BLA-CeA 投射的抑制是会引起焦虑的,并促进了 CeM 区域的活动(再次进一步证明,通过 c-fos 的激活来测量)。

除了无条件焦虑外,各种杏仁核在恐惧条件反射中的作用已经被光遗传学分析过。与 Tye 等(2011)的研究结果相似,CeA 的光遗传学操作已经证明了这个区域是条件恐惧获得和表达的一个组成部分,并进一步促进了介导恐惧和焦虑的神经回路之间重叠的想法。在 Ciocchi 等(2010)的报告中,ChR2 刺激 CeM 可导致小鼠出现强健的可逆的无条件冷冻行为,这可能归因于杏仁核恐惧回路的激活。对这一发现随后进行了药理学分析,包括在恐惧条件反射期间用药理学"鸡尾酒"使细胞失活。值得注意的是,在条件反射期间,双侧 CeL 失活抑制了这些小鼠获得线索诱导的冷冻行为,表明该区域在条件性恐惧学习中起到作用。此外,体内电生理学分析确定了两组不同的 CeL 神经元,其定义是对条件性恐惧线索的相反反应(即抑制或兴奋)。此外,另一篇使用光遗传学工具的报告显示,在提示之前与暴露于厌恶性刺激(称为 CeL_{off} 细胞)时被抑制的 CeL 神经元选择性地表达蛋白激酶 C(PKC)-δ,它是大约一半 GABA 能 CeL 神经元的分子标记物(Haubensak et al. ,2010)。对 CeL_{off} 细胞的药物失活导致条件性和非条件性的冷冻行为显著增加,表明 CeL_{off} 细胞对抗 PKC-δ 阴性的 CeL_{on} 细胞以限制 CeM 在恐惧学习和表达过程中的激活。综上所述,这些报告确定了从 CeL 到 CeM 的抑制性输入是条件性恐惧表达的一个强有力的中介,并且表明这些细胞在基因上由 PKC-δ 的表达所定义的一个子集被恐惧条件性线索所抑制。这项工作还强调了光遗传学工具的强大能力,它可以选择性地操纵基因定义的核内细胞群,这一方法对全面的回路图绘制和开发更复杂的 DBS 靶向技术都带来很大的希望。

22.4 转化方法

除了在基础生物医学研究中的应用外,光遗传学工具在临床上也有很大的发展前景,特别是作为对传统 DBS 疗法的改进。在 DBS 中,慢性电极植入物被立体定向到目标脑区,因此电刺激该区域可以迅速改善神经症状。这种方法在治疗帕金森病的运动症状方面取得了很大的成功,尤其是高频电刺激针对丘脑底核、基底神经节运动回路的重要组成部分(Volkmann et al. ,2009)。已有证据表明,电刺激方法可以用于治疗神经精神障碍,包括使用 DBS(通常在腹侧纹状体)来改善强迫障碍和主要抑郁障碍症状的小样本案例研究(综述,de Koning et al. , 2011;Holtzheimer et al. ,2011;Krack et al. ,2010)。尽管这些治疗方法有一定效果,但传统 DBS 固有的局部非特异性仍有很多有待改进的地方,因为电扩散到邻近的脑区和刺激通路的纤维都是可能的。这种非特异性的后果并非微不足道。事实上,由于 DBS 是针对丘脑底核治疗帕金森病的运动症状,患者可能会出现许多情感上的副作用,包括躁狂和焦虑症;这种副作用通常归因于对邻近边缘区域的非靶向刺激 (Krack et al. ,2010)。如果光遗传学工具取代电极作为 DBS 的最佳方法,空间限制的附加特异性以及细胞特异性视蛋白表达和刺激将是其主要优势。

虽然光基因介导的 DBS 有许多潜在的好处,包括上述解剖和细胞类型的特异性、刺激的可逆性,以及越来越多样化的光激活膜离子通道和受体库的可用性(允许快速通道激活和直接刺激细胞内信号级联)(Zhang et al. ,2011),在这项技术应用于临床之前还需要学习很多东西。其中重要的问题是病毒载体与可植入光纤的安全性和长期有效性,它们分别是表达和刺激视蛋白所必需的。关于病毒载体,腺相关病毒(AAV)是最有可能的基因治疗候选载体,因为它具有高和长期的表达效率以及低免疫原性(Monahan et al. , 2000)。在人类临床试验中,AAV 载体在神经系统疾病的基因治疗方面显示出了希望。例如,在一项 I期临床试验中,多巴胺前体酶芳族 L-氨基酸脱羧酶安全、成功地进入 6 名帕金森病患者的壳核区,术后并发症相对较小。在多个时间点,PET 证实芳香族 L-氨基酸脱羧酶水平高于术前水平,并在两名患者中持续至少 96 周(Muramatsu et al. ,2010)。尽管这些结果很有希望,但与基因治疗相比,光生 DBS 疗法将有一个相当大的额外并发症,因为它需要长期植入光纤来将光传送到大脑深部结构中。相较于长期的实验和临床工作证明了慢性植入电极组件的安全性(Coffey ,2009),我们对人类神经组织中光纤的耐受性知之甚少或一无所知。可能的并发症包括外来纤维材料产生免疫原性反应的敏感性、植入过程中的机械组织损伤、激光产生的热量引起的热损伤(Cardin et al. ,2010),以及植入后的纤维断裂。

目前在人类中,光遗传 DBS 可能是安全的最佳证据来自于在非人灵长类大脑中病毒介导的视蛋白表达和刺激的两个报告(Han et al. ,2009;Diester et al. ,2011)。在这两项研究中,通过慢病毒(Diester et al. ,2011;Han et al. ,2009)或 AAV(Diester et al. ,2011)注射实现了猕猴皮质内功能性视蛋白的靶向表达。值得注意的是,两种载体和多个基因启动子(hThy1、hSyn、CaMKIIα)可在病毒注射部位(超过 50%的神经元)实现高效转导,对靶细胞类型和大脑区域具有特异性,并且只产生最小的免疫反应。鉴于长时间蛋白表达对未来任何临床试验至关重要,在几个月后(Han et al. ,2009 的报告中至少 8 个月)发现视蛋白高度表达和发挥功能,并且保持了正常的细胞形态(尽管发现异常的树突状视蛋白聚集与病毒过度表达；见 Diester et al.，2011），这也是很令人鼓舞的。总的来说，尽管在人类的任何工作开始之前都需要进行广泛的特征描述，这些报告提供的初步证据表明光遗传学工具可能适用于灵长类动物的大脑。在其他研究轨迹中，确定光学 DBS 疗法在特征鲜明的灵长类神经退行性疾病和精神疾病模型中的安全性和长期疗效（时间进程为数年而不是数月）是很重要的。

如前所述，还需要进一步的工作来确定治疗神经精神障碍的最佳靶点和刺激模式。由于各种原因，这些分析对于将动物模型的结果转化至临床是至关重要的。与运动障碍的 DBS 疗法相比，神经精神疾病治疗的刺激参数的疗效将很难辨别，尤其是在术中测试期间（即，治疗结果不会立即出现；尽管可见 Haq et al.，2011）。同样，由于缺乏即时的治疗效果，个体间特定刺激参数的疗效差异可能很难解决。此外，目前使用标准电极的 DBS 神经精神障碍治疗通常采用持续刺激方案（Goodman et al.，2012），这进一步强调了识别替代（例如，循环或按需）刺激模式的有效性的需要。在某些情况下，DBS 的不良后果可能与刺激参数有关。例如，最近 DBS 治疗强迫障碍（DBS 治疗的主要候选神经精神障碍的案例研究；见 de Koning et al.，2011）描述了似乎是由于超治疗性刺激强度而引起的躁狂发作和冲动性增加（Luigjes et al.，2011；Haq et al.，2010）。事实上在这两份报告中，降低刺激的电压或电场都能有效地逆转所述的不良影响。虽然使用光生 DBS 的刺激可能不太扩散（因此非靶向的回路也不太可能被刺激），但是刺激引起不良后果的可能性仍然存在，需要临床前和临床工作来确定每个神经解剖目标和待治疗疾病的最佳刺激方案。

光遗传学策略已迅速成为系统神经科学中最有力的工具之一，并指导了许多与神经精神疾病相关的重要发现。随着越来越多的光导实验出现在文献中，光遗传学工具对基础研究的好处开始被认识到。相比之下，光遗传学工具在临床上的价值还不太清楚，包括其在 DBS 治疗中的应用。有关视蛋白在灵长类动物脑组织中的表达和功能的初步表征是有希望的，并且将有助于进一步扩展这些初步的转化发现。

参考文献

Adamantidis AR, Tsai HC, Boutrel B, Zhang F, Stuber GD, Budygin EA, Touriño C, Bonci A, Deisseroth K, de Lecea L (2011) Optogenetic interrogation of dopaminergic modulation of the multiple phases of reward-seeking behavior. J Neurosci 31:10829–10835

Airan RD, Thompson KR, Fenno LE, Bernstein H, Deisseroth K (2009) Temporally precise in vivo control of intracellular signaling. Nature 458:1025–1029

Ambroggi F, Ishikawa A, Fields HL, Nicola SM (2008) Basolateral amygdala neurons facilitate reward-seeking behavior by exciting nucleus accumbens neurons. Neuron 59:648–661

Boyden ES, Zhang F, Bamberg E, Nagel G, Deisseroth K (2005) Millisecond-timescale, genetically targeted optical control of neural activity. Nat Neurosci 8:1263–1268

Campeau S, Davis M (1995) Involvement of the central nucleus and basolateral complex of the amygdala in fear conditioning measured with fear-potentiated startle in rats trained concurrently with auditory and visual conditioned stimuli. J Neurosci 15:2301–2311

Cardin JA, Carlén M, Meletis K, Knoblich U, Zhang F, Deisseroth K, Tsai LH, Moore CI (2010) Targeted optogenetic stimulation and recording of neurons in vivo using cell-type-specific expression of channelrhodopsin-2. Nat Protoc 5:247–254

Ciocchi S, Herry C, Grenier F, Wolff SB, Letzkus JJ, Vlachos I, Ehrlich I, Sprengel R, Deisseroth K, Stadler MB, Muller C, Luthi A (2010) Encoding of conditioned fear in central amygdala inhibitory circuits. Nature 468:277–282

Coffey RJ (2009) Deep brain stimulation devices: a brief technical history and review. Artif Organs 33:208–220

Covington HE 3rd, Lobo MK, Maze I, Vialou V, Hyman JM, Zaman S, LaPlant Q, Mouzon E, Ghose S, Tamminga CA, Neve RL, Deisseroth K, Nestler EJ (2010) Antidepressant effect of optogenetic stimulation of the medial prefrontal cortex. J Neurosci 30:16082–16090

De Koning PP, Figee M, van den Munchof P, Schuurman PR, Denys D (2011) Current status of deep brain stimulation for obsessive-compulsive disorder. Curr Psychiatry Rep 13:274–282

Diester I, Kaufman MT, Mogri M, Pashaie R, Goo W, Yizhar O, Ramakrishnan C, Deisseroth K, Shenoy KV (2011) An optogenetic toolbox designed for primates. Nat Neurosci 14:387–397

Fenno L, Yizhar O, Deisseroth K (2011) The development and applications of optogenetics. Ann Rev Neurosci 34:289–412

Floresco SB, Yang CR, Phillips AG, Blaha CD (1998) Basolateral amygdala stimulation evokes glutamate receptor-dependent dopamine efflux in the nucleus accumbens of the anaesthetized rat. Eur J Neurosci 10:1241–1251

Goodman WK, Alterman RM (2012) Deep brain stimulation for intractable psychiatric disorders. Ann Rev Med 63:511–524

Goosens KA, Maren S (2001) Contextual and auditory fear conditioning are mediated by lateral, basal, and central amygdaloid nuclei in rats. Learn Mem 8:148–155

Grace AA, Bunney BS (1984a) The control of firing pattern in nigral dopamine neurons: single spike firing. J Neurosci 4:2866–2876

Grace AA, Bunney BS (1984b) The control of firing pattern in nigral dopamine neurons: burst firing. J Neurosci 4:2877–2890

Hamani C, Machado DC, Hipólide DC, Dubiela FP, Suchecki D, Macedo CE, Tescarollo F, Martins U, Covolan L, Nobrega JN (2012) Deep brain stimulation reverses anhedonic-like behavior in a chronic model of depression: role of serotonin and brain derived neurotrophic factor. Biol Psychiatry 71:30–35

Han X, Qian X, Bernstein JG, Zhou HH, Franzesi GT, Stern P, Bronson RT, Graybiel AM, Desimone R, Boyden ES (2009) Millisecond-timescale optical control of neural dynamics in the nonhuman primate brain. Neuron 62:191–198

Haq IU, Foote KD, Goodman WK, Ricciuti N, Ward H, Sudhyadhom A, Jacobson CE, Siddiqui MS, Okun MS (2010) A case of mania following deep brain stimulation for obsessive compulsive disorder. Stereotact Funct Neurosurg 88:322–328

Haq IU, Foote KD, Goodman WG, Wu SS, Sudhyadhom A, Ricciuti N, Siddiqui MS, Bowers D, Jacobson CE, Ward H, Okun MS (2011) Smile and laughter induction and intraoperative predictors of response to deep brain stimulation for obsessive-compulsive disorder. Neuroimage 54(Suppl 1):S247–S255

Haubensak W, Kunwar PS, Cai H, Ciocchi S, Wall NR, Ponnusamy R, Biag J, Dong H-W, Deisseroth K, Callaway EM, Fanselow MS, Luthi A, Anderson DJ (2010) Genetic dissection of an amygdala microcircuit that gates conditioned fear. Nature 468:270–276

Holtzheimer PE, Mayberg HS (2011) Deep brain stimulation for psychiatric disorders. Annu Rev Neurosci 34:289–307

Johansen JP, Hamnaka H, Monafils MH, Behnia R, Deisseroth K, Blair HT, LeDoux JE (2010) Optical activation of lateral amygdala pyramidal cells instructs associative fear learning. Proc Natl Acad Sci U S A 107:12692–12697

Jones JL, Day JJ, Aragona BJ, Wheeler RA, Wightman RM, Carelli RM (2010) Basolateral amygdala modulates terminal dopamine release in the nucleus accumbens and conditioned responding. Biol Psychiatry 67:737–744

Krack P, Hariz MI, Baunez C, Guridi J, Obeso JA (2010) Deep brain stimulation: from neurology to psychiatry? Trends Neurosci 33:474–484

Likhtik E, Popa D, Apergis-Schoute L, Fidacaro GA, Pare D (2008) Amygdala intercalated neurons are required for expression of fear extinction. Nature 454:642–645

Luigjes J, Mantione M, van den Brink W, Schuurman PR, van den Munckhof P, Denys D (2011) Deep brain stimulation increases impulsivity in two patients with obsessive–compulsive disorder. Int Clin Psychopharmacol 26:338–340

Luigjes J, van den Brink W, Feenstra M, van den Munckhof P, Schuurman PR, Schippers R, Mazaheri A, De Vries TJ, Denys D (2012) Deep brain stimulation in addiction: a review of potential brain targets. Mol Psychiatry. doi:10.1038/mp.2011.114

Monahan PE, Samulski RJ (2000) Adeno-associated virus vectors for gene therapy: more pros than cons? Mol Med Today 6:433–440

Muramatsu S, Fujimoto K, Kato S, Mizukami H, Asari S, Ikeguchi K, Kawakami T, Urabe M, Kume A, Sato T, Watanabe E, Ozawa K, Nakano I (2010) A phase I study of aromatic L-amino acid decarboxylase gene therapy for Parkinson's disease. Mol Ther 18:1731–1735

Pape HC, Pare D (2010) Plastic synaptic networks of the amygdala for the acquisition, expression, and extinction of conditioned fear. Physiol Rev 90:419–463

Ramos A (2008) Animal models of anxiety: do I need multiple tests? Trends Pharmacol Sci 29:493–498

Schultz W, Dayan P, Montague PR (1997) A neural substrate of prediction and reward. Science 275:1593–1599

Sesack SR, Grace AA (2010) Cortico-basal ganglia reward network: Microcircuitry. Neuropsychopharmacology 15:27–47

Shin LM, Liberzon I (2010) The neurocircuitry of fear, stress, and anxiety disorders. Neuropsychopharmacology 35:169–191

Stuber GD, Hnasko TS, Britt JP, Edwards RH, Bonci A (2010) Dopaminergic terminals in the nucleus accumbens but not the dorsal striatum corelease glutamate. J Neurosci 30:8229–8233

Stuber GD, Sparta DR, Stamatakis AM, van Leeuwen WA, Hardjoprajitno JE, Cho S, Tye KM, Kempadoo KA, Zhang F, Deisseroth K, Bonci A (2011) Excitatory transmission from the amygdala to nucleus accumbens facilitates reward seeking. Nature 475:377–380

Tecuapetla F, Patel JC, Xenias H, English D, Tadros I, Shah F, Berlin J, Deisseroth K, Rice ME, Tepper JM, Koos T (2010) Glutamatergic signaling by mesolimbic dopamine neurons in the nucleus accumbens. J Neurosci 30:7105–7110

Tsai HC, Zhang F, Adamantidis A, Stuber GD, Bonic A, de Lecea L, Deisseroth K (2009) Phasic firing in dopaminergic neurons is sufficient for behavioral conditioning. Science 324:1080–1084

Tye KM, Prakash R, Kim S-Y, Fenno LE, Grosenick L, Zarabi H, Thompson KR, Gradinaru V, Ramakrishnan C, Deisseroth K (2011) Amygdala circuitry mediating reversible and bidirectional control of anxiety. Nature 471:358–362

Volkmann J, Albanese A, Kulisevsky J, Tornqvist AL, Houeto JL, Pidoux B, Bonnet AM, Mendes A, Benabid AL, Fraix V, Van Blercom N, Xie J, Obeso J, Rodriguez-Oroz MC, Guridi J, Schnitzler A, Timmermann L, Gironell AA, Molet J, Pascual-Sedano B, Rehncrona S, Moro E, Lang AC, Lozano AM, Bentivoglio AR, Scerrati M, Contarino MF, Romito L, Janssens M, Agid Y (2009) Long-term effects of pallidal or subthalamic deep brain stimulation on quality of life in Parkinson's disease. Mov Disord 24:1154–1161

Wanat MJ, Willuhn I, Clark JJ, Phillips PEM (2009) Phasic dopamine release in appetitive behaviors and drug abuse. Curr Drug Abuse Rev 2:195–213

Witten IB, Steinberg EE, Lee SY, Davidson TJ, Zalocusky KA, Brodsky M, Yizhar O, Cho SL, Gong S, Ramakrishnan C, Stuber GD, Tye KM, Janak PH, Deisseroth K (2011) Recombinase-driver rat lines: tools, techniques, and optogenetic application to dopamine-mediated reinforcement. Neuron 72:721–733

Yizhar O, Fenno LE, Davidson TJ, Mogri M, Deisseroth K (2011) Optogenetics in neural systems. Neuron 14:9–34

Zhang F, Wang LP, Brauner M, Liewald JF, Kay K, Watzke N, Wood PG, Bamberg E, Nagel G, Gottschalk A, Deisseroth K (2007) Multimodal fast optical interrogation of neural circuitry. Nature 446:633–639

Zhang F, Gradinaru V, Adamantidis AR, Durand R, Airan RD, de Lecea L, Deisseroth K (2010) Optogenetic interrogation of neural circuits: technology for probing mammalian brain structures. Nat Proc 5:439–456

Zhang F, Vierock J, Yizhar O, Fenno LE, Tsunoda S, Kianianmomeni A, Prigge M, Berndt A, Cushman J, Polle J, Magnuson J, Hegemann P, Deisseroth K (2011) The microbial opsin family of optogenetic tools. Cell 147:1446–1457

第 23 章

用于转向脑刺激的下一代电极

H. C. F. Martens, M. M. J. Decré and E. Toader

23.1 概述

在 20 世纪 90 年代,脑深部刺激(DBS)作为一种治疗运动障碍的选择而出现,如原发性震颤、帕金森病和肌张力障碍(Benabid et al. ,1991;Kumar et al. ,1998;Krauss et al. ,1999)。长期经验表明,DBS 是安全的,其副作用是可逆的,并可能促进无法通过药物治疗的神经系统疾病患者的生活质量显著提高(Diamond et al. ,2005)。到目前为止,成千上万的患者已经从 DBS 治疗中受益,预计 DBS 在运动障碍治疗中的应用将在未来几年中得到进一步的发展。这些在神经领域的临床成功激发了研究者应用 DBS 治疗其他脑部疾病的兴趣,包括药物难治性精神症状,如强迫障碍和临床抑郁障碍(Nuttin et al. ,2003;Mayberg et al. ,2005;Larson,2008)。鉴于精神疾病的高发病率和长期性,成功发展 DBS 作为一种治疗方案将对健康经济带来潜在的显著影响。

尽管在临床上已取得了成功,但 DBS 技术仍处于起步阶段。与其他可植入的有源植入医学装置相比,使用 DBS 后与设备和程序相关的不良事件发生率仍然相对较高,需要对设备进行改进。在美国神经学家最近的一项调查中发现,没有将患者转介到 DBS 治疗的一个主要原因是担心经常发生不良影响(Shih

H. C. F. Martens (✉) and M. M. J. Decré
Sapiens Steering Brain Stimulation B. V. , High Tech Campus 41,
5656 AE, Eindhoven, The Netherlands
e-mail: hubert. martens@sapiensneuro. com

E. Toader
Philips Research Laboratories, High Tech Campus 34,
5656 AE, Eindhoven, The Netherlands

et al. ,2011)。现有 DBS 系统的问题之一是刺激会在 15%～30%的患者中产生不良事件(Burdick et al. ,2010)。刺激扩散出预定的目标区域通常被认为是其副作用的一个原因。事实上,计算机模拟表明,DBS 电极的轻微错位很容易导致对目标区域附近结构的不必要刺激(McIntyre et al. ,2004)。在目前使用较大环形电极的可用系统中,只有通过降低刺激幅度才能防止这种情况发生。因此,尽管 DBS 的副作用是可逆的,但降低它们的可能性只能以潜在地降低治疗效益为代价。因此,除了新的临床发展之外还需要技术也同步进步,以进一步改善治疗并将其提供给更多的患者。特别是开发具有更多和更小电极的 DBS 系统将使我们能够更有选择地针对性刺激——"转向脑刺激"——以带来预期的额外好处,使治疗更少地依赖于电极导线的放置。

23.2　未来 DBS 系统的电极设计

现有的 DBS 电极基于环绕柔性聚合物载体组装的环状铂铱环。例如,Medtronic DBS 的电极导联型号 3389、3387 和 3391(Coffey,2008),电极尺寸分别为 1.5 mm、1.5 mm 和 3.0 mm,电极间距分别为 2.0 mm、3.0 mm 和 7.0 mm。这些四接触电极导联可以处理大脑中相对较大的组织,从而为手术后优化治疗提供了一定的灵活性。然而,从设计上看,可用于传递刺激的分辨率仅限于几毫米,考虑到典型的 DBS 目标尺寸和立体定向定位精度,这种分辨率并不是最佳的(Zylka et al. ,1999;D'Haese et al. ,2010)。

23.2.1　下一代 DBS 电极的要求

在设计下一代 DBS 电极时,我们可以借鉴 20 年临床应用 DBS 的经验以及我们对靶点和主要作用机制更完善的理论知识。为了提高 DBS 的效能并减少其副作用,理想情况下下一代 DBS 电极除了安全可靠外还应满足以下整体特性:

1.分辨率足以解决最小的临床相关目标尺寸(约 2 mm);
2.补偿典型手术精度限制的能力(约 1 mm);
3.对靶解剖刺激的场转向("选择性")。

在以下各节中,我们将介绍目前处于发展阶段的各种经改进的 DBS 电极设计,并讨论它们如何满足这些要求。

23.2.2　基于模型的 DBS 电极设计

为了改进电极的设计,一方面需要对电极的几何形状和布局之间的关系以及这些电极周围的激活体积（VOA）之间的关系有一些基本的理解。为此，可以应用生物电计算模型来研究大的参数空间和推导工程规则。基本上，VOA的建模由两个步骤组成。首先，通过数值求解控制电流分布的数学方程，计算给定刺激环境下电极周围组织中电场的三维分布。通常情况会用有限元方法进行计算机建模（Edsberg,2008）。其次，对电场中神经元的活化进行了估计，为此会经常计算"激活函数"（AF）（Rattay,1999；McIntyre et al. ,2004），它与电势的二阶空间偏导数有关。AF测量刺激场对神经元部件的去极化力，并指示神经元部件激活的可能性。更详细的神经计算模型可用于详细研究激活效应（Miocinovic et al. ,2006）。这种生物电模型的应用对电极周围刺激的直接影响产生了重要的洞察——这是由Holshemer和他的同事为优化脊髓刺激而开创的领域（Holsheimer et al. ,1997），也是McIntyre及其同事为DBS而开创的领域（McIntyre et al. ,2004；Miocinovic et al. ,2006）。

23.2.3 常规环形DBS电极

FDA批准的Medtronic 3387和3389环形电极设计所产生的活化组织体积或多或少是球形的，并以活化电极为中心；Butson和McIntyre（2006）研究了环电极几何形状对激活体积形状的作用，并得出激活体积标度的高宽比（高度除以直径）与电极的高宽比之间的关系，尽管不是以一比一的方式。较高的电极高宽比会引起更长的VOA，这可能对某些解剖目标有吸引力。我们详细研究了激活体积对环形电极几何形状（高度和直径）的依赖性（图23.1）。我们的研究表明电极的几何形状与激活体积的形状有关。我们通过将AF=20 mV轮廓的高度除以宽度来量化激活体积的高宽比。正如所预期的，电极的高宽比影响激活体积的形状，这可能被用来设计针对于某个解剖靶点的电极（Butson et al. ,2006）。然而，这种效应随着刺激强度的增加而减弱，需要极端的（和不切实际的）电极几何尺才能显著影响激活体积。总之，对于这种单环或少环电极的设计，分辨率和放置精度的问题还没有得到解决。

鉴于如上的观察，这似乎是一个合乎逻辑的步骤，即采取多电极设计，在沿电极导线轴向适形和定位激活体积方面应该为用户提供更多的灵活性。我们模拟了一个12环DBS电极导线，它使用多个低高宽比的环形触点，这些触点紧密地放置在一起，以实现对VOA的平滑轴向控制。我们的模拟表明，这样的引线将允许更精细的激活体积轴向定位（图23.2），其精度直接对应于单个环电极的间距。这样的电极设计可能有助于精细地调整激活体积的轴向位置，例如在大脑移位恢复后进行校正。

如本节所讨论的那样，使用环形DBS电极的主要优点对于设备制造商来说

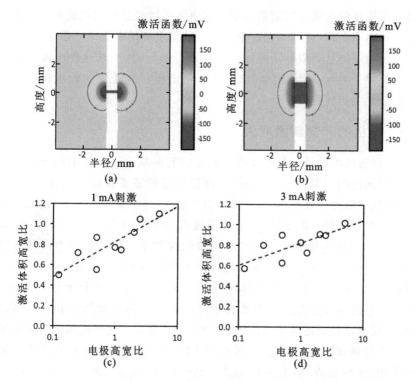

图 23.1 电极形状对活化组织体积的影响。(a)和(b)为两种极端电极几何的激活函数(AF)分布,两种情况下刺激幅度均为−3.6 V,轮廓线显示 AF=20 mV 的边界。小电极高度(高宽比为 1∶4)导致激活体积的低高宽比,而长电极(高宽比为 2∶1)转换成更长的激活体积。(c)和(d)给出了在两种刺激强度(1 mA 和 3 mA)下,不同电极直径的 VOA 和电极高宽比之间的关系

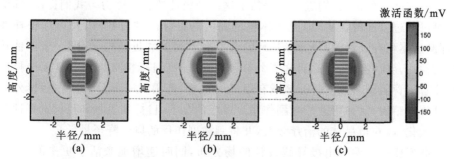

图 23.2 围绕 12 环形电极的激活函数(AF)剖面。所有案例刺激幅度均为−3.6 V。等高线对应于 AF=20 mV 边界。(a)图显示电极 4~7 的激活。(b)图显示电极 6~9 的激活。(c)图显示电极 4~9 的激活模式。如水平虚线所示,激活剖面可以用对应于电极间距的分辨率进行轴向移动,其高宽比可以通过分组相邻的电极触点来控制

是可以采用传统的电极导线制造技术。多电极可以通过机械组装多个环在一列载体上。从本质上说,分辨率是受单个触点的限制而使电极尺寸最小,以及受机械装配精度的限制从而限制了可达到的间距。然而,用户从这种电极设计中获得的好处仅限于对 VOA 的附加轴向控制,对电极导线错位的校正和对目标区域的刺激是无法实现的。

23.2.4 电极的转向刺激能力

显然,创新的电极设计是需要提供真正的转向功能以纠正电极导线错位和适形对靶解剖组织的刺激。一般而言,神经工程领域正在研究两种主要方法:(1)基于机械组装电极导线的分段 DBS 电极技术(Hegland,2010);(2)基于微加工技术和平版印刷模式的 DBS 电极阵列技术(Martens et al.,2011)。图 23.3(d)和(h)显示了这两种电极导线技术的说明性例子。推动机械电极导线组装技术的是单个电极接触可以由分段的环形电极组合而成(Hegland,2010)。然而,机械完整性要求可能将这种安排限制在相对较大的分段(每个环 2 或 3 段),并限制可组合的电极总数。利用来自半导体的光刻图形化技术和显示制造方法,可以实现携带精确定位电极阵列的 DBS 电极导线。这些技术的分辨率足以满足临床神经刺激的需要,而且远远超出了离散元件机械组装的可能性。第一个版本采用 64 电极阵列,由于其交错的电极布置,其轴向间距为 0.75 mm,周向分辨率为 45°(图 23.3(d)和(h))。计算机模拟(未显示)表明,基于阵列的 DBS 电极设计能够替代距离电极导线中轴 1~2 mm 的刺激场(Martens et al.,2011),这足以弥补 DBS 电极植入过程中遇到的典型立体定向定位精度限制(Zylka et al.,1999;D'Haese et al.,2010)。

通过计算分析,我们进一步评估了这两种设计的转向能力。我们提出,理论上可以通过目标覆盖率(即激活体积范围内的目标区域分数)以及目标选择性(即激活体积有效覆盖目标组织,且刺激不会泄漏到邻近结构的分数)来评估转向的益处。让我们简要说明这两个参数的含义:高目标覆盖率和低目标选择性意味着尽管刺激与预期目标区域有很好的重叠,但很大一部分刺激在目标外泄漏到邻近结构,从而可能产生副作用。理想情况下,目标覆盖率和目标选择性都应最大化,以获得最佳的治疗效益,并将刺激副作用的风险降至最低。

我们模拟了两种电极导线设计的场分布,同时递增地激活了更多的电极。通过假设位于不同"象限"中 DBS 的有利效应和副作用,在理论上评价了可实现的转向选择性。在图 23.3 的所有区域中,用绿色表示的左上象限对应于局部目标区域,而其余三个象限(橙色)则说明如果在足够高的水平上刺激可能会产生影响的相邻区域。重要的是要认识到,电极导线一旦被植入,就不能在物理上旋转,因此电极相对于目标的方向在植入后是固定的。一项简单的比较分析表明,分段电极导线不太可能有选择地刺激左上象限的目标区域而不刺激相邻区域。当目标覆盖较好时,分段电极导线的理论选择性下降,而高分辨率 DBS 阵列可以实现高目标选择性和高目标覆盖率。

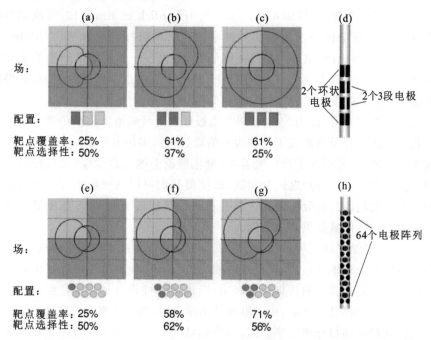

图 23.3　两种具有转向能力的 DBS 电极导线技术和对这两种设计转向效能的评估。图(a)—(c)对应于基于右图(d)所示的机械组装电极段的设计。图(e)—(g)对应于利用微制造技术的电极导线设计,其中围绕引线远端(h)的全圆周提供精确定义的电极阵列。图(a)—(c)和(e)—(g)显示模拟刺激场形状的横断面视图,并演示新的电极导线设计的转向功能。中心的黑圈代表电极导线,蓝色的轮廓描绘了刺激的领域。所有的模拟都是在恒定电压输入的情况下进行的。左上象限中的绿色区域对应目标区域,橙色区域描述可能产生副作用的结构。相应的电极配置和由此产生的理论目标覆盖率和目标选择性描述在每个场分布图的下面。图(a)—(c)演示了分段电极导线对单个电极的增量激活的模拟场分布。图(e)—(g)演示了 64 电极引线的计算场分布。显然,在相同或更高的目标覆盖率水平上,高分辨率的电极导线能够提供更好的目标选择性

23.3　讨论

经过 20 多年的临床应用,有大量的证据表明,对于运动障碍患者而言 DBS 提供了一个强有力的治疗方案。最近,对 DBS 用于治疗严重精神疾病的临床研

究已经取得了有希望的结果(Nuttin et al.，2003；Mayberg et al.，2005；Larson，
2008)，可以期望 DBS 能为这其中的部分患者提供同样高的症状缓解水平。尽
管取得了这些明显的成功，但这项技术仍处于初级阶段，这反映在今天 DBS 与
设备相关和刺激相关的负面影响相对较高的其他因素中。文献中报道的刺激所
致不良反应的高发生率(Benabid et al.，2009；Burdick et al.，2010)可能部分归
因于现有的 DBS 电极缺乏精确刺激微小的感兴趣目标区域的精度(McIntyre
et al.，2004)。因此，刺激可能会泄漏到邻近的结构，从而对那里产生不必要的
影响(Benabid et al.，2009)。一般情况下，刺激引起的副作用是可逆的，如果减
少非靶区的刺激强度则这种副作用是可以预防的。

直观地理解来看，使用较小的 DBS 电极能够更精确地将刺激传递到目标区
域。我们使用计算模型研究了几种改进的设计：(1)多环电极；(2)分段环；(3)高
分辨率电极阵列，并引入了目标覆盖率(量化理论上的有益效应)和目标选择性
(量化副作用的理论风险)这两个参数，以使得我们可以从理论上评价转向脑刺
激的益处。我们的计算分析证实了这些改进设计比传统的 DBS 电极导线可以
更准确地为目标区域提供刺激的能力。

表 23.1 总结了这三项被认为能够提高治疗效果的技术的需求表现：足以应
对最小目标的分辨率、纠正轻微错位的能力以及有选择地适形目标区域刺激体
积的场转向功能。我们的计算结果表明，电极设计过程总是需要仔细平衡目标
覆盖率和目标选择性。然而，由于电极的精细分布，高分辨率电极阵列能够同时
优化目标选择性和目标覆盖率。因此，我们认为只有使用新的微加工技术才能
满足下一代 DBS 系统的需求，从而实现 DBS 电极阵列的制造。

表 23.1 可能的下一代 DBS 电极技术在需求方面的性能总结

DBS 技术	需求		
	分辨率	精确定位	选择性
多环	是	否	否
分段	否	是	否
电极阵列	是	是	是

采用新型微制造电极导线技术的最初原型近期已经实现，并在非人灵长类动
物的急性植入过程中进行了评估。事实上，已经证明其副作用阈值高度依赖于刺
激方向，这表明需要转向(Martens et al.，2011)。尽管目前的初步发现支持这些新
电极设计优越的选择性刺激能力，但它们的实际治疗效果尚未在临床上得到证实。
显然，电极导线技术正在进步，关于新 DBS 系统益处的研究很快就能开始。

23.4　结论

几项关于下一代 DBS 电极导线的技术正在研发中。共同之处在于，它们都在 DBS 程控中使用了更多和更小的电极，提供了更多的自由度。最终，这将使临床医生能够更准确和有选择地对大脑进行刺激，从而转化为更好的临床结果。

参考文献

Benabid AL, Pollak P et al (1991) Long-term suppression of tremor by chronic stimulation of the ventral intermediate thalamic nucleus. The Lancet 337(8738):403–406

Benabid AL, Chabardes S et al (2009) Deep brain stimulation of the subthalamic nucleus for the treatment of Parkinson's disease. Lancet Neurol 8:67–81

Burdick AP, Fernandez HH et al (2010) Relationship between higher rates of adverse events in deep brain stimulation using standardized prospective recording and patient outcomes. Neurosurg Focus 29(2):E4

Butson CR, McIntyre CC (2006) Role of electrode design on the volume of tissue activated during deep brain stimulation. J Neural Eng 3:1–8

Coffey R (2008) Deep brain stimulation devices: a brief technical history and review. Artif Organs 33(3):208–220

D'Haese PF, Pallavaram S et al (2010) Clinical accuracy of a customized stereotactic platform for deep brain stimulation after accounting for brain shift. Stereotact Funct Neurosurg 88(2):81–87

Diamond A, Jankovic J (2005) The effect of deep brain stimulation on quality of life in movement disorders. J Neurol Neurosurg Psychiatr 76(9):1188–1193

Edsberg L (2008) The finite element method. Introduction to computation and modeling for differential equations. Wiley-Interscience, Hoboken, pp 140–146

Hegland M (2010) Implantable medical lead with multiple electrode configurations. Fridley, Medtronic

Holsheimer J, Wesselink WA (1997) Optimum electrode geometry for spinal cord stimulation: the narrow bipole and tripole. Med Biol Eng Comput 35:493–497

Krauss JK, Pohle T et al (1999) Bilateral stimulation of globus pallidus internus for treatment of cervical dystonia. Lancet 354(9181):837–838

Kumar R, Lozano AM et al (1998) Pallidotomy and deep brain stimulation of the pallidum and subthalamic nucleus in advanced Parkinson's disease. Mov Disord 13(S1):73–82

Larson PS (2008) Deep brain stimulation for psychiatric disorders. Neurotherapeutics 5(1):50–58

Martens HCF, Toader E et al (2011) Spatial steering of deep brain stimulation volumes using a novel lead design. Clin Neurophysiol 211:558–566

Mayberg HS, Lozano AM et al (2005) Deep brain stimulation for treatment-resistant depression. Neuron 45(5):651–660

McIntyre CC, Mori S et al (2004) Electric field and stimulating influence generated by deep brain stimulation of the subthalamic nucleus. Clin Neurophysiol 115(3):589–595

Miocinovic S, Parent M et al (2006) Computational analysis of subthalamic nucleus and lenticular fasciculus activation during therapeutic deep brain stimulation. J Neurophysiol 96(3):1569–1580

Nuttin B, Gabriels LA et al (2003) Long-term electrical capsular stimulation in patients with obsessive–compulsive disorder. Neurosurgery 52:1263–1274

Rattay F (1999) The basic mechanism for the electrical stimulation of the nervous system. Neuroscience 89(2):335–346

Shih LC, Tarsy D. Survey of U.S. neurologists' attitudes towards deep brain stimulation for Parkinson's disease. Neuromodulation Technol Neural Interface 14(3):208–213

Zylka W, Sabczynski J et al (1999) A Gaussian approach for the calculation of the accuracy of stereotactic frame systems. Med Phys 26(3):381–391

第 24 章

未来应用:纳米技术

Russell J. Andrews, Jessica E. Koehne and Meyya Meyyappan

24.1 概述

脑细胞——神经元和胶质细胞——可以在微米级与亚微米级进行通信。这种通信方式既有电气的,也有化学的。随着脑深部刺激(DBS)变得越来越精细,在更精确且有效的电和化学(神经递质)基础上与大脑互动的技术将变得越来越重要。将电极尺寸缩小到脑细胞的大小将允许精确地进行电记录和电刺激。通过减小电极尺寸,还可以大大提高电刺激和记录(即改进的电荷转移)的效能。纳米电极也是改善神经递质记录的候选者——它提高了多功能 DBS 电极的可能性,该电极既能监测电和化学活动,又能进行电刺激——所有这些都具有细胞级的精确性。

24.2 DBS 的纳米尺度优势

将电极尺寸(半径 r)从宏观(1 mm 或更大)或微观(100 μm 或更大)降低到纳米(小于 1 μm)尺寸将使得空间分辨率、时间分辨率和灵敏度(信噪比)都有显著(数量级)改进:

1. 空间分辨率:由 r 决定。
2. 时间分辨率:细胞的时间常数 $t = R_u C_d = r C_d^0 / 4k$。

R. J. Andrews (✉), J. E. Koehne and M. Meyyappan
Center for Nanotechnology, NASA Ames Research Center,
Moffett Field, CA 94035, USA
e-mail: rja@russelljandrews.org

3.敏感度：信噪比 $i_s/i_n \propto nFC_0 D_0/r$。

与大脑相互作用的能力取决于装置的生物阻抗，这又取决于脑组织的特性（不能改变）和电极的特性（可以改变）。限制 DBS 安全性和有效性的主要问题是水电解产生的 pH 值变化，它对神经组织是有毒的。当阻抗减小并且电容增加时，电荷转移会得到改善。适当配置的纳米级电极可以通过在数量级上胜过传统金属电极（例如铂、钨）来降低阻抗（通过电化学阻抗谱测量）并增加电容（通过循环伏安法测量）。

纳米电极由于其在适当配置时增加的信噪比，提供了在用碳纤维微电极（CFM，如本文中 Abulseoud 等所述）实现的标准上改善神经递质检测的可能性。

24.3 用于 DBS 的纳米电极：制造

碳纳米管（CNT）是 20 年前由 Iijima（1991）首次描述的。对于 DBS 电极，非常相似的碳纳米纤维（CNF）更为合适，因为它们更容易以垂直排列的方式制造（Cruden et al.，2003）。研究表明，用聚吡咯（PPy）涂覆 CNF 纳米电极阵列可以降低阻抗，并在未涂覆 CNF（或贵金属）的电极上增加几个数量级的电容（Nguyen-Vu et al.，2006）。该 PPy 涂层还防止了当未涂覆的 CNF 暴露于生物流体时发生的不可逆聚集。为了维持 PC12 神经元的健康网络（用于帕金森病的神经递质分析，因为 PC12 细胞在适当的条件下可以产生多巴胺），CNF 电极不仅需要用 PPy 处理，还需要用 IV 型胶原和神经生长因子处理（Nguyen-Vu et al.，2007）。

图 24.1(a)显示了未涂覆 PPy 的 CNF 电极的扫描电子显微镜（SEM）图像，其上生长了 PC12 细胞网络（Nguyen-Vu et al.，2007）。CNF 的聚集呈明显的锯齿状结构，两张放大图(b)和(c)显示出大量的神经纤维（被认为是 PC12 细胞对压力的反应），当 PC12 细胞生长在未涂覆 PPy 的 CNF 上时会出现。图 24.1(d)和(e)显示了 PPy 涂覆 CNF 阵列的 SEM 图像，其上生长了 PC12 细胞网络。CNF 的个体结构（与聚集相反）是明显的，并且没有看到神经纤维（可能是由于在 PPy 涂覆的未聚合的 CNF 上生长时 PC12 细胞网络受到的应力较小）。PC12 细胞和 PPy 涂覆 CNF 之间结构相互作用的高倍 SEM 图像如图(f)所示。PPy 涂覆的 CNF 保持垂直排列，但在 PC12 细胞网络的重量下足够灵活弯曲。单个 CNF 可穿透 PC12 细胞膜（提高细胞内记录/刺激的可能性）。

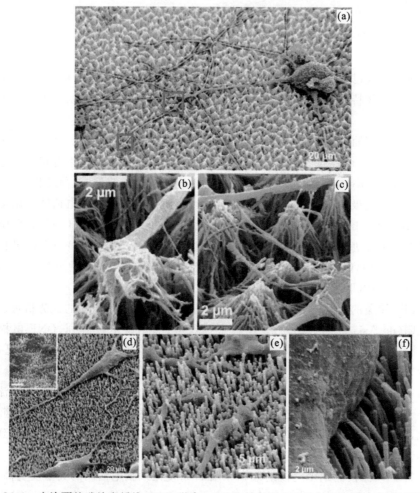

图 24.1　未涂覆的碳纳米纤维(CNF)微束上 PC12 神经元网络的扫描电子显微镜(SEM)图像。细胞培养前的毛细血管作用力不可逆转地将 CNF 拉入微束。(a)PC12 细胞在未涂覆的 CNF 电极上形成广泛的神经网络。(b)和(c)更高的放大率显示神经纤维的生长(被认为是一种应激反应)，特别是在神经突起锚定在 CNF 微束(b)的点；神经纤维连接亚微米直径的神经纤维(c)。注意神经纤维和 CNF 直径的相似性。(d)和(e)PPy 涂覆 CNF 上 PC12 神经元网络的 SEM 图像。注意，在未涂覆的 CNF 上，PC12 网络缺乏神经纤维。在培养基中加入神经生长因子(NGF)后，PC12 细胞产生神经延伸。该嵌体显示 PC12 细胞在类似条件下不含 NGF。(d)右上放大镜显示 PC12 神经纤维沉积在 PPy 涂覆的 CNF 电极上(e)，未见未涂覆 CNF 电极中所见的应激反应神经纤维。(f)PPy 涂层 CNF 具有足够的刚性以保持垂直对准，但能够在 PC12 细胞所施加的力下弯曲。一些 CNF 可能会穿透细胞膜(Nguyen-Vu et al.,2007,经许可使用)

24.4　用于 DBS 的纳米电极：结果

体外研究(第 24.3 节)表明,与标准金属微电极相比,PPy 涂覆 CNF 纳米电极的电荷转移特性明显改善。两份具有潜在临床意义的报告说明了纳米电极技术的好处。

在一系列简洁的实验中,标准金属微电极(不锈钢、钨和氧化铟锡)涂覆了碳纳米管(无论是否有进一步的 PPy 涂层),并与未涂覆的电极在体内和体外进行了比较(Keefer et al.,2008)。碳纳米管涂覆电极的阻抗降低,电荷转移增加,分别是未涂覆电极的 10 倍和 40 倍。PPy 涂覆碳纳米管的电极使电荷转移增加了 1600 倍。在大鼠运动皮质和灵长类动物视觉皮层的记录中,对 CNT 涂覆电极和未涂覆电极进行了体内比较。在评估的所有频率(大鼠 1~1000 Hz;灵长类 1~300 Hz)中,CNT 涂覆电极在功率谱密度分析中比未涂覆的电极功率增加 7.4~15.5 dB(取决于动物模型和频带)。

PPy 涂覆的 CNF 纳米电极在大鼠海马脑片刺激/记录方面的优势最近已经被证明(de Asis et al.,2009)。比较了钨丝电极、铂微电极阵列、CNF 电极和 PPy 涂覆 CNF 电极刺激 Schaffer 侧支并记录 CA1 区纹状体锥体的情况(图 24.2)。实验装置显示在图 24.2(a)—(d),相关结果在图 24.2(e)—(h)给出。从图 24.2(e)—(h)的图中可以看出,只有 PPy 涂覆的 CNF 电极才能在电流脉冲小于 1 mA、电极电压小于 1 V(足以阻止水电解的水平)刺激大鼠海马脑片。因此,只有 PPy 涂覆的 CNF 电极才能安全地刺激大鼠从 Schaffer 侧支区到纹状体锥体区的海马。

将 PPy 涂覆的纳米电极纳入 DBS 器件将使记录脑电活动的灵敏度更高,在刺激脑组织方面具有更大的安全性和有效性。此外,微纳米电极的更高精度将提供"雕刻"DBS 的机会,在目前正在使用的宏电极(甚至现有的微电极)中,这种"雕刻"方式是不可能的。

24.5　用于神经递质记录的纳米电极

大脑的各个区域通过电(轴突和树突)和化学(突触)进行交流。DBS 和其他形式的神经调节主要依赖于与大脑的电交互作用(因此是神经-电界面)。许多脑部疾病,如帕金森病和重度抑郁障碍,似乎主要是神经递质紊乱而不是电活动障碍。此外,由于神经元仅占大脑的 10%,因此有理由期望大脑的主要组成部分——胶质细胞——在许多甚至大多数大脑疾病中发挥重要作用(Ni et al.,

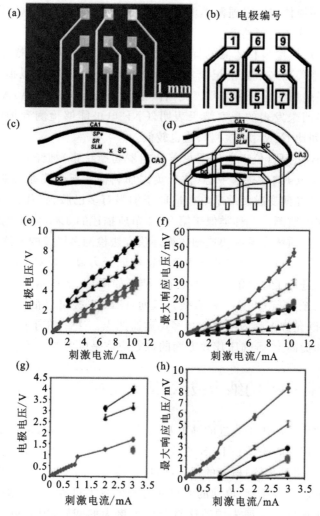

图 24.2　刺激大鼠海马脑片的设置。（a）3×3 纳米电极阵列。（b）电极编号惯例，刺激作用于 8～9 电极之间。（c）大鼠海马脑片采用钨电极刺激部位（Schaffer 侧支交叉）和记录部位（纹状体锥体填充圆）。（d）大鼠海马脑片位于刺激 8～9 电极（Schaffer 侧支区）之间的阵列上，记录部位为钨电极刺激（纹状体锥体填充环）。DG：齿状回，SC：Schaffer 侧支，CA1：尾壳核 1，CA3：尾壳核 3，SP：纹状体锥体，SR：纹状体，SLM：纹状体腔隙分子。（e）—（h）为电场电位的电极电压（e）和响应幅度（f）与刺激电流的关系，以及在小电流（g）和（h）下的放大图。误差条：±标准差，实心菱形：PPy 涂覆 CNF 电极（（f）和（h）中，短时程场电位的振幅），十字形：PPy 涂覆的 CNF 电极长时程场电位幅值（（f）和（h）中），实心圆：钨电极，实心正方形：无 CNF 涂覆的电极，实心三角形：铂阵列（de Asis et al.，2009，经许可使用）

2007)。神经递质体内实时遥测监测技术的发展为 DBS 的脑电监测和调制（刺激）增加了神经递质监测功能。

实时神经递质检测和监测的标准技术是使用 CFM 快速扫描循环伏安法。然而，使用纳米阵列来增强电记录和刺激的原理在 24.1 节中也提到了。24.2 节适用于神经递质的检测和监测。美国国家航空航天局（NASA）Ames 纳米技术小组 5 年多前未发表的观察结果表明，CNF 电极能够检测到神经递质多巴胺，其反应时间比 CFM 快，检测阈值也较低。

最近，Mayo 诊所（位于美国明尼苏达州罗切斯特市）神经外科和生物工程系与 NASA Ames 纳米技术中心（位于美国加利福尼亚州莫菲特菲尔德）之间的一项合作，已经演变成使纳米电极适应于加强对多巴胺、腺苷、谷氨酸和血清素等神经递质的监测。一种类似于第 24.4 节所描述的 3×3 纳米电极阵列与用无线瞬时神经递质浓度系统快速扫描循环伏安法检测多巴胺的方法进行了比较（Koehne et al.，2011）。用扫描电子显微镜和原子力显微镜对 CFM 和 CNF 电极的比表面积进行了尽可能等效的表征，结果如图 24.3 所示。CNF 电极在检测多巴胺方面至少与 CFM 一样有效。然而，CNF 电极可以很容易地制作成多路复用阵列，以允许大脑内的多个神经递质监测点。CNF 在了解涉及神经递质的脑部疾病和提高 DBS 临床疗效方面的益处应该是巨大的。

24.6 用于 DBS 的纳米技术：结论与展望

除了在此所述的用于改进的脑电和化学监测与调制的纳米技术之外，其他纳米技术也可以在将来增强 DBS 的效果。DBS 的一个特殊问题是电极和脉冲发生器（电池加微处理器）植入的侵入性，这是感染方面主要的发病率来源（考虑到连接导线和脉冲发生器/电池的大尺寸与长的皮下过程），也是通过大脑放置电极后颅内出血的发病率来源。这将会成为更大的问题，因为更小、更精确的 DBS 设备（如先前所描述的）提高了多个 DBS 设备被植入到大脑的几个区域以增强疗效的可行性。

过去几十年，介入神经放射学家在将导管经由动脉系统放置于整个大脑内越来越小的血管中已经取得了巨大的进展。位于 Willis 环的大动脉远端血管畸形和肿瘤以前是不可接近的，现在则可以做到常规插管。事实上，大脑的毛细血管系统是一个到达大脑中最偏远或深度区域的"公路系统"，因为所有的脑组织都需要微米直径的毛细血管提供氧气和葡萄糖。

研究表明，供应神经系统组织血管内的电极可以像血管附近实质中的电极一样有效地记录和刺激电活动（Llinas et al.，2005）。这就打开了大脑的毛细血

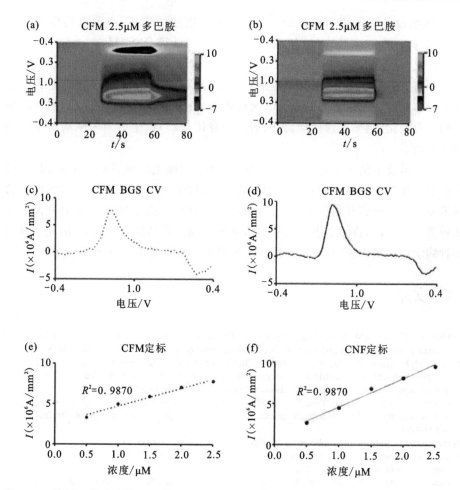

图 24.3　使用无线瞬时神经递质浓度系统，通过碳纤维微电极(CFM)(左列)和碳纳米纤维(CNF)电极(右列)检测多巴胺。(a)和(b)用于 2.5 μM 多巴胺注射的三维彩色图。(c)和(d)背景减除(BGS)用于 2.5 μM 多巴胺注射的循环伏安图(CV)。(e)和(f)在不同多巴胺浓度下测量的电流密度(Koehne et al. ,2011,经许可使用)

　　管系统，因为作为一种微创的方法，它可以精确地放置 DBS 电极(如果需要的话，可以是几十个或几百个)。当电极的尺寸缩小到微米或亚微米级时，毛细血管壁穿刺出血的风险就消失了(因为红细胞直径大于 5 μm)。因此，纳米电极可以通过毛细血管壁来取样，例如检测大脑实质中的神经递质水平(Kendall Lee，personal communication，2010)。

　　未来另一种用于 DBS 的纳米技术可以完全消除对皮下电池的需求。由于驱动 DBS 设备所需的功率减少——正如前面描述的那样，由于电荷传输的改善，加上更有效的刺激协议，使用了"防聚集"的计算分析（Hauptmann et al.，2007）——电池变得不那么庞大了。最近的一篇文章描述了氧化锌（ZnO）纳米线阵列的发展，该阵列被用作压电纳米发电机（Xu et al.，2010）。类似于为住宅或工业用途产生大量电力的光伏电池板阵列，ZnO 纳米线阵列可以利用颅内脑室的压力变化（例如血管搏动、大脑运动和身体运动）产生电力来驱动纳米阵列DBS 装置。

　　将纳米技术纳入不同级别的 DBS——从通过脑毛细血管的纳米访问，到提高脑电和化学监测与调制精确性和有效性的纳米阵列，到用于自含 DBS 电源的纳米发电机——将从根本上改变 DBS 的工作方式。由于精神病学中包含的疾病种类极为广泛，许多患者无法获得有效的药理学或其他治疗方法，因此当前在精神病学中应用 DBS 的前景比没有这种纳米技术时要光明得多。

参考文献

Cruden BA, Cassell AM, Ye Q, Meyyappan M (2003) Reactor design considerations in the hot filament/direct current plasma synthesis of carbon nanofibers. J Appl Phys 94:4070–4078

de Asis ED, Nguyen-Vu TDB, Arumugam PU, Chen H, Cassell AM, Andrews RJ, Yang CY, Li J (2009) High efficient electrical stimulation of hippocampal slices with vertically aligned carbon nanofiber microbrush array. Biomed Microdevices 11:801–808

Hauptmann C, Popovych O, Tass PA (2007) Desynchronizing the abnormally synchronized neural activity in the subthalamic nucleus: a modeling study. Expert Rev Med Devices 4:633–650

Iijima S (1991) Helical microtubules of graphitic carbon. Nature 354:56–57

Keefer EW, Botterman BR, Romero MI, Rossi AF, Gross GW (2008) Carbon nanotube coating improves neuronal recordings. Nat Nanotechnol 3:434–439

Koehne JE, Marsh M, Boakye A et al (2011) Carbon nanofiber electrode array for electrochemical detection of dopamine using fast scan cyclic voltammetry. Analyst 136:1802–1805

Llinas RR, Walton KD, Nakao M, Hunter I, Anquetil PA (2005) Neuro-vascular central nervous recording/stimulating system: using nanotechnology probes. J Nanopart Res 7:111–127

Nguyen-Vu TDB, Chen H, Cassell AM, Andrews R, Meyyappan M, Li J (2006) Vertically aligned carbon nanofiber arrays: an advance toward electrical-neural interfaces. Small 2:89–94

Nguyen-Vu TDB, Chen H, Cassell AM, Andrews RJ, Meyyappan M, Li J (2007) Vertically aligned carbon nanofiber architecture as a multifunctional 3-D neural electrical interface. IEEE Trans Biomed Eng 54:1121–1128

Ni Y, Malarkey EB, Parpura V (2007) Vesicular release of glutamate mediates bidirectional signaling between astrocytes and neurons. J Neurochem 103:1273–1284

Xu S, Qin Y, Xu C et al (2010) Self-powered nanowire devices. Nat Nanotech 5:366–373

第 25 章

在精神病学实验和新兴用途中使用脑深部刺激的伦理指导：回顾与思考

Emily Bell and Eric Racine

25.1 概述

在使用脑深部刺激(DBS)治疗精神障碍时,需要考虑一些重要的伦理和社会问题。有希望的研究表明,DBS 可以改善一些精神病患者的症状,但仍有必要积极评估当前实践中所反映出的伦理和价值观,应对伦理和社会问题的挑战,并将基于证据的伦理实践应用于指导新的研究。即使 DBS 在运动障碍如帕金森病(比精神病 DBS 更广泛的应用)的批准使用中,从业人员也面临着与资源分配、患者选择以及使用 DBS 前后心理社会因素的管理有关的挑战(Bell et al.,2011)。在这一章中,我们回顾和反思现有的在精神实验中使用 DBS 的指南意见。首先,我们将简要回顾关于精神病 DBS 中的伦理和社会挑战的学术讨论范围。其次,我们考察了实践者和研究者在这一问题上存在的实践伦理指导。最后,我们后退一步,讨论 DBS 出现具体伦理指导的理由和当前伦理指导中存在的差距,并提出了支持将伦理审议和学术转化为实践的方法。

E. Bell (✉) and E. Racine
Neuroethics Research Unit, Institut de Recherches Cliniques de Montréal,
110 Avenue des Pins Ouest, Montreal, QC H2W 1R7, Canada
e-mail: emily. bell@ircm. qc. ca

E. Racine
Université de Montréal, 2900 Boul Édouard-Montpetit, Montreal,
QC H3T 1J4, Canada

E. Racine
McGill University, 845 Sherbrooke St, Montreal, QC H3A0G4, Canada

25.2　DBS 在精神疾病中的应用所引起的伦理和社会问题

DBS 在许多方面与历史上不受欢迎的干预措施(如脑叶切除术)和最近被接受的神经外科消融方法不同。这种新技术的伦理问题仍然被跨学科的学者们通过不同的合作努力而在重视和理解中。敢于承认和关注神经外科治疗精神疾病的伦理和社会问题并不是什么新鲜事。在早期的负面舆论和侵入性精神外科手术(如脑叶切除术)的推动下,美国国家生物医学及行为研究人体受试者保护委员会于 1977 年发布了一份关于精神外科实践和研究中的伦理学报告"National Commission for the Protection of Human Subjects in Biomedical and Behavioral Research"。本报告以及委员会随后提出建议认为,只要在一套严格的伦理标准监管下确定公众和学术界都希望关注的神经外科对最脆弱的精神病患者进行干预所带来的具体伦理问题,那么在某些情况下的精神外科学在伦理和科学上都是适当的。近 30 年来,DBS 在强迫障碍(OCD)和难治性抑郁障碍的小型临床试验中获得了令人鼓舞的证据,这导致了新的对精神疾病神经外科干预的伦理影响,有时是更新的讨论。实际上,神经外科学、精神病学、哲学和生物伦理学方面的专家已经提出了一系列广泛的伦理和社会问题;许多多学科研究小组的协作努力已经开始通过实证研究和跨学科讨论来解决这些问题(例如,欧洲科学院研究小组精神病学中的脑深部刺激:负责任的研究和应用指南;加拿大卫生研究院资助的精神状态网络;伯曼生物伦理研究所的脑科学伦理计划;克利夫兰的临床神经伦理学项目)。DBS 治疗精神疾病所涉及的伦理问题范围很广(Bell et al.,2009)。在精神病学 DBS 中,有文献讨论了人格、个人和叙事身份(Hildt,2006;Synofzik et al.,2008;Schechtman,2010)以及自主性、决策能力和知情同意(Glannon,2008;Dunn et al.,2011)。Synofzik 和 Schlaepfer(2011)也讨论了在指导精神性 DBS 患者的研究和护理中应用有益、非伤害和自主性的标准伦理原则。这并不是一个关于伦理学和精神病学 DBS 主题的伦理讨论的详尽清单,许多作者和其他人都对比提出了切实可行的解决方案,以保护研究对象和患者,并在精神疾病中使用 DBS 进行合乎伦理的临床试验。最近,人们对发表偏倚(Schlaepfer et al.,2010)和在 DBS 中应用 FDA 人道主义器械豁免治疗强迫障碍(Fins et al.,2011)方面有了更具体的关注。此外,使用 DBS 调节情绪的证据已经引发了关于潜在用于健康人体增强的伦理标准的讨论(Synofzik et al.,2008),尽管最近的一项定性研究表明神经外科医生自己可能会发现 DBS 用于非病理特征的治疗是没有根据的(Mendelsohn et al.,2010)。其他的实证研究已经发表或正在进行中,包括最近关于北美功能神经外科医生对精神外科的看法所进行的一项检查，在有伦理学和精神病学监督的前提下大多数参与者对神经外科治疗精神疾病都表现出积极的态度（Lipsman et al.，2011）。我们自己对使用 DBS 工作的加拿大医疗保健提供者的观点进行的定性研究表明，资源分配、合格人员的培训和精神疾病的社会心理环境是重要因素，这些因素没有很好地描述，但其可能在精神病 DBS 的伦理中发挥着重要作用（Bell et al.，2011）。

25.3　审查精神病患者 DBS 的伦理指南

如上一节所述，学术文献中提出了许多潜在的伦理和社会问题，涉及到精神疾病中 DBS 的扩展。在某些情况下，提出了应对伦理挑战的建议。虽然我们承认这是事实，但我们打算在这次审查中重点探讨如何在学术文献中为从业人员和研究人员提供明确的伦理指南，因为它与精神疾病中的 DBS 有关。我们之所以选择强调明确的伦理指南，是因为我们认为这类指南通常以详细说明指南的标准或表格的形式出现，它是最容易获得的，为如何进行提供了最清晰的视角，且最容易进行比较和对比。读者应该注意到，我们的评论强调了指南意见的一般趋同领域，减少了指南文件之间可能存在的分歧。我们承认我们的战略也没有触及在以讨论为导向的文献中提出的建议。然而，作为对伦理指南的思考的一部分（第 25.4 节），我们审议了这些文献，并讨论了整个伦理指南中可能存在的差距。

我们对精神病学 DBS 中的伦理学文献进行了回顾，有 8 篇文章（见表 25.1）载有明确的伦理指南（见表 25.2）。其中最早的是由 Nuttin 等人撰写的 2002—2003 年致编辑的信函。它们由美国和欧洲作者合作的 DBS-OCD 合作小组完成，最近几篇还包括由加拿大、美国和澳大利亚作者在 2010 年和 2011 年撰写的文章（Lipsman et al.，2010；Mian et al.，2010；Carter et al.，2011；Dunn et al.，2011）。每一篇指南的共同之处是提出一系列在精神疾病 DBS 的实施中需要考虑或满足的建议或标准（4～16 项）。这些文章在如何得出这些建议（例如协商一致意见研讨会、专家指导或多学科合作）方面存在差异，这些指南也有不同的描述，例如"DBS 成瘾实验的最低伦理要求"（Carter et al.，2011）和"精神障碍患者脑深部刺激治疗研究的要求"（Kuhn et al.，2009）。有时指南涉及特定的精神障碍（如成瘾性疾病、强迫障碍或难治性抑郁障碍）或主题（即知情同意）。有关这些指导文章的更多信息，请参见表 25.1。

表 25.1   文献中发现的精神病 DBS 的明确伦理指南

DBS 治疗精神疾病（Nuttin et al.，2002，2003）	北美和欧洲参与者代表的 OCD-DBS 合作小组为所有精神病 DBS 提供的 9 点指导
DBS 治疗情绪、行为和思维障碍的科学和伦理问题（Rabins et al.，2009）	美国和部分欧洲参与者通过 NIH-Dana 基金会资助的研讨会形成的 DBS 在情绪、行为和思维障碍方面的 16 点共识
DBS 作为一种新的治疗方法治疗持续性精神障碍：研究性治疗的伦理方面（Kuhn et al.，2009）	在"抗治疗性精神障碍"和德国 Nuttin 等人对先前指南重申中关于 DBS 的 5 项新建议
DBS 治疗强迫障碍：过去、现在和未来（Mian et al.，2010）	美国国家生物医学及行为研究人体受试者保护委员会报告中关于精神神经外科（特别是强迫障碍中的 DBS）患者选择和排除的相关指南综合
精神神经外科临床试验的伦理行为标准（Lipsman et al.，2010）	加拿大精神神经外科临床试验的 7 项标准
使用 DBS 治疗成瘾性疾病的建议引发的伦理问题（Carter et al.，2011）	加拿大和澳大利亚 DBS 戒毒试验的 11 项最低道德要求
DBS 治疗难治性抑郁障碍研究中的伦理问题：关注风险和同意（Dunn et al.，2011）	美国使用 DBS 治疗难治性抑郁障碍时有关知情同意的 4 点初步建议

我们确定了指南中所代表的 7 个主要主题：(1)伦理监督；(2)经验丰富的跨学科团队；(3)患者选择；(4)研究对象的义务（和独立性）；(5)知情同意的条件；(6)社会责任；(7)科学实践。表 25.2 说明了每个主题所包含的伦理意义和道德原则，并更详细地概述了指南中所载的内容。在下一节中，我们将讨论这 7 个主题的指导。

表 25.2   围绕精神病 DBS 的明确伦理指南总结

指南的一般主题	主题所包含的伦理原则	指南所包含的内容示例
伦理监督	通过遵守明确的研究指南和遵循研究伦理原则来保护研究对象。通过有益的方式确保对研究对象的尊重，并坚持非恶意，这样他们就不会暴露在潜在利益过度的风险中	• 伦理委员会/IRB[a,b,c,e] • 对研究的定期评估及研究结果的发布执行监管[a,c] • 对人道主义用途的伦理审查[b]

续表

指南的一般主题	主题所包含的伦理原则	指南所包含的内容示例
经验丰富的跨学科团队	通过公平治疗，减少患者与团队成员之间产生误解的可能性，促进公正。这也确保了通过与患者参与机会相关的不同视角来看待患者，并减轻了团队内部可能存在利益冲突的一些潜在影响（如果以共识为标准）	• 多学科团队参与[a,b,c,d,e] • 功能神经外科医生、精神病专家[a,b,d]、病例小组[c]和心理医生[d]之间的密切合作 • 优先考虑有精神疾病神经外科经验的团队[a,b] • 专家或临床研究中心参与[a,b]
患者选择	严格的患者选择确保了获得最大利益的研究对象是那些从风险更高的干预措施中获得最大利益的研究对象。精确的选择通过确保科学数据的有效性和可靠性，维护了研究伦理的基本原则。这些数据的可靠性对于将本研究成果转化至最易受伤害的患者至关重要	• 疾病对生活质量、人身伤害、疾病负担或残疾[b,d,e,f]有重大影响[c] • 难治性[a,b,d,e,f] • 多学科参与选择[a,b,d,e]
研究对象的义务	研究小组对研究对象负有促进其福利的具体责任。这些义务包括披露受试者需要给予知情同意的重要信息，在研究期间提供护理，允许受试者在任何时候退出研究，并确保试验中的受试者不比未参加试验的患者差（对他们目前的护理造成负面影响）	• 披露任何潜在的利益冲突[a] • 确保患者退出实验[b]后不会遭受任何负面的经济影响 • 确保患者能够自由参与和退出研究[a,b] • 致力于对患者的长期随访[b,c,f]
知情同意的条件	尊重个人及其自主权是通过获得知情同意而得到承认和解决的。这个伦理行为的承租人规定参与研究的受试者有能力同意、理解研究的性质以及潜在的利益和风险，是愿意参与并在不受胁迫的情况下表示同意的。真正的知情同意还探讨了受试者参与的动机、可能的治疗误解以及长期参与的意愿	• 参与者应具备决策能力[a,b,c,f] • 披露长期 DBS 的潜在后果[b] • 理解抑郁障碍患者（精神病患者）可能继续拥有决策能力，尽管上述疾病具有严重性及难治性[b,g] • 将照料者纳入知情同意程序[b,e] • 使用标准化的同意书文件[b]和证明在知情同意过程中应用方法的价值 • 注意绝望对知情同意[g]的潜在影响和对治疗误解[b]的潜在发生

续表

指南的一般主题	主题所包含的伦理原则	指南所包含的内容示例
社会责任	超出标准研究伦理范围的社会责任会考虑研究结果的发布和交流（知识转化）、研究的社会后果以及团队对比研究对象本身更广泛的参与者的责任	• 公平、平衡地公布结果并防止发表的研究结果中出现阳性偏倚[b,f] • 仔细考虑哪些疾病应该被研究[c] • 限制 DBS 仅用于治疗目的，而不是用于增强或其他动机[a,f]
科学实践	科学研究的伦理行为要求实施最佳的科学实践。在这种背景下，确保目标选择的合理依据和所有接受治疗患者的长期数据的可用性，加强了对进一步完善精神病 DBS 方法的承诺	• 证明其有效性超过当前的消融神经外科疗法[b] • 为靶点选择制订全面科学的依据[b,c,f] • 通过注册跟踪并随访所有 DBS 的 MBT 案例

[a] Nuttin et al. (2002,2003)

[b] Rabins et al. (2009)

[c] Kuhn et al. (2009)

[d] Mian et al. (2010)

[e] Lipsman et al. (2010)

[f] Carter et al. (2011)

[g] Dunn et al. (2011)

注：该表确定了精神病 DBS 中明确伦理指南的一般趋同领域（第 1 列），并讨论了其重要性背后可能的伦理原因（第 2 栏）。在第 3 栏中，我们引用了表 25.1 中引用的 8 篇文章，用明确的伦理指南来证实该主题如何在指南中出现的示例。

IRB：机构审查委员会，MBT：情绪、行为或思想。

25.3.1 伦理监督：研究对象的保护

所有一般性指南都承认在精神病 DBS 实验中研究伦理认可和监督的重要性（Nuttin et al. ,2003；Kuhn et al. ,2009；Rabins et al. ,2009；Lipsman et al. ,2010）。例如，作为对精神病 DBS 研究的最低要求，Nuttin 等（2003）建议伦理委员会批准并对调查程序进行"持续监督"。同样，Lipsman 等（2010）主张在精神神经外科中对临床医生和研究人员的道德行为进行"规范、冷静的监督"。Rabins 等（2009）达成的共识，将支持伦理监督的建议"患者在未参与既定、正式制定、独立审查的研究方案的情况下，不得因 MBT（情绪、行为或思想）障碍接受 DBS"扩展到创新或人道主义应用中。他们写道，"对单个或小部分患者进行的用于同情或人道主义用途的脑深部刺激不应免除独立的伦理审查和监督"（Rabins et al.，2009）。可能部分是由于指南的来源不同，大多数建议并不总是明确规定研究应通过何种机制进行伦理审查，尽管可以推测负责在其他国家实施和维护研究伦理政策的机构审查委员会或类似委员会将履行这一职能。

25.3.2　经验丰富的跨学科团队：培养全球视野

一个跨学科团队，包括来自功能神经外科和精神病学的专家，被确定为在精神疾病中进行 DBS 实验的最低要求（Nuttin et al.，2003）。原因如下：(1)从许多不同的临床观点中收集患者的评估，"候选资格应由合格的精神病医师、神经科医师和神经外科医生组成的多学科小组决定，以进行患者评价；合格的心理学家进行心理测验"（Mian et al.，2010）。(2)确保对作为研究对象的患者的最终决定是平衡且一致的，"在进行手术前应获得一致同意"（Mian et al.，2010）。此外，建议多学科团队参与患者的长期随访，因为 DBS"需要团队方法评估潜在的接受者，植入程序，规划和调整合并用药，以及持续监测"（Rabins et al.，2009）。Kuhn 等（2009）还提议成立"案例-咨询小组"，将心理、道德和法律方面的专业知识纳入这些评价中。多学科团队并不一定被认为是一个足够的要求，因为一些建议中还强调精神疾病神经外科专家或经验丰富的研究中心的参与或密切合作（Nuttin et al.，2003；Rabins et al.，2009）。

25.3.3　患者选择：选择符合标准的患者，并愿意为未来患者的治疗 提供最有用的知识

关于患者选择的话题，精神病 DBS 指南明确了几个要点。该指南始终确定需要明确疾病的严重程度和影响，以及因病致残和潜在 DBS 候选对象中的难治性（Nuttin et al.，2003；Kuhn et al.，2009；Rabins et al.，2009；Lipsman et al.，2010；Mian et al.，2010）。建议小组成员对治疗失败的案例进行彻底回顾，以确定已知疗法的适当剂量和应用（Rabins et al.，2009；Lipsman et al.，2010），包括经证明对患者的特定疾病有效的心理治疗方法（Mian et al.，2010）。此外，一些指南建议将更广泛的社会支持纳入患者的选择过程。例如，Kuhn 等（2009）建议将重点放在患者的生活质量上；Mian 等（2010）建议考虑缺乏个人支持系统（包括家人或朋友）的状况，并将其作为潜在的排斥因素；以及 Rabins 等（2009）强调对患者的社会状况和"有意义康复的潜力"进行评估。Rabins 等（2009）达成的共识表明，满足适当患者选择建议所需的参与程度有多高。

"……对 DBS 研究中的潜在受试者应进行仔细和彻底的评估，包括：对所有可用记录进行回顾；根据患者临床医生提供的信息来建立疾病严重程度的基线评估；记录合并症；记录病人对多个治疗的充分（剂量和持续时间）治疗过程失败的历史；进行综合评估，得出患者的病情是严重的、慢性的、致残的或是难治的；评估患者的社会状况及其对疾病严重程度的影响，反之亦然，以及有意义的康复潜力（Rabins et al.，2009）。"①

25.3.4 对研究对象的义务：促进研究参与者福利的责任

不同的指南文件均涉及到精神疾病数据库实验的"研究对象的义务"这一主题内的一系列不同问题。为了解决潜在利益冲突方面的透明度需求，Nuttin 等（2003）建议调查人员在知情同意过程中向监管机构、道德委员会和"潜在招募人员"披露潜在的利益冲突。研究人员也有义务收集预期的短期和长期随访数据，包括治疗效果和副作用。所有这些数据都必须公开（Rabins et al.，2009）。此外，研究对象应该可以自由退出研究（Nuttin et al.，2003），或停止参与研究，且没有"财政障碍或负担"（Rabins et al.，2009）。同时，一些指导方针侧重于团队对长期跟踪的承诺和义务，以及对参与者的照顾。例如，Carter 等（2011）建议在测试 DBS 对成瘾的治疗效果时，最低限度的道德要求是"研究小组对设备的后续维护的承诺"和"使用 DBS 后提供心理社会支持"。Kuhn 等（2009）还建议各小组招募一名"身边人员"，为病人提供支持和监测。

25.3.5 知情同意的条件：精神病患者 DBS 知情同意的重要问题及可能障碍

调查小组最基本的义务之一是与参与研究的研究对象遵循自由和自主的知情同意程序。关于精神病 DBS 实验的指南重申了知情同意在进行这些研究中的重要性，以及确保参与者有能力表示同意并充分意识到所有风险和益处的重要性。早期，Nuttin 等（2003）建议"DBS 的使用应仅限于能够提供自己知情同意的具有决策能力的患者"，还提出了在知情同意进程中需要强调的其他方面。Carter 等（2011）建议让受试者了解"手术后的要求（例如，编程、电池更换）"。Rabins 等（2009）明确指出，"知情同意书应明确说明，即使取得了积极的结果，MBT 障碍的 DBS 本身也不太可能改善个人情绪、功能和人际关系的所有方面：DBS 只是综合治疗方案的一个方面"。精神障碍患者 DBS 同意的一个方面是决策能力问题，这一点最近得到了更多的关注。Rabins 等（2009）和 Dunn 等

---

① 本引文部分的内容在原始文章中显示为要点清单。

(2011)告诫不要假定患有精神障碍的候选患者没有决定同意 DBS 的能力。尽管 Dunn 等(2011)认为，"疾病的严重程度和难治性可能会合理地改变一个人在考虑干预时对风险和潜在利益的评估"，但这并不能使难治性抑郁障碍患者与其他同意调查治疗的难治性和/或绝望患者有所不同。然而，Rabins 等(2009)达成了共识，提醒调查人员努力查明和保护研究对象，使其不受同意过程中可能产生的治疗误解的影响，"由于干预措施的突然性和不切实际期望的风险，必须在知情同意过程中特别注意身份识别——通过对话和直接询问潜在受试者对协议和参与动机的理解，纠正错误的信念和治疗上的误解"。

25.3.6　社会责任：在精神疾病治疗中使用 DBS 需要考虑的社会因素和伦理学影响

在指南中提出了一些独特的问题，这些问题超出了标准研究伦理的社会问题，并考虑到研究的社会冲击和影响以及研究成果的报告。关于发表偏倚的问题，Carter 等(2011)建议"平衡发表研究成果，包括负面结果"和 Rabins 等(2009)指出的"如果结果不佳的患者无法随访，就必须小心避免阳性偏见"这类强有力的建议也被纳入指南，以防止 DBS 的潜在非治疗性用途，并指导调查人员在伦理上可接受的条件下使用 DBS。例如，"手术应该仅仅是为了恢复正常的功能和减轻病人的忧虑和痛苦"(Nuttin et al.，2003)以及"医疗团队的动机应该是治疗一种医学疾病（成瘾），而不是作为法外惩罚的一种形式"(Carter et al.，2011)。

25.3.7　科学实践：在 DBS 治疗精神疾病的研究实验中保持科学与严谨

最后一个贯穿指南的主题是研究人员在进行研究时的伦理和科学责任。良好的科学证据对于选择靶点和发展 DBS 治疗精神疾病是必要的。Rabins 等(2009)达成的共识确定了对"MBT"和 Lipsman 等(2010)"支持场地选择的更多基础研究"的必要性，提出了"数据驱动、基于证据的疾病和目标选择依据"，"超越了对外科干预的基于共识的信息阈值"。Kuhn 等(2009)还建议在目标区域和刺激参数的定义中进行"科学预分类"。Rabins 等(2009)提出其他科学的建议，研究并比较 DBS 与当前神经外科方法和损毁疗法治疗精神疾病的疗效，并确定其在 10～15 年的长期安全性。最后，为了能有长期科学数据的支持，Rabins 等(2009)建议建立一个鉴定数据的登记册，所有接受 DBS 治疗精神疾病的个人的数据都可以得到。

25.4 对精神病学 DBS 指南的思考

我们对现有指南的回顾表明，几个道德问题已经被交叉确定为需要专门关注的问题。为总结本章，我们对回顾中提出的三个问题给出了评论和意见：(1)是否需要对 DBS 提供具体的伦理指南？(2)现有的指南没有很好地解决哪些问题？(3)当前的伦理指南应该如何转化和提供给研究人员与临床医生使用？

25.4.1 第一个问题：是否需要对 DBS 提供具体的伦理指南？这就是所需做的全部吗？

我们见证了为精神病 DBS 制定具体伦理指南的努力(表 25.2)。对于指南的出现，持怀疑态度的人的反应可能是指出当前指南中讨论的许多问题在一般医学伦理文献中已经被确定和讨论过。理论生物伦理学家的一个共同假设是，生物伦理学的研究应该追求新的伦理挑战，并尽量不要重新发明"生物伦理学轮子"(Parens et al.,2007)。事实上，我们必须小心，不要错过以前的一般伦理指导，也许更重要的是不要夸大技术和干预措施(如 DBS)的特殊性，使其看起来像例外。这是专业道德指导的风险。生物伦理学轮子的重新发明将错过重要的比较和相似之处，同时有可能扩大 DBS 等干预措施的风险和收益的独特性。然而，可以对理解 DBS 出现的伦理背景的重要性进行论证，并因此让跨学科团体适当参与到先前的学术研究中。从这个意义上说，工作组和协作小组的建议是一个过程，通过这个过程，一般性的伦理指南是适当且有背景的，并考虑和提出了对公众关切问题的反应。这就有一个很好的实践和伦理理由来解释为什么这样一个过程构成了一个上下文敏感的医学伦理学的必经之路。跨学科团体所做的情境化和规范化的努力，可以呈现出明确的重要方面，而这些在一般伦理指南中并不突出。例如，关于通过机构审查委员会或研究伦理委员会进行监督以及人道主义用途的建议，都源于有争议的 DBS 实践。在对使用 DBS 的患者进行评估和随访中，也有令人信服的历史和实践原因支持组建跨学科团队的伦理重要性。此外，协同努力生成的指南，使不同的个人和学科能够达到并展示透明的目标和目的。它们还明确了具体行动和干预的基本原理，使表达、交流和讨论这些理由变得更容易。总之，我们必须仔细考虑在现有研究和临床指南的背景下如何解释具体指南，以正确理解其功能和目的。专门为 DBS 制定的指南需要与一般研究、临床伦理实践和伦理学术联系起来，同时还要认识到专业指导对临床医生和患者的作用。

25.4.2　第二个问题：现有的指南没有很好地解决哪些问题？我们还应该关注其他问题吗？

　　尽管人们共同努力识别和解决精神病 DBS 的伦理挑战，且也有了一定的经验证据或学术分析，但目前明确的指南似乎并没有很好地捕捉到一些关键点和问题。有些疏忽可以归因于目标的特殊性和工作组给出明确指南的重点有限，但是如果这些问题超出了工作组可以处理的问题范围，今后可以通过其他进程加以解决。一组受到有限关注的问题是公平获得 DBS 和资源分配的问题，这些问题在像加拿大这样的国家中通常会出现，因为这类国家的卫生资源和技术使用受财政和政府的压力很大（Bell et al.，2011）。患者在 DBS 治疗过程中发现的其他问题，包括与人际关系相关的挑战和个人叙述的中断，在目前的指南中并没有得到广泛的考虑，尽管一些问题在用 DBS 治疗帕金森病时已经进行了经验研究（并证明了患者报告中的挑战）（Haahr et al.，2010；Agid et al.，2006；Schupbach et al.，2006）。目前尚不清楚的是，可能的人格障碍是否严重到需要在 DBS 的精神病学应用中提供更多指导。另一个缺乏指导的领域涉及到在医学和伦理上证明人类的临床研究是合理的之前，如何以及需要什么样的临床前动物研究。此外，还缺乏有关将创新和实验性程序转化为标准护理的合乎伦理的适当时间指导，需要具备有原则和合理的理由。有些话题可能也会让其他重要话题黯然失色。例如，知情同意在当代伦理学中扮演着重大的角色。然而，有时同意在伦理分析中可能被赋予一个过于重要的角色。由于尊重自主性必须被纳入一个更大的伦理方程式中，在这种情况下，利益和社会正义发挥作用，资源分配和科学有效性等问题对平衡伦理原则具有重要意义。知情同意不能也不应该必然抵消对公正和科学有效性的审查的必要性；在一项社会不公平或设计拙劣的研究中，获得参与者同意的能力并不能取得令人满意的伦理解决办法。

25.4.3　第三个问题：当前的伦理指南应该如何转化并提供给研究人员和临床医生使用？ DBS 中的循证伦理能否促进伦理指南的应用？

　　DBS 伦理指南的发展为将伦理审议和学术研究转化为实践和现实世界的实验打开了大门。事实上，协作团队（如我们发现的那些为精神病 DBS 提供指导的团队）显然是重要的利益相关者，不仅在实践指导的开发中，也在指导的实施方面。同时，研究必须产生证据来支持一个持续的监测过程，以确定问题，以及验证已经在指南中提出的伦理问题。此外，研究可以更好地描述问题以及制订、实施和评估已有的解决方案（图 25.1）。这一过程将 DBS 和其他领域的伦理最佳实践置于研究和知识周期内，以确保建议以证据为依据，由研究支持，并随后进行评估（Kim，2004；Racine et al.，2011）。关于实用主义和循证神经伦理学作用的更广泛讨论可见 Racine（2010）的研究成果。

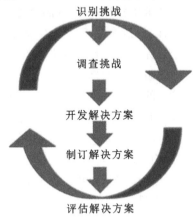

图 25.1　基于循证伦理学的识别、发展、实施和评价需要一个反复的研究和实验知识周期

25.5　结论

本章回顾了精神疾病和其他新兴用途中使用 DBS 后如何引发或重新引发了 DBS 使用时伦理问题的关注。DBS 的使用者和研究者迅速作出了反应，制订了具体的伦理指南，解决了一些虽然不一定是 DBS 特有的，但需要在跨学科讨论中予以关注和讨论的问题。本章回顾的伦理指南中的重要融合点可以在伦理监督、跨学科协作和学科选择等领域找到。临床医生和其他人为制订本指南所做的努力提出了关于此类具体指导的效用以及引入该指南的方法等一般性问题，以使实践能够根据合作伦理审议而动态发展。从这个意义上说，参与这一领域的团体和学者的工作不仅有助于解决需要立即关注的重要问题，而且有助于形成一种灵活、反应迅速、透明和基于证据的伦理。

参考文献

Agid Y, Schupbach M, Gargiulo M, Mallet L, Houeto JL, Behar C, Maltete D, Mesnage V, Welter ML (2006) Neurosurgery in Parkinson's disease: the doctor is happy, the patient less so? J Neural Transm Suppl 70:409–414

Bell E (under review) Ethical issues in psychiatric applications of deep brain stimulation: learning from Canadian healthcare providers

Bell E, Mathieu G, Racine E (2009) Preparing the ethical future of deep brain stimulation. Surg Neurol 72:577–586

Bell E, Maxwell B, McAndrews MP, Sadikot A, Racine E (2011) Deep brain stimulation and ethics: perspectives from a multi-site qualitative study of Canadian neurosurgical centers. World Neurosurg 76:537–547

Carter A, Bell E, Racine E, Hall W (2011) Ethical issues raised by proposals to treat addiction using deep brain stimulation. Neuroethics 4:129–142

Dunn LB, Holtzheimer PE, Hoop JG, Mayberg HS, Roberts LW, Appelbaum PS (2011) Ethical issues in deep brain stimulation research for treatment-resistant depression: focus on risk and consent. Am J Bioeth Neurosci 2:29–36

Fins JJ, Mayberg HS, Nuttin B, Kubu CS, Galert T, Sturm V, Stoppenbrink K, Merkel R, Schlaepfer TE (2011) Misuse of the FDA's humanitarian device exemption in deep brain stimulation for obsessive-compulsive disorder. Health Aff (Millwood) 30:302–311

Glannon W (2008) Deep-brain stimulation for depression. HEC Forum 20:325–335

Haahr A, Kirkevold M, Hall EO, Ostergaard K (2010) From miracle to reconciliation: a hermeneutic phenomenological study exploring the experience of living with Parkinson's disease following deep brain stimulation. Int J Nurs Stud 47:1228–1236

Hildt E (2006) Electrodes in the brain: some anthropological and ethical aspects of deep brain stimulation. IRIE 5:33–39

Kim SY (2004) Evidence-based ethics for neurology and psychiatry research. NeuroRx 1:372–377

Kuhn J, Gaebel W, Klosterkoetter J, Woopen C (2009) Deep brain stimulation as a new therapeutic approach in therapy-resistant mental disorders: ethical aspects of investigational treatment. Eur Arch Psychiatry Clin Neurosci 259(Suppl 2):S135–S141

Lipsman N, Bernstein M, Lozano AM (2010) Criteria for the ethical conduct of psychiatric neurosurgery clinical trials. Neurosurg Focus 29:E9

Lipsman N, Mendelsohn D, Taira T, Bernstein M (2011) The contemporary practice of psychiatric surgery: results from a survey of North American functional neurosurgeons. Stereotact Funct Neurosurg 89:103–110

Mendelsohn D, Lipsman N, Bernstein M (2010) Neurosurgeons' perspectives on psychosurgery and neuroenhancement: a qualitative study at one center. J Neurosurg 113:1212–1218

Mian MK, Campos M, Sheth SA, Eskandar EN (2010) Deep brain stimulation for obsessive-compulsive disorder: past, present, and future. Neurosurg Focus 29:E10

National Commission for the Protection of Human Subjects of Biomedical and Behavioral Research (1977) Report and recommendations: Psychosurgery. DHEW publication no. (OS)77-0001, Washington

Nuttin B, Gybels J, Cosyns P, Gabriels L, Meyerson B, Andreewitch S, Rasmussen S, Greenberg B, Friehs G, Rezai A, Montgomery E, Malone D, Fins JJ (2002) Deep brain stimulation for psychiatric disorders. Neurosurgery 51:519

Nuttin B, Gybels J, Cosyns P, Gabriels L, Meyerson B, Andreewitch S, Rasmussen SA, Greenberg B, Friehs G, Rezai AR, Montgomery E, Malone D and Fins JJ (2003) Deep brain stimulation for psychiatric disorders. Neurosurg Clin N Am 14:xv–xvi

Parens E, Johnston J (2007) Does it make sense to speak of neuroethics? Three problems with keying ethics to hot new science and technology. EMBO Rep 8 Spec No S61-4

Rabins P, Appleby BS, Brandt J, DeLong MR, Dunn LB, Gabriels L, Greenberg BD, Haber SN, Holtzheimer PE 3rd, Mari Z, Mayberg HS, McCann E, Mink SP, Rasmussen S, Schlaepfer TE, Vawter DE, Vitek JL, Walkup J, Mathews DJ (2009) Scientific and ethical issues related to deep brain stimulation for disorders of mood, behavior, and thought. Arch Gen Psychiatry 66:931–937

Racine E (2010) Pragmatic neuroethics: improving understanding and treatment of the mind-brain. MIT Press, Cambridge

Racine E, Bell E, Di Pietro NC, Wade L, Illes J (2011) Evidence-based neuroethics for neurodevelopmental disorders. Semin Pediatr Neurol 18:21–25

Schechtman M (2010) Philosophical reflections on narrative and deep brain stimulation. J Clin Ethics 21:133–139

Schlaepfer TE, Fins JJ (2010) Deep brain stimulation and the neuroethics of responsible publishing: when one is not enough. JAMA 303:775–776

Schupbach M, Gargiulo M, Welter ML, Mallet L, Behar C, Houeto JL, Maltete D, Mesnage V, Agid Y (2006) Neurosurgery in Parkinson disease: a distressed mind in a repaired body? Neurology 66:1811–1816

Synofzik M, Schlaepfer TE (2008) Stimulating personality: ethical criteria for deep brain stimulation in psychiatric patients and for enhancement purposes. Biotechnol J 3:1511–1520

Synofzik M, Schlaepfer TE (2011) Electrodes in the brain–ethical criteria for research and treatment with deep brain stimulation for neuropsychiatric disorders. Brain Stimul 4:7–16

第 26 章

"精神病学"脑深部刺激的历史：
批判性评价

Marwan I. Hariz

26.1 概述

脑深部刺激(DBS)是一种公认的治疗运动障碍的方法。目前,DBS 的研究应用主要集中在神经精神病学领域,特别是强迫障碍(OCD)、抽动障碍综合征(Gilles de la Tourette syndrome)和重度抑郁障碍(MDD)。人们普遍认为,精神病学中的 DBS 是继运动障碍的 DBS 之后的;例如,2004 年 Kopell 等(2004)写道:"在过去的十年里,脑深部刺激(DBS)彻底改变了神经外科的实践,尤其是在运动障碍领域。毫不奇怪,现在正在研究用 DBS 治疗难治性精神病"。Selten 等(2008)写道:"DBS 程序最初用于运动障碍的治疗,但现在正在研究一种可能的治疗方案,用于治疗神经精神疾病的顽固状态。"人们普遍认为,精神病学中的 DBS 源于对帕金森病患者丘脑底核(STN)DBS 的精神和行为副作用的观察。Schläpfer 等(Schläpfer et al., 2009)写道:"对诱导的精神病副作用的观察(例如,情绪的变化,轻度躁狂、焦虑的减少)产生了尝试 DBS 治疗精神疾病的冲动。"最后,人们认为传统的立体定向手术治疗精神疾病时不够多学科,神经外科医生常常单独行动,很多时候没有咨询精神科医生。例如,2006 年 Fins 等

M. I. Hariz (✉)
Professor of Functional Neurosurgery, UCL Institute of Neurology,
Box 146 Queen Square, London WC1N 3BG, UK
e-mail: m.hariz@ucl.ac.uk

M. I. Hariz
Department of Clinical Neuroscience, Umeå University, Umeå, Sweden

(2006)写道:

> "在没有精神病专家的情况下,神经外科医生在没有确定病人的诊
> 断和适合治疗的情况下进行这项工作,在伦理上是站不住脚的。仅是
> 电极可以放置这一事实并不是插入……的伦理保证。……这种错误的
> 行为尤其不合适,因为它代表了与精神外科相关的过度行为的重演。
> ……如果这一代神经科学家和从业人员希望避免早期的弊端,并避免
> 将神经调节与神经外科混为一谈,那么神经调节就必须以跨学科和道
> 德健全的方式进行。"

本章的目的是根据现有的关于该主题的历史文献,回顾代表当前文献主要
观点的综述。

26.2   材料和方法

我们试图通过在科学期刊中的文献检索、已出版的图书以及学术会议的会
议记录中追踪长期 DBS 的起源,以找出它在人类中的第一次应用,以及都有谁
参与了早期 DBS 的实践。

26.3   结果

26.3.1   DBS 的起源

立体定向功能神经外科开始于神经外科医师 Ernst Spiegel 和 Henry Wycis
之间的合作(Spiegel et al. ,1947)。他们在人类中引入了立体定向技术,其明确
的目的是通过在精神病患者的相关通路和细胞核中产生非常局部的损伤来避免
脑叶切除术的副作用。事实上,在 1947 年的开创性文章中(Spiegel et al. ,
1947)描述了第一个人类立体定向装置,他们写道:"这个设备正在用于精神外科
学……损毁位于丘脑的内侧核区域(内侧丘脑切除术)。"1952 年之后,神经生理
学家和神经精神病学家 José Delgado 描述了一种用于长期记录和慢性刺激的植
入电极的技术,以评价其在精神病患者中的价值(Delgado et al. ,1952)。1953
年,在一篇关于大脑深部刺激的文章中,Bickford 等(1953)写道:"有一些实际意
义的观察表明,我们的一些精神病患者在持续几天的刺激研究过程中似乎在改
善和变得更容易接近。"他们认为,这种现象的可能解释是"局部刺激具有与电击
相似的治疗效果"。他们还写道:"局部刺激这一方式需要进一步的研究,因为它

可能会带来比在目前使用的相对粗的颅外刺激方法所能达到的具体损伤更小和更有效的电刺激技术（Bickford et al. ,1953）。"同时，Delgado 继续研究 DBS 的使用，并通过连接到皮下植入在头皮中的接收器的长期植入电极设计了"与大脑进行无线电通信"的技术，他称之为"stimoceiver"，专门用于精神外科患者（Delgado et al. ,1968,1973）。与此同时，由精神病学家 Robert Heath 领导的新奥尔良图兰大学（Tulane University）的一个小组在 20 世纪 50 年代初开始参与对精神分裂症患者进行慢性脑深部刺激的研究，以及寻找大脑"快乐中心"的研究中（Baumeister,2000）。Heath 在图兰大学的一些工作包括对"奖赏"和"厌恶"亚皮质结构的研究（Heath,1963），并处理了男性同性恋行为的手术控制和异性恋行为的启动（Moan et al. ,1972），以及使用慢性 DBS 调节行为和情绪的其他方面（Heath,1977）。心理学家 Alan Baumeister 在 2000 年对图兰大学在这一领域的经验进行了分析，并以"The Tulane Electrical Brain Stimulation Program：A historical case study in medical ethics"为标题发表了论文（Baumeister,2000）。Baumeister 写道："本综述的核心结论是图兰大学的脑电刺激实验既不科学也不具有临床上的合理性。结论是，这些实验在昨天的标准中是可疑的和不稳定的。"1977 年，在 Baumeister 的裁决之前，神经外科医生 Lauri Laitinen（1977）在其题为"Ethical aspects of psychiatric surgery"的文章中评论了 1972 年发表的一篇关于 Heath 的文章（Heath,1972）："毫无疑问，在这一研究中，所有的道德标准都被忽略了。接受这类出版物的编辑的道德责任也应加以讨论。"

鉴于上述情况，很难对 Fins 等（2006）的主张给予任何支持。他认为"神经外科医生单独进行这项工作在伦理上是站不住脚的"，因为历史表明，那些"孤立地"进行这项工作并披露这种"不适当的……错误的行为"的人不是神经外科医生。有趣的是，在这种情况下，人们反复发表的一个普遍观点是"最著名的外科医生之一是美国神经外科医生 Walter Freeman，……Freeman 开始应用他相对未经检验的前额叶切除术，他将一个冰镐插入额叶皮质"（Malone et al. ,2006）。事实上，Freeman 是一名神经精神病学家，且真相是随着 Freeman 对脑叶切除术越来越不加批判和不稳定的态度，他实际上是被他的神经外科医生 James Watts 抛弃了（El-Hai, 2005）。当今天神经外科医生被一些人当作替罪羊的时候，也许还有人记得挪威精神病医生 Ornulf Odegård（1953），他曾在挪威大精神病医院担任院长长达 30 多年，在 1953 年他写道："精神病医生自己可以很容易地用他口袋里的工具来做精神外科手术，而且奇怪的是，它可能是无害和有效的。"

回到 DBS 出现的早期，这种方法直到 20 世纪 70 年代仍然很少用于对行为障碍的治疗中（Escobedo et al. 1973）。同时，从 20 世纪 60 年代开始，来自列宁格勒（现称圣彼得堡）的 Bechtereva 等（1977）开创了丘脑和基底节慢性刺激治疗帕金森病的先河。

26.3.2 "现代"DBS 在精神病学中的应用

正如一些人所说，现代 DBS 在精神疾病中的首次使用与 STN DBS 的精神和行为副作用的观察无关（Schläpfer et al.，2009）。Vandewalle 等（1999）开创了 DBS 治疗抽动障碍综合征的先河和 Nuttin 等（1999）作为 DBS 治疗强迫障碍的先驱，两者都是在 1999 年发生，它们只是针对相同的大脑结构，这些结构在过去被立体定向损毁以治疗相同的疾病。

26.4　讨论

回顾有关 DBS 的早期科学文献，可以发现几个当代说法是不准确的。其中包括 DBS 被描述为一种新的治疗方式，这是观察其在运动障碍中的应用效果后最近才引入精神疾病治疗的说法。神经外科医生被错误地归咎于过去的错误做法，并因忽视多学科性和伦理规则而受到批评。最近一篇题为"Scientific and ethical issues related to deep brain stimulation for disorders of mood，behavior，and thoughts"的文献证明了这些指控的讽刺性（Rabins et al.，2009）。这篇文章总结了为期 2 天的会议共识的结果，该会议旨在审查 DBS 在精神病学中应用的科学和伦理问题，以便"在参与者中就设计未来的脑深部刺激治疗情绪、行为障碍的临床试验达成共识"，以及"制定保护参与此类研究的人类受试者的标准"（Rabins et al.，2009）。30 名与会者中没有神经外科医生，其中 19 人是这篇文章的作者。

26.5　结论

1.DBS 最初并不是用来治疗运动障碍的。它最开始是一种研究工具，最终却用来最终治疗精神疾病和改变行为。

2.现代 DBS 在精神疾病中的第一次应用试图通过在相同条件下将电极植入相同的靶点来模拟外科损毁手术。

3.尽管"神经外科医生在没有精神病医生确定病人诊断和治疗适宜性的情况下进行这项工作在伦理上是站不住脚的"（Fins et al.，2006），但精神科医生、神经科医生和神经生理学家在过去的确都是"孤立"地工作的。

利益冲突：作者偶尔会收到 Medtronic 报销的差旅费和在会议上发言的酬金。

参考文献

Baumeister AA (2000) The Tulane electrical brain stimulation program. A historical case study in medical ethics. J Hist Neurosci 9:262–278

Bechtereva NP, Kambarova DK, Smirnov VM, Shandurina AN (1977) Using the brain's latent abilities for therapy: chronic intracerebral electrical stimulation. In: Sweet BW, Obrador S, Martín-Rodrígez JG (eds) Neurosurgical treatment in psychiatry, pain and epilepsy. University Park Press, Baltimore, pp 581–613

Bickford RG, Petersen MC, Dodge HW Jr, Sem-Jacobsen CW (1953) Observations on depth stimulation of the human brain through implanted electrographic leads. Mayo Clin Proc 28:181–187

Delgado JM, Hamlin H, Chapman WP (1952) Technique of intracranial electrode implacement for recording and stimulation and its possible therapeutic value in psychotic patients. Confin Neurol 12:315–319

Delgado JM, Mark V, Sweet W, Ervin F, Weiss G, Bach-Y-Rita G, Hagiwara R (1968) Intracerebral radio stimulation and recording in completely free patients. J Nerv Ment Dis 147:329–340

Delgado JMR, Obrador S, Martín-Rodriguez JG (1973) Two-way radio communication with the brain in psychosurgical patients. In: Laitinen LV, Livingstone KE (eds) Surgical approaches in psychiatry. Medical and Technical Publishing, Lancaster, pp 215–223

El-Hai J (2005) The lobotomist. Wiley, Hoboken

Escobedo F, Fernández-Guardiola A, Solís G (1973) Chronic stimulation of the cingulum in humans with behaviour disorders. In: Laitinen LV, Livingstone KE (eds) Surgical approaches in psychiatry. Medical and Technical Publishing, Lancaster, pp 65–68

Fins JJ, Rezai AR, Greenberg BD (2006) Psychosurgery: avoiding an ethical redux while advancing a therapeutic future. Neurosurgery 59:713–716

Heath RG (1963) Electrical self-stimulation of the brain in Man. Am J Psychiatry 120:571–577

Heath RG (1972) Pleasure and brain activity in man: deep and surface electroencephalograms during orgasm. J Nerv Ment Dis 154:3–18

Heath RG (1977) Modulation of emotion with a brain pacemaker. Treatment for intractable psychiatric illness. J Nerv Ment Dis 165:300–317

Kopell BH, Greenberg B, Rezai AR (2004) Deep brain stimulation for psychiatric disorders. J Clin Neurophysiol 21:51–67

Laitinen LV (1977) Ethical aspects of psychiatric surgery. In: Sweet WH, Obrador S, Martín-Rodríguez JG (eds) Neurosurgical treatment in psychiatry, pain and epilepsy. University Park Press, Baltimore, pp 483–488

Malone DA Jr, Pandya MM (2006) Behavioral neurosurgery. Adv Neurol 99:241–247

Moan CE, Heath RG (1972) Septal stimulation for the initiation of heterosexual behavior in a homosexual male. J Behav Ther Exp Psychiatry 3:23–30

Nuttin B, Cosyns P, Demeulemeester H, Gybels J, Meyerson B (1999) Electrical stimulation in anterior limbs of internal capsules in patients with obsessive compulsive disorder. Lancet 354:1526

Odegård O (1953) Nye framsteg i psychiatrien. Tidskrift for den Norske Laegeforening 123:411–414

Rabins P, Appleby BS, Brandt J, DeLong MR, Dunn LB, Gabriëls L, Greenberg BD, Haber SN, Holtzheimer PE 3rd, Mari Z, Mayberg HS, McCann E, Mink SP, Rasmussen S, Schlaepfer TE, Vawter DE, Vitek JL, Walkup J, Mathews DJ (2009) Scientific and ethical issues related to deep brain stimulation for disorders of mood, behavior, and thought. Arch Gen Psychiatry 66:931–937

Schläpfer TE, Bewernick BH (2009) Deep brain stimulation for psychiatric disorders–state of the art. Adv Tech Stand Neurosurg 34:37–57

Spiegel EA, Wycis HT, Marks M, Lee AS (1947) Stereotaxic apparatus for operations on the
    human brain. Science 106:349–350
Stelten BM, Noblesse LH, Ackermans L, Temel Y, Visser-Vandewalle V (2008) The
    neurosurgical treatment of addiction. Neurosurg Focus 25(1):E5
Vandewalle V, van der Linden C, Groenewegen HJ, Caemaert J (1999) Stereotactic treatment of
    Gilles de la Tourette syndrome by high frequency stimulation of thalamus. Lancet 353:724

缩略语表

AC	Anterior commissure	前联合
ACC	Anterior cingulate cortex	前扣带回皮质
ALIC	Anterior limbs of the internal capsule	内囊前肢
BNST	Bed nucleus of the stria terminalis	终纹床核
BDNF	Brain-derived neurotrophic factor	脑源性神经营养因子
CUS	Chronic unpredictable stress	慢性不可预测应激
CPP	Conditioned place preference	条件性位置偏爱
CSTC	Corticostriatal-thalamocortical	皮质纹状体-丘脑皮质
dACC	Dorsal anterior cingulate cortex	背侧前扣带回皮质
DBS	Deep brain stimulation	脑深部刺激
DTI	Diffusion tensor imaging	弥散张量成像
DRN	Dorsal raphe nucleus	中缝背核
EEG	Electroencephalogram	脑电图
FSCV	Fast scan cyclic voltammetry	快速扫描循环伏安法
FST	Forced swim test	强迫游泳实验
LH	Learned helplessness	获得性依赖
MDD	Major depression disorder	重度抑郁障碍
MFB	Medial forebrain bundle	前脑内侧束
NAc	Nucleus accumbens	伏隔核
OCD	Obsessive-compulsive disorder	强迫障碍
OFC	Orbitofrontal cortex	眶额叶皮质
PD	Parkinson's disease	帕金森病
PFC	Prefrontal cortex	前额叶皮质
SCC	Subcallosal cingulate	胼胝体下扣带皮质
SCGwm	Subgenual cingulate gyrus white matter	背扣带回白质
SIB	Self-injurious behaviour	自残行为
SIP	Schedule-induced polydipsia	计划诱导烦渴

STN	Subthalamic nucleus	丘脑底核
TS	Tourette syndrome	抽动障碍综合征
TRD	Treatment-resistant depression	难治性抑郁障碍
VC	Ventral anterior internal capsule	腹前侧内囊
vmPFC	Ventromedial prefrontal cortex	腹内侧前额叶皮质
VOA	Volume of activation	激活体积
vPFC	Ventral prefrontal cortex	腹侧前额叶皮质
VS	Ventral striatum	腹侧纹状体
VTA	Ventral tegmental area	腹侧被盖区

索　引

A

N

O

P